国家卫生健康委员会"十三五"规划教材

全国中医药高职高专教育教材

供中医学、针灸推拿、中医骨伤、护理等专业

U0304145

免疫学与病原生物学

第4版

主　编　刘文辉　田维珍

副主编　张丹丹　李波清　龚宗跃　唐翔宇　阳　莉　刘　萍

编　委　（按姓氏笔画为序）

田维珍（湖北中医药高等专科学校）　　张丹丹（黑龙江中医药大学佳木斯学院）

刘　萍（四川护理职业学院）　　　　　陈　莉（山东中医药高等专科学校）

刘文辉（山东中医药高等专科学校）　　苗颖慧（南阳医学高等专科学校）

齐芬芳（遵义医药高等专科学校）　　　唐翔宇（江西中医药高等专科学校）

许名颖（肇庆医学高等专科学校）　　　龚宗跃（湖南中医药高等专科学校）

阳　莉（四川中医药高等专科学校）　　崔素华（安徽中医药高等专科学校）

李国利（重庆三峡医药高等专科学校）　温雯静（漯河医学高等专科学校）

李波清（滨州医学院）　　　　　　　　魏　琼（湖北中医药高等专科学校）

秘　书　陈　莉（兼）

插　图　温雯静

人民卫生出版社

图书在版编目（CIP）数据

免疫学与病原生物学 / 刘文辉，田维珍主编 . —4 版 . —北京：人民卫生出版社，2018

ISBN 978–7–117–26377–1

Ⅰ. ①免… Ⅱ. ①刘…②田… Ⅲ. ①医药学 – 免疫学 – 高等职业教育 – 教材②病原微生物 – 高等职业教育 – 教材 Ⅳ. ①R392②R37

中国版本图书馆 CIP 数据核字（2018）第 182028 号

| 人卫智网 | www.ipmph.com | 医学教育、学术、考试、健康，购书智慧智能综合服务平台 |
| 人卫官网 | www.pmph.com | 人卫官方资讯发布平台 |

版权所有，侵权必究！

免疫学与病原生物学
第 4 版

主　　编：刘文辉　田维珍
出版发行：人民卫生出版社（中继线 010-59780011）
地　　址：北京市朝阳区潘家园南里 19 号
邮　　编：100021
E - mail：pmph @ pmph.com
购书热线：010-59787592　010-59787584　010-65264830
印　　刷：北京新华印刷有限公司
经　　销：新华书店
开　　本：787 × 1092　1/16　　印张：19　　插页：2
字　　数：438 千字
版　　次：2005 年 6 月第 1 版　　2018 年 9 月第 4 版
　　　　　2023 年 2 月第 4 版第 8 次印刷（总第24次印刷）
标准书号：ISBN 978-7-117-26377-1
定　　价：49.00 元

打击盗版举报电话：010-59787491　E-mail：WQ @ pmph.com
（凡属印装质量问题请与本社市场营销中心联系退换）

《免疫学与病原生物学》数字增值服务编委会

主　编　刘文辉　田维珍

副主编　张丹丹　李波清　龚宗跃　唐翔宇　阳　莉　刘　萍

编　委　（按姓氏笔画为序）

田维珍（湖北中医药高等专科学校）

刘　萍（四川护理职业学院）

刘文辉（山东中医药高等专科学校）

齐芬芳（遵义医药高等专科学校）

许名颖（肇庆医学高等专科学校）

阳　莉（四川中医药高等专科学校）

李国利（重庆三峡医药高等专科学校）

李波清（滨州医学院）

张丹丹（黑龙江中医药大学佳木斯学院）

陈　莉（山东中医药高等专科学校）

苗颖慧（南阳医学高等专科学校）

唐翔宇（江西中医药高等专科学校）

龚宗跃（湖南中医药高等专科学校）

崔素华（安徽中医药高等专科学校）

温雯静（漯河医学高等专科学校）

魏　琼（湖北中医药高等专科学校）

秘　书　陈　莉（兼）

修 订 说 明

为了更好地推进中医药职业教育教材建设,适应当前我国中医药职业教育教学改革发展的形势与中医药健康服务技术技能人才的要求,贯彻落实《国家中长期教育改革和发展规划纲要(2010—2020年)》《医药卫生中长期人才发展规划(2011—2020年)》《中医药发展战略规划纲要(2016—2030年)》精神,做好新一轮中医药职业教育教材建设工作,人民卫生出版社在教育部、国家卫生健康委员会、国家中医药管理局的领导下,组织和规划了第四轮全国中医药高职高专教育、国家卫生健康委员会"十三五"规划教材的编写和修订工作。

本轮教材修订之时,正值《中华人民共和国中医药法》正式实施之际,中医药职业教育迎来发展大好的际遇。为做好新一轮教材出版工作,我们成立了第四届中医药高职高专教育教材建设指导委员会和各专业教材评审委员会,以指导和组织教材的编写和评审工作;按照公开、公平、公正的原则,在全国1400余位专家和学者申报的基础上,经中医药高职高专教育教材建设指导委员会审定批准,聘任了教材主编、副主编和编委;启动了全国中医药高职高专教育第四轮规划第一批教材,中医学、中药学、针灸推拿、护理4个专业63门教材,确立了本轮教材的指导思想和编写要求。

第四轮全国中医药高职高专教育教材具有以下特色:

1. **定位准确,目标明确** 教材的深度和广度符合各专业培养目标的要求和特定学制、特定对象、特定层次的培养目标,力求体现"专科特色、技能特点、时代特征",既体现职业性,又体现其高等教育性,注意与本科教材、中专教材的区别,适应中医药职业人才培养要求和市场需求。

2. **谨守大纲,注重三基** 人卫版中医药高职高专教材始终坚持"以教学计划为基本依据"的原则,强调各教材编写大纲一定要符合高职高专相关专业的培养目标与要求,以培养目标为导向、职业岗位能力需求为前提、综合职业能力培养为根本,同时注重基本理论、基本知识和基本技能的培养和全面素质的提高。

3. **重点考点,突出体现** 教材紧扣中医药职业教育教学活动和知识结构,以解决目前各高职高专院校教材使用中的突出问题为出发点和落脚点,体现职业教育对人才的要求,突出教学重点和执业考点。

4. **规划科学,详略得当** 全套教材严格界定职业教育教材与本科教材、毕业后教育教材的知识范畴,严格把握教材内容的深度、广度和侧重点,突出应用型、技能型教育内容。基础课教材内容服务于专业课教材,以"必须、够用"为度,强调基本技能的培养;专业课教材紧密围绕专业培养目标的需要进行选材。

5. **体例设计,服务学生**　本套教材的结构设置、编写风格等坚持创新,体现以学生为中心的编写理念,以实现和满足学生的发展为需求。根据上一版教材体例设计在教学中的反馈意见,将"学习要点""知识链接""复习思考题"作为必设模块,"知识拓展""病案分析(案例分析)""课堂讨论""操作要点"作为选设模块,以明确学生学习的目的性和主动性,增强教材的可读性,提高学生分析问题、解决问题的能力。

6. **强调实用,避免脱节**　贯彻现代职业教育理念。体现"以就业为导向,以能力为本位,以发展技能为核心"的职业教育理念。突出技能培养,提倡"做中学、学中做"的"理实一体化"思想,突出应用型、技能型教育内容。避免理论与实际脱节、教育与实践脱节、人才培养与社会需求脱节的倾向。

7. **针对岗位,学考结合**　本套教材编写按照职业教育培养目标,将国家职业技能的相关标准和要求融入教材中。充分考虑学生考取相关职业资格证书、岗位证书的需要,与职业岗位证书相关的教材,其内容和实训项目的选取涵盖相关的考试内容,做到学考结合,体现了职业教育的特点。

8. **纸数融合,坚持创新**　新版教材最大的亮点就是建设纸质教材和数字增值服务融合的教材服务体系。书中设有自主学习二维码,通过扫码,学生可对本套教材的数字增值服务内容进行自主学习,实现与教学要求匹配、与岗位需求对接、与执业考试接轨,打造优质、生动、立体的学习内容。教材编写充分体现与时代融合、与现代科技融合、与现代医学融合的特色和理念,适度增加新进展、新技术、新方法,充分培养学生的探索精神、创新精神;同时,将移动互联、网络增值、慕课、翻转课堂等新的教学理念和教学技术、学习方式融入教材建设之中,开发多媒体教材、数字教材等新媒体形式教材。

人民卫生出版社医药卫生规划教材经过长时间的实践与积累,其中的优良传统在本轮修订中得到了很好的传承。在中医药高职高专教育教材建设指导委员会和各专业教材评审委员会指导下,经过调研会议、论证会议、主编人会议、各专业编写会议、审定稿会议,确保了教材的科学性、先进性和实用性。参编本套教材的800余位专家,来自全国40余所院校,从事高职高专教育工作多年,业务精纯,见解独到。谨此,向有关单位和个人表示衷心的感谢!希望各院校在教材使用中,在改革的进程中,及时提出宝贵意见或建议,以便不断修订和完善,为下一轮教材的修订工作奠定坚实的基础。

人民卫生出版社有限公司

2018 年 4 月

全国中医药高职高专院校第四轮第一批规划教材书目

教材序号	教材名称	主编	适用专业
1	大学语文(第4版)	孙洁	中医学、针灸推拿、中医骨伤、护理等专业
2	中医诊断学(第4版)	马维平	中医学、针灸推拿、中医骨伤、中医美容等专业
3	中医基础理论(第4版)*	陈刚 徐宜兵	中医学、针灸推拿、中医骨伤、护理等专业
4	生理学(第4版)*	郭争鸣 唐晓伟	中医学、中医骨伤、针灸推拿、护理等专业
5	病理学(第4版)	苑光军 张宏泉	中医学、护理、针灸推拿、康复治疗技术等专业
6	人体解剖学(第4版)	陈晓杰 孟繁伟	中医学、针灸推拿、中医骨伤、护理等专业
7	免疫学与病原生物学(第4版)	刘文辉 田维珍	中医学、针灸推拿、中医骨伤、护理等专业
8	诊断学基础(第4版)	李广元 周艳丽	中医学、针灸推拿、中医骨伤、护理等专业
9	药理学(第4版)	侯晞	中医学、针灸推拿、中医骨伤、护理等专业
10	中医内科学(第4版)*	陈建章	中医学、针灸推拿、中医骨伤、护理等专业
11	中医外科学(第4版)*	尹跃兵	中医学、针灸推拿、中医骨伤、护理等专业
12	中医妇科学(第4版)	盛红	中医学、针灸推拿、中医骨伤、护理等专业
13	中医儿科学(第4版)*	聂绍通	中医学、针灸推拿、中医骨伤、护理等专业
14	中医伤科学(第4版)	方家选	中医学、针灸推拿、中医骨伤、护理、康复治疗技术专业
15	中药学(第4版)	杨德全	中医学、中药学、针灸推拿、中医骨伤、康复治疗技术等专业
16	方剂学(第4版)*	王义祁	中医学、针灸推拿、中医骨伤、康复治疗技术、护理等专业

续表

教材序号	教材名称	主编	适用专业
17	针灸学(第4版)	汪安宁　易志龙	中医学、针灸推拿、中医骨伤、康复治疗技术等专业
18	推拿学(第4版)	郭　翔	中医学、针灸推拿、中医骨伤、护理等专业
19	医学心理学(第4版)	孙　萍　朱　玲	中医学、针灸推拿、中医骨伤、护理等专业
20	西医内科学(第4版)*	许幼晖	中医学、针灸推拿、中医骨伤、护理等专业
21	西医外科学(第4版)	朱云根　陈京来	中医学、针灸推拿、中医骨伤、护理等专业
22	西医妇产科学(第4版)	冯　玲　黄会霞	中医学、针灸推拿、中医骨伤、护理等专业
23	西医儿科学(第4版)	王龙梅	中医学、针灸推拿、中医骨伤、护理等专业
24	传染病学(第3版)	陈艳成	中医学、针灸推拿、中医骨伤、护理等专业
25	预防医学(第2版)	吴　娟　张立祥	中医学、针灸推拿、中医骨伤、护理等专业
1	中医学基础概要(第4版)	范俊德　徐迎涛	中药学、中药制药技术、医学美容技术、康复治疗技术、中医养生保健等专业
2	中药药理与应用(第4版)	冯彬彬	中药学、中药制药技术等专业
3	中药药剂学(第4版)	胡志方　易生富	中药学、中药制药技术等专业
4	中药炮制技术(第4版)	刘　波	中药学、中药制药技术等专业
5	中药鉴定技术(第4版)	张钦德	中药学、中药制药技术、中药生产与加工、药学等专业
6	中药化学技术(第4版)	吕华瑛　王　英	中药学、中药制药技术等专业
7	中药方剂学(第4版)	马　波　黄敬文	中药学、中药制药技术等专业
8	有机化学(第4版)*	王志江　陈东林	中药学、中药制药技术、药学等专业
9	药用植物栽培技术(第3版)*	宋丽艳　汪荣斌	中药学、中药制药技术、中药生产与加工等专业
10	药用植物学(第4版)*	郑小吉　金　虹	中药学、中药制药技术、中药生产与加工等专业
11	药事管理与法规(第3版)	周铁文	中药学、中药制药技术、药学等专业
12	无机化学(第4版)	冯务群	中药学、中药制药技术、药学等专业
13	人体解剖生理学(第4版)	刘　斌	中药学、中药制药技术、药学等专业
14	分析化学(第4版)	陈哲洪　鲍　羽	中药学、中药制药技术、药学等专业
15	中药储存与养护技术(第2版)	沈　力	中药学、中药制药技术等专业

续表

教材序号	教材名称	主编	适用专业
1	中医护理(第3版)*	王　文	护理专业
2	内科护理(第3版)	刘　杰　吕云玲	护理专业
3	外科护理(第3版)	江跃华	护理、助产类专业
4	妇产科护理(第3版)	林　萍	护理、助产类专业
5	儿科护理(第3版)	艾学云	护理、助产类专业
6	社区护理(第3版)	张先庚	护理专业
7	急救护理(第3版)	李延玲	护理专业
8	老年护理(第3版)	唐凤平　郝　刚	护理专业
9	精神科护理(第3版)	井霖源	护理、助产专业
10	健康评估(第3版)	刘惠莲　滕艺萍	护理、助产专业
11	眼耳鼻咽喉口腔科护理(第3版)	范　真	护理专业
12	基础护理技术(第3版)	张少羽	护理、助产专业
13	护士人文修养(第3版)	胡爱明	护理专业
14	护理药理学(第3版)*	姜国贤	护理专业
15	护理学导论(第3版)	陈香娟　曾晓英	护理、助产专业
16	传染病护理(第3版)	王美芝	护理专业
17	康复护理(第2版)	黄学英	护理专业
1	针灸治疗(第4版)	刘宝林	针灸推拿专业
2	针法灸法(第4版)*	刘　茜	针灸推拿专业
3	小儿推拿(第4版)	刘世红	针灸推拿专业
4	推拿治疗(第4版)	梅利民	针灸推拿专业
5	推拿手法(第4版)	那继文	针灸推拿专业
6	经络与腧穴(第4版)*	王德敬	针灸推拿专业

* 为"十二五"职业教育国家规划教材

第四届全国中医药高职高专教育教材建设指导委员会

主 任 委 员　方家选　胡志方

副主任委员　（按姓氏笔画排序）

王义祁　王之虹　刘　斌　李　丽　何文彬

张立祥　张先庚　陈　刚　陈林兴　周建军

秦晓明　郭争鸣

委　　　员　（按姓氏笔画排序）

王秀兰　卞　瑶　孔令俭　刘　勇　李灿东

李治田　李景儒　李榆梅　吴　彬　张　科

张美林　张登山　张震云　陈文松　陈玉奇

陈景华　金玉忠　周忠民　顾　强　徐家正

唐家奇　曹世奎　龚晋文　董维春　董辉光

谭　工　潘年松

秘　　　书　滕艺萍　范　真　马光宇

第四届全国中医药高职高专中医学专业教材评审委员会

主 任 委 员　王义祁　郭争鸣

副主任委员　张立祥　陈　刚　陈建章

委　　　员　马维平　杨德全　宋传荣

陈景华　陈林兴　徐宜兵

前　言

　　本教材根据全国中医药高职高专教育教材建设指导委员会指导意见及全国中医药高职高专教育教材编写原则编写,是国家卫生健康委员会"十三五"规划教材。教材紧紧围绕中医等各专业培养目标,针对高职高专教育的特点,强调基本理论、基本知识、基本技能,注重教材的思想性、科学性、先进性、启发性及适应性。教材内容突出重点,深入浅出,简明扼要,文理通畅。教材各部分尽量体现中医药院校特点,介绍本学科研究新动向。在保持学科特色的基础上,增加了一些中医学对本学科的认识及应用。

　　本教材共分上、中、下三篇。上篇为医学免疫学,中篇为医学微生物学,下篇为人体寄生虫学,并将实验指导附于教材之后。

　　为帮助学生对学科系统性、连贯性及实用性的掌握,对某些章节进行了调整和处理。如将免疫球蛋白单独列为一章,免疫应答分为固有免疫应答和适应性免疫应答两章,免疫预防中加入计划免疫内容。根据专业特点缩减一些内容。教材在医学微生物学及人体寄生虫学部分,尽量紧扣临床传染病疫情,重点介绍流行性感冒病毒、乙型肝炎病毒、人类免疫缺陷病毒、狂犬病病毒、血吸虫、弓形虫等。

　　本教材可供3年制及5年制高职高专中医学、针灸推拿、中医骨伤、护理等专业教学使用。各专业可根据教学目标和实际情况选用。建议教学时数安排为54~72学时。

　　本教材编写过程中,参编的各校同仁付出了艰辛劳动,在此一并致谢。对第1版、第2版、第3版参加编写的老师表示深深的谢意!教材可能存在一定缺陷和不足,望各校师生在使用过程中总结经验,提出宝贵意见,以便今后修订完善。

《免疫学与病原生物学》编委会

2018年4月

目 录

中篇　医学微生物学

下篇 人体寄生虫学

绪　论

课件

扫一扫
知重点

学习要点

1. 免疫与免疫学的概念。
2. 微生物与微生物学、医学微生物学的概念。
3. 病原生物与病原生物学的概念。

一、免疫学

"免疫（immune）"由拉丁语"immunis"而来，原意为"免除税收"，也包含"免于疫患"之意。免疫学是研究生物体对抗原物质发生免疫应答及其方法的生命医学科学，是一门既古老又新兴的学科。

免疫学（immunology）的发展是人们在生活和实践中不断探索、不断总结、不断创新的结果。免疫应答是机体对抗原刺激的反应，也是对抗原物质进行识别和排除的一种生物学过程，是机体识别"自己"与"非己"抗原，对自身抗原形成天然免疫耐受，对"非己"抗原产生排斥作用的一种生理功能。医学免疫学是研究机体免疫系统组成、结构及功能，免疫应答发生机制以及在疾病诊断与防治中应用的一门学科。随着医学免疫学的迅猛发展，已形成的分支学科有基础免疫学、临床免疫学、免疫病理学、免疫遗传学、移植免疫学、肿瘤免疫学和分子免疫学等。医学免疫学既是一门医学基础学科，又是一门应用学科，是医药学工作者必修的一门重要科学。

二、微生物学与病原生物学

微生物（microorganism）是存在于自然界中的一群个体微小、结构简单、肉眼直接看不见，必须借助光学显微镜或电子显微镜放大数百倍、数千倍，甚至数万倍才能观察到的微小生物。微生物具有体形微小、结构简单，繁殖迅速、容易变异，种类繁多、分布广泛等特点。

微生物学（microbiology）是生命科学中的一门重要学科，主要研究微生物的种类、分布、基本结构、代谢、生长繁殖、遗传变异以及与人类、动植物、自然界等相互关系的一门学科。随着微生物学研究的深入，又形成了许多分支，如微生物生理学、微生物生态学、微生物遗传学、微生物基因组学等；按研究对象分为细菌学、病毒学、真菌学；

按研究领域分为农业微生物学、工业微生物学、食品微生物学、医学微生物学等。

医学微生物学(medical microbiology)是微生物学的一个分支，是基础医学中的一门重要学科，它是研究病原微生物的生物学性状、致病性与免疫性、微生物学检查方法、防治原则等的一门学科。学习医学微生物学的目的在于掌握和运用微生物学的基本知识、基本理论和基本技能，为学习其他基础医学、临床医学及预防医学打下坚实基础，并有助于控制和消灭传染性疾病和与之有关的免疫性疾病，达到保障和提高人类健康水平的目的。

病原生物是指自然界中能对人、动植物造成危害的生物总称，或称病原体，主要包括病毒、细菌、放线菌、衣原体、立克次体、支原体、螺旋体、真菌、寄生虫(医学原虫、医学蠕虫、医学昆虫)。病原生物学是生命科学的一个分支，是一门医学基础课，主要研究病原生物的形态、结构，生命活动规律及与机体和环境相互作用一门学科，主要包括医学微生物学、人体寄生虫学。

(刘文辉)

 复习思考题

1. 简述病原生物的类型。
2. 简述微生物学的分支。

上篇

医学免疫学

概　述

学习要点

1. 免疫的概念。
2. 免疫的功能及表现。
3. 免疫学的发展简史。

　　免疫(immunity)是人们与传染病斗争过程中逐渐建立起来的,所以传统的免疫概念是指机体抗传染病的一种能力,即抗感染免疫。随着对免疫机制的深入研究,人们发现了许多与感染无关的现象,如血型不符引起的输血反应、器官移植后的排斥现象等都属于免疫现象,因此人类对免疫的认识也发生了改变,20世纪六七十年代以后出现了现代免疫的概念。近几十年来免疫学发展迅速,成为一门重要的独立学科,并在医学及生命科学领域中得到广泛应用。

一、免疫的概念与功能

　　免疫的现代概念是指机体识别"自己"与"非己",并排除"非己"抗原性异物,以维持机体生理平衡和稳定的功能。免疫概念的变化使免疫学研究和应用范畴大大拓宽。机体免疫系统不仅担负着抗感染和抗肿瘤等正常免疫功能,当机体免疫功能失调时也会造成免疫病理损伤。此外,运用免疫学方法诊断及防治疾病也是现代免疫学研究的重要内容。

知识链接

　　我国早在宋代(11世纪)已有吸入天花痂粉预防天花的传说,到明代(17世纪70年代)已有接种"人痘"预防天花的正式记载,18世纪传至朝鲜、俄国、日本、东南亚、欧洲,在英国得到了应用和发展,为Jenner发明牛痘苗提供了经验。18世纪后叶,英国医生Jenner观察到挤牛奶工人手臂感染牛痘,却不得天花,为此他将牛痘接种于男孩手臂,2个月后再接种天花患者的痘液,只引起手臂局部疱疹,不引起全身天花。这一实验确认用牛痘可以预防天花,且比人痘更为安全、可靠。

免疫的功能主要表现见表 0-1：

表 0-1　免疫功能及表现

免疫功能	正常表现	异常表现
免疫防御	对病原体等非己抗原识别、清除	超敏反应(高);免疫缺陷病(低)
免疫稳定	对自身衰老及损伤细胞识别、清除	自身免疫病(失调)
免疫监视	对突变细胞识别、清除	易被病毒感染及患肿瘤(低)

二、免疫应答及分类

免疫应答(immune response,Ir)是指机体针对抗原性异物所发生的一系列排异反应的过程。免疫应答有两种类型,即固有(非特异性)免疫应答及适应性(特异性)免疫应答。机体一旦遭受病原微生物的侵袭或抗原的刺激,首先由固有免疫应答迅速发挥防御及清除作用,通常不能完全清除病原体或抗原。之后,机体则启动适应性免疫应答,从而更有效地彻底清除病原体或抗原。

三、免疫学的发展简史

早在 16 世纪,我国古代民间医家就开始使用人痘接种预防天花,开启了原始免疫学的先河。18 世纪末,英国乡村医生琴纳(Jenner)在人痘预防天花提示下,发明了牛痘预防天花,为免疫预防开辟了新途径。18 世纪末,德国 Behring 用经动物免疫得到的白喉抗毒素成功治愈了一位患白喉女孩,引起科学家们从血清中寻找杀菌物质的极大兴趣,促进了血清学的发展。抗原及抗体概念逐步形成,并出现了探讨免疫机制的两大学派:以梅契尼可夫为代表的细胞免疫学派和以欧立希为代表的体液免疫学派。由于两派的不停争论,各自进行多种实验,最后得到统一。当时,人们对免疫的认识仅局限于抗感染免疫,免疫结果都对人体有利。到 20 世纪中期,由于分子生物学及遗传学等的进展,使免疫学飞速发展到现代免疫学阶段。对免疫过程中的多种机制的认识得以在基因、分子、细胞等层次上深入理解,如抗原识别受体多样性的产生、信号转导途径的发现、细胞程序性死亡途径的发现及应用免疫学的发展等。现代免疫学的进展,推动着生命科学不断向纵深发展,造福于人类。

(刘文辉)

课件
01 PPT

扫一扫
知重点

第一章

抗　原

学习要点

1. 抗原的概念、特性和分类。
2. 抗原的性质。
3. 影响抗原免疫原性的因素。
4. 医学上重要的抗原。

第一节　抗原的概念与分类

一、抗原的概念

抗原（antigen，Ag）指能与 T、B 淋巴细胞表面特异性抗原受体结合，促使其活化、增殖、分化，产生免疫效应物质（效应 T 细胞或抗体）并能与相应的免疫效应物质特异性结合，进而发挥适应性免疫应答效应的物质。

抗原通常具备两种基本特性：①免疫原性：指抗原刺激机体产生效应 T 细胞或抗体等免疫效应物质的能力；②抗原性：也称为免疫反应性，指抗原能与相应免疫效应物质特异性结合的能力。

二、抗原的分类

（一）根据抗原基本特性分类

1. **完全抗原**　免疫原性又有抗原性的物质称完全抗原。如细菌、病毒、动物血清等异种蛋白质均为完全抗原。

2. **半抗原**　有抗原性而无免疫原性（分子量 <4kD）的物质称半抗原，又称不完全抗原。半抗原不能单独刺激机体产生相应免疫效应物质，但能与相应的免疫效应物质特异性结合发生免疫反应，如大多数多糖、类脂、小分子药物等均属半抗原。半抗原与蛋白质载体结合后可获得免疫原性成为完全抗原。

（二）根据诱导机体产生抗体时是否需 Th 细胞参与分类

1. **胸腺依赖性抗原**（thymus dependent antigen，TD-Ag）　绝大多数天然抗原如微

生物、血细胞、血清蛋白等为 TD-Ag,它们刺激 B 细胞产生抗体时,必须依赖 Th 细胞的辅助。TD-Ag 多为完全抗原,具有 T、B 细胞表位;可诱导机体产生细胞和体液免疫应答,基本过程分为 3 个阶段,即抗原提呈和识别阶段、活化增殖分化阶段和效应阶段;可产生记忆性 T、B 细胞,刺激机体产生的主要抗体是 IgG。

2. 非胸腺依赖性抗原(thymus independent antigen,TI-Ag)　少数抗原为 TI-Ag,如细菌的脂多糖、荚膜多糖等。可直接刺激 B 细胞产生抗体,不需要 Th 细胞的辅助,只有 B 细胞表位,只能诱导机体产生体液免疫应答,无免疫记忆功能,产生低亲和力的 IgM 类抗体。

(三) 根据抗原与机体亲缘关系分类

1. 异嗜性抗原　指存在于不同种属生物体之间的共同抗原。Forssman 在 1911 年发现豚鼠组织中含有与绵羊红细胞相同的抗原成分,这种抗原后来又被称为 Forssman 抗原。

2. 异种抗原　指来自另一物种的抗原物质。如病原微生物及其产物、异种动物血清等。

3. 同种异型抗原　指存在于同一种属不同个体间的抗原物质,也称同种异体抗原。常见的有人类红细胞血型抗原和人类主要组织相容性抗原。

(1) 红细胞血型抗原:存在于红细胞表面,主要有 ABO 血型抗原和 Rh 血型抗原。①ABO 血型抗原:人类红细胞表面有 A 抗原的为 A 型血,有 B 抗原的是 B 型血,既有 A 抗原,又有 B 抗原为 AB 型血,既没有 A 抗原,又没有 B 抗原为 O 型血。因血清中存在天然血型抗体,ABO 血型不符的个体之间相互输血,会发生输血反应。因此,输血前必须进行血型鉴定和交叉配血。②Rh 血型抗原:在人类红细胞表面具有与印度恒河猴红细胞膜表面相同的抗原成分,成为 Rh 抗原(即 D 抗原)。大多数人红细胞表面存在 D 抗原,称为 Rh 阳性;少数人无 D 抗原为 Rh 阴性。人类血清中不存在抗 Rh 抗原的天然抗体,如果 Rh 阴性者因输血或妊娠使机体产生了抗 Rh 抗体,再次输入 Rh 阳性红细胞时,可发生输血反应;若再次妊娠时可引起新生儿溶血症。

(2) 人类白细胞抗原(HLA):组织相容性抗原与移植排斥反应密切相关,人的主要组织相容性抗原首先在外周血白细胞表面发现,称为人类白细胞抗原。

4. 自身抗原　能诱导机体发生免疫应答的自身物质。

(1) 隐蔽的自身组织暴露:凡与血流隔绝及胚胎期与机体免疫系统未接触过的自身组织均有免疫原性,如晶状体蛋白、甲状腺蛋白、脑组织、男性精子等。因各种原因使它们进入血流,可成为自身抗原,引起自身免疫病。

(2) 改变结构的自身组织:机体在各种因素(感染、电离辐射、药物等)作用下,使自身正常组织结构发生改变,致隐蔽的抗原表位暴露或形成新的功能性表位,成为自身抗原,引起自身免疫性疾病。

(四) 根据抗原是否在抗原提呈细胞内合成分类

1. 内源性抗原　指在抗原提呈细胞内合成的抗原,如病毒感染细胞合成的病毒蛋白、肿瘤细胞内合成的肿瘤抗原等。此类抗原在细胞内加工处理为抗原肽,与 MHC-I 类分子结合形成复合物,被 CD8+T 细胞的 TCR 识别。

2. 外源性抗原　指来源于抗原提呈细胞外的抗原物质,不在抗原提呈细胞内合成。抗原提呈细胞摄取外源性抗原后,经过加工处理,形成抗原肽,与 MHC-II 类分子

拓展阅读

结合形成复合物,被 CD4+T 细胞的 TCR 识别。

(五) 其他分类

根据抗原产生方式不同,可将抗原分为天然抗原和人工抗原;根据物理性状不同,分为颗粒性抗原和可溶性抗原;根据抗原的化学性质不同,分为蛋白质抗原、多糖抗原及多肽抗原等。

第二节　抗原的性质与交叉反应

一、抗原的性质

(一) 异物性

异物性是抗原的重要性质。凡是在胚胎时期未与免疫活性细胞接触过的物质,均为异物。一般来说,抗原与机体的亲缘关系越远,组织结构差异越大,异物性越强,其免疫原性也就越强。

(二) 特异性

抗原与淋巴细胞或免疫效应物质结合具有高度特异性,特异性是免疫应答最重要的特征,也是将免疫学理论用于临床诊断及防治的重要依据。抗原特异性即是针对性、专一性,表现在免疫原性及免疫反应性两方面:即某一抗原只能刺激机体产生针对自己的免疫效应物质;也只能与针对自己的免疫效应物质结合,产生免疫应答。决定抗原特异性的物质基础是抗原表位。

1. 抗原表位的概念　抗原表位(antigenic epitope)指存在于抗原分子中决定抗原特异性的特殊化学基团,又称抗原决定簇(antigenic determinant,AD)。表位通常由 5~15 个氨基酸或 5~7 个多糖残基或核苷酸组成。

2. 抗原表位的类型　根据抗原表位中氨基酸的空间结构特点,分顺序表位和构象表位(图 1-1)。由不连续排列、但在空间上彼此接近的若干氨基酸构成构象表位;由呈线性或连续性的氨基酸构成顺序表位。T 细胞仅识别顺序表位,而 B 细胞则可识别顺序或构象表位。因此,根据 T、B 细胞识别的抗原表位的不同,将其分为 T 细胞表位和 B 细胞表位。位于抗原分子内部一般不能引起免疫应答的表位,称为隐蔽性表位;位于抗原分子表面易被相应淋巴细胞识别,启动免疫应答的表位,称为功能性表位。功能性表位的总数,称为抗原的结合价。天然抗原物质大多为多价,能与多种淋巴细胞克隆及多种免疫效应物质结合。但一种抗原表位只能与一种淋巴细胞克隆表面抗原受体(一种淋巴细胞克隆表面只有一种抗

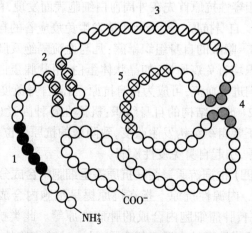

B细胞表位:1、3.分子表面的线性表位;2、4.构象表位
T细胞表位:3.分子表面的线性表位;5.分子内部的线性表位

图 1-1　抗原分子的构象表位和线性表位

原受体)特异性结合。抗原表位对抗原特异性的影响与其组成的化学性质、数量、空间排列及构型存在的差异有关。

二、共同抗原与交叉反应

天然抗原分子表面结构复杂,表位种类繁多,各具特异性。有时,不同抗原分子表面也会出现相同或相似的表位,带有相同或相似表位的抗原称为共同抗原。存在于同一种属或近缘种属物质间的共同抗原称类属抗原;存在于不同种属生物体间的共同抗原又称为异嗜性抗原。共同抗原刺激机体产生的抗体,可与共同抗原中的另一抗原上的相同表位结合发生反应,称交叉反应。

交叉反应的意义具有二重性,主要见于:某些微生物结构与人体组织细胞间有共同抗原,当人被这些微生物感染时,因交叉反应而诱发病理性免疫,造成疾病;在免疫诊断中,因交叉反应造成结果判断的混乱;有时也可利用不同微生物间的异嗜性抗原,用一种微生物代替另一种微生物进行传染病诊断,如外斐反应中用变形杆菌某些菌株代替立克次体做立克次体病的诊断。

三、影响抗原免疫原性的因素

(一) 抗原分子方面的因素

1. 异物性　异物性是免疫原性的核心。具有异物性的物质主要包括:①异种物质;②同种异体物质;③异常或隐蔽的自身成分。

2. 化学性质　大分子有机物具有免疫原性,无机物没有免疫原性。蛋白质、脂蛋白、糖蛋白都具有良好的免疫原性,多肽和多糖也具有一定的免疫原性,核酸和脂类免疫原性一般较弱。

3. 分子量　抗原物质分子量通常应在10kD以上。抗原分子量越大,含有抗原表位越多,结构越复杂,则免疫原性越强。

4. 分子结构　复杂性分子量大小不是决定免疫原性的绝对因素,分子结构的复杂性同样重要。明胶的分子量为100kD,由直链氨基酸组成,稳定性差,免疫原性弱。胰岛素分子量虽仅为5.7kD,但因其结构中含复杂的芳香族氨基酸,免疫原性仍较强。

5. 分子结构的易接近性　指抗原表位在空间上被淋巴细胞抗原受体接近的程度。

6. 分子构象　抗原表位的分子构象很大程度上影响抗原的免疫原性。表位的性质、数目、位置和空间构象均可影响抗原的免疫原性和免疫反应性。

7. 物理性状　聚合状态的蛋白质较单体蛋白质免疫原性强,颗粒性抗原较可溶性抗原免疫原性强。通常在免疫实验中将免疫原性弱的抗原吸附于某些大颗粒表面,以增强其免疫原性。

(二) 宿主方面因素

1. 遗传因素　机体对抗原的免疫应答是受遗传基因控制的。个体遗传基因不同,对同一抗原免疫应答的程度也不一样。

2. 年龄、性别及健康状况　青壮年比老人和幼儿对抗原的免疫应答强;雌性比雄性抗体水平高,但怀孕后应答能力显著下降;感染或免疫抑制剂都会影响免疫系统对抗原的应答。

（三）抗原进入机体的方式

抗原进入机体的剂量、途径、免疫间隔时间、免疫次数及免疫佐剂的应用和佐剂类型等都影响机体对抗原的应答。一般说抗原剂量要适中，太低或太高容易诱导免疫耐受；免疫途径以皮内注射最佳，皮下注射次之，腹腔和静脉注射效果差，口服易诱导耐受；注射间隔时间要适当，次数不要太频；要选择适当的免疫佐剂，弗氏佐剂主要诱导产生 IgG 类抗体，明矾佐剂主要诱导产生 IgE 类抗体。

第三节　医学上重要的抗原

一、病原生物及其代谢产物

细菌、病毒、寄生虫等的表面抗原组成很复杂，有较强免疫原性，如细菌有菌体抗原、荚膜抗原、鞭毛抗原等。某些细菌产生的外毒素毒性及免疫原性均很强，人体感染后，既可致严重疾病，也可刺激机体产生相应抗体（抗毒素）。外毒素经 0.3%~0.4% 甲醛处理后，使其失去毒性，保留免疫原性成为类毒素，可接种人体，用于预防由外毒素引起的疾病。

二、动物免疫血清

将细菌产生的外毒素经 0.3%~0.4% 甲醛脱毒后制备类毒素，用类毒素免疫马后，再取马血清制成。此血清可紧急预防和治疗细菌外毒素引起的疾病。动物免疫血清对人体有双重作用，既是抗体，又是抗原：一方面，作为特异性抗体中和外毒素毒性，用于紧急预防和治疗疾病，如破伤风抗毒素血清可用于紧急预防和治疗破伤风；另一方面，作为异种动物血清蛋白，对人有较强免疫原性，可导致少数人发生超敏反应。

三、人类红细胞血型抗原

人类红细胞血型抗原包括 ABO 血型抗原和 Rh 血型抗原。血型不同的个体之间，由于血清中天然 ABO 血型抗体的存在或 Rh 血型阴性者反复接受 Rh 阳性者血液及母胎间 Rh 血型不合，可发生病理性免疫，引起溶血反应。

四、主要组织相容性抗原

主要组织相容性抗原又称人类白细胞抗原（human leukocyte antigen，HLA）。该抗原型别极多，不同个体间差异较大，是人体内最复杂的同种异型抗原系统。HLA 参与机体免疫应答及调节，也是导致异体器官移植失败的主要原因，同时也与强直性脊柱炎等疾病的发生有关。

五、自身抗原

正常情况下机体免疫系统对自身正常组织不发生免疫应答，即免疫耐受。但某些情况可致免疫耐受消失，使自身组织成为抗原，引起自身免疫病。

六、异嗜性抗原

异嗜性抗原指存在于不同种属生物体间的共同抗原。如 A 族溶血性链球菌与人体肾小球基底膜及心肌组织间存在异嗜性抗原。故链球菌感染后，因交叉反应可引起肾小球肾炎、风湿热等疾病。

七、肿瘤抗原

肿瘤抗原泛指在肿瘤发生、发展过程中新出现或过度表达的抗原物质。

1. 肿瘤特异性　抗原正常组织或其他肿瘤细胞不表达，只在某种肿瘤细胞表面表达的特异性抗原，如结肠癌、乳腺癌、黑色素瘤等肿瘤细胞表面出现的特异性抗原。

2. 肿瘤相关抗原　不是肿瘤细胞所特有，正常细胞表面也可微量表达，当细胞恶变时会明显增高的抗原。此类抗原只表现出量的变化，无严格肿瘤特异性。

八、超抗原及免疫佐剂

超抗原是由细菌外毒素及逆转录病毒蛋白构成的抗原物质。此类抗原免疫原性极强，微量便可活化多个克隆 T 细胞，作用不受 MHC 限制，无严格抗原特异性。它们与 T 细胞的活化、免疫耐受产生及某些自身免疫性疾病和毒素性疾病发生的关系密切。

免疫佐剂指预先或与抗原一起注入人体，可增强机体对抗原的免疫应答或改变免疫应答类型的物质。常见有细菌脂多糖、氢氧化铝、植物油、矿物油及分枝杆菌等。

（陈　莉）

 复习思考题

1. 简述抗原的基本特性和分类。
2. 试述抗原的特异性及其物质基础。
3. 试述影响抗原免疫原性的因素。
4. 简述医学上重要的抗原。

扫一扫
测一测

课件
02章PPT

扫一扫
知重点

第二章

免疫球蛋白与抗体

学习要点

1. 免疫球蛋白和抗体的概念。

2. 免疫球蛋白的基本结构和水解片段。

3. 免疫球蛋白的功能。

4. 各类免疫球蛋白的特点和功能。

5. 人工制备抗体的类型。

抗体(antibody,Ab)是 B 细胞接受抗原刺激后,活化、增殖、分化为浆细胞后所分泌的能与抗原特异性结合的球蛋白。抗体是生物学功能性概念,主要存在于血清、组织液等体液中。

免疫球蛋白(immunoglobulin,Ig)是指具有抗体活性或化学结构与抗体相似的球蛋白。是化学结构性概念,包括抗体及结构与抗体相似但无抗体活性的球蛋白,如骨髓瘤、巨球蛋白血症等患者血清中的球蛋白。免疫球蛋白分为分泌型和膜结合型两类,前者主要存在于血液、组织液和各种体液中,后者主要存在于细胞膜上。

知识链接

抗体的发现

1890 年,德国学者 Behring 及日本学者北里柴三郎首次描述了抗体对白喉毒素的抵抗作用,他们提出了血清中存在一种可以与外来抗原相反应的某种介质的假设。1897 年,保罗·埃尔利希提出了抗体与抗原互动的侧链理论假说。其他研究人员认为,抗体存在于血液中。到了 20 世纪 20 年代发现抗体是一种蛋白质,40 年代,莱纳斯·鲍林通过抗体抗原的互动能力取决于各自的形状而不是其化学成分,证明了埃尔利希所提出的一把钥匙配一把锁的免疫学理论。此后,研究工作的重点转向了识别抗体蛋白质结构中各部分的作用。20 世纪 60 年代,杰拉尔德·埃德尔曼和约瑟夫·盖里发现了抗体的轻链,这是一项重大的突破。随着研究不断深入,科学家们对免疫球蛋白的结构进行了推测并描述了完整氨基酸序列。

第一节　免疫球蛋白的结构与功能

一、免疫球蛋白的基本结构

(一) 重链和轻链

免疫球蛋白单体由 4 条对称的多肽链组成，2 条长链称为重链；2 条短链称为轻链。4 条肽链间均由二硫键连接，分氨基端和羧基端(图2-1)。

1. 重链(heavy chain，H链)　分子量 50~75kD，含 450~550 个氨基酸。根据重链抗原性不同，将免疫球蛋白分为 5 类，即 IgG、IgA、IgM、IgD、IgE，其相应的重链分别为 γ 链、α 链、μ 链、δ 链、ε 链。

不同类的免疫球蛋白具有不同的特征，即使同一类 Ig，其铰链区氨基酸组成和重链二硫键的数目、位置也不同，据此又可将同类 Ig 分

图 2-1　免疫球蛋白(IgG)的基本结构和功能区示意图

为不同的亚类。如人 IgG 可分为 IgG$_1$~IgG$_4$，IgA 可分为 IgA$_1$ 和 IgA$_2$。

2. 轻链(light chain，L 链)　分子量 25kD，约含 214 个氨基酸。有 κ 和 λ 两种类型。正常人血清中轻链 κ 与 λ 之比约为 2∶1，比例异常反映免疫系统异常。人体中各类 Ig 的两条重链或两条轻链总是同型的。

(二) 分区

1. 可变区(variable region，V 区)　免疫球蛋白轻链近 N 端 1/2，重链近 N 端 1/4(γ、α、δ)或 1/5(μ、ε)的区域氨基酸序列变化较大，称为可变区。重链和轻链的 V 区分别称为 VH 和 VL。其中某些特定区域氨基酸的组成和排列顺序高度可变，称为高变区(hypervariable region，HVR)或互补决定区(complementarity determining region，CDR)。V 区中 CDR 之外的区域氨基酸的组成和排列变化不大，称为骨架区(framework region，FR)(图 2-1)。

2. 恒定区(constant region，C 区)　由 Ig 分子轻链近 C 端 1/2，重链近 C 端 3/4 或 4/5 共同组成，其氨基酸组成和排列顺序较恒定不变，称为恒定区。重链和轻链的 C 区分别称为 CH 和 CL。不同种类的 Ig 的 CH 长短不一，IgG、IgA 及 IgD 重链 C 区分 CH1~CH3 三部分，IgM、IgE 重链 C 区分 CH1~CH4 四部分。C 区具有多种生物学功能，如结合补体、通过胎盘、与细胞表面 Fc 受体结合等。

3. 免疫球蛋白的功能区　在免疫球蛋白重链或轻链内，由一个链内二硫键将大

约110个氨基酸连接而成的肽环结构,称为1个功能区。轻链有VL和CL两个功能区;重链有VH、CH1、CH2和CH3共4个功能区。μ及ε重链(IgM及IgE)还有CH4,共5个功能区。

4. 铰链区　位于CH1与CH2之间富含脯氨酸的区域。该区可自由折叠,有利于补体结合部位暴露及V区抗原结合部位与不同距离抗原表位结合。该区对多种蛋白水解酶敏感,是Ig分子被水解后断裂的部位。

二、免疫球蛋白的其他结构

(一)J链

J链是由浆细胞产生的一种糖蛋白。它能连接多个Ig单体形成二聚体或多聚体。如SIgA是2个Ig单体经J链连接形成二聚体,IgM是5个单体由J链连接形成五聚体。

(二)分泌片

分泌片是由黏膜上皮细胞合成的一种多肽,与J链一起连接2个IgA分子,组成SIgA(分泌型)。分泌片能抵抗蛋白水解酶对SIgA的消化作用,并运送IgA至黏膜表面发挥抗感染作用。

三、免疫球蛋白的水解片段

木瓜蛋白酶和胃蛋白酶是最常用的两种Ig水解酶,借此研究Ig的结构和功能,分离和纯化特定的Ig多肽片段(图2-2)。

图2-2　免疫球蛋白(IgG)的水解片段示意图

(一)木瓜蛋白酶水解片段

木瓜蛋白酶可从铰链区近N端将Ig裂解为2个完全相同的抗原结合片段(fragment

antigen binding,Fab)和 1 个可结晶片段(fragment crystallizable,Fc)。1 个 Fab 段由 VL、CL、VH 和 CH1 区组成,只结合 1 个抗原表位,抗体结合价为单价。Fc 段包括 CH2、CH3 及 CH4 区(IgM 与 IgE),是 Ig 与补体或某些细胞结合的部位。

(二) 胃蛋白酶水解片段

胃蛋白酶可将 Ig 重链间二硫键的近 C 端水解,形成一个 F(ab')₂ 片段和若个小片段 pFc'。F(ab')₂ 片段抗体结合价为双价,可同时结合两个抗原表位,小片段 pFc' 无生物学意义。胃蛋白酶水解免疫球蛋白具有重要的医学意义,用胃蛋白酶水解来源于动物的破伤风抗毒素,可去除其 Fc 段而减弱其免疫原性,但保留了其中和外毒素的能力,避免了因 Fc 段免疫原性可能引起的副作用和超敏反应,可制成精制的破伤风抗毒素,被广泛用于制备生物制品。

四、免疫球蛋白的功能

(一) 可变区(V 区)的功能

特异性结合抗原是免疫球蛋白最重要的功能之一。可变区的 CDR 部位在识别并特异性结合抗原中起决定性作用。单体、二聚体、五聚体结合抗原表位的能力不同。一个单体 Ig 分子可结合 2 个抗原表位,为双价;SIgA 可结合 4 个抗原表位,为 4 价;五聚体 IgM 理论上可结合 10 个抗原表位,但由于空间位阻,通常只能结合 5 个,为 5 价。

可变区与抗原特异性结合后可发挥多种生物学效应,如中和外毒素、阻止病毒穿入宿主细胞、阻止病原菌在细胞表面吸附等。

(二) 恒定区(C 区)的功能

1. 激活补体 IgG1、IgG2、IgG3 及 IgM 可从经典途径激活补体,发挥免疫效应。IgA、IgE、IgG4 本身难于激活补体,但形成聚合物后可通过旁路途径激活补体。

2. 与某些细胞表面 Fc 受体结合后发挥免疫效应

(1) 调理吞噬作用:抗体的调理吞噬是指抗体与抗原结合后,再由其 Fc 段与吞噬细胞表面的 Fc 受体结合,调理抗原与吞噬细胞位置,增强其吞噬作用(图 2-3)。

(2) 抗体依赖性细胞介导的细胞毒作用(antibody-dependent cell-mediated cytotoxicity,ADCC):指 IgG 的可变区和病毒感染的细胞或肿瘤细胞表面的抗原表位结合形成抗原 - 抗体复合物,复合物中 IgGFc 段与 NK 细胞表面的 Fc 受体结合,导致 NK 细胞被激活,释放毒性物质,杀伤靶细胞(图 2-4)。ADCC 的效应细胞多为 NK 细胞,也可是单核巨噬细胞、中性粒细胞、嗜碱性粒细胞等。

(3) 介导 I 型超敏反应:IgE FC 段可与肥大细胞及嗜碱性粒细胞表面 IgE FC 受体结合,使机体致敏,再次接触变应原后,肥大细胞及嗜碱性粒细胞可释放多种生物活性物质,导致 I 型超敏反应(见第六章)。

(4) 穿过黏膜及胎盘:在黏膜下固有层合成的分泌型 IgA(SIgA),靠 FC 段被转运到呼吸道和消化道黏膜表面发挥黏膜局部抗感染作用。IgG 是唯一能通过胎盘的免疫球蛋白,母体内的 IgG 靠 FC 段与胎盘滋养层细胞表达的特异性输送蛋白结合,进入胎儿血液循环中,对新生儿抗感染起到重要作用。

A. 抗体与细菌表面相应抗原表位特异性结合，形成抗原抗体复合物。
B. 抗体的Fc段和巨噬细胞的Fc受体（FcR）结合。
C. 巨噬细胞的吞噬细菌的能力增强，形成吞噬体。
D. 形成吞噬溶酶体，从而溶解细菌。

图 2-3　抗体的调理吞噬作用示意图

图 2-4　抗体依赖性细胞介导的细胞毒作用示意图

第二节 各类免疫球蛋白的特点与功能

各类免疫球蛋白虽都有结合抗原的共性,但它们在分子结构方面各具特点(图2-5)。

图2-5 5种类型免疫球蛋白结构示意图

一、IgG

单体,是血清和胞外液中含量最高的免疫球蛋白,约占血清Ig总量的75%~80%。分子量最小(150kD),是唯一能通过胎盘的免疫球蛋白,在新生儿抗感染免疫中起重要作用。出生后3个月开始合成,主要由脾脏和淋巴结中浆细胞合成,5岁达成人水平。体内半衰期约23天。IgG能激活补体、介导调理吞噬及ADCC、中和毒素及病毒,是人体内抗菌、抗病毒及抗毒素的主要抗体。IgG还参与某些病理性免疫应答。

二、IgM

血清中IgM是由5个单体通过一个J链和二硫键连接成的五聚体,分子量最大(900kD),又称巨球蛋白。主要分布于血液中,占血清Ig总量5%~10%。IgM比IgG结合位点多,通过经典途径激活补体的能力比IgG强,天然的ABO血型抗体为IgM,故血型不相符输血可导致严重的输血反应。IgM是个体发育中最早出现的免疫球蛋白,胚胎晚期即可合成,主要由脾脏及淋巴结内浆细胞合成,故胎血中IgM含量增高提示有宫内感染。IgM 也是初次体液免疫应答中出现最早的抗体,是机体抗感染的"先头部队",故检测 IgM 含量有助于感染的早期诊断。IgM 可参与Ⅱ型和Ⅲ型超敏反应,类风湿患者产生的类风湿因子为 IgM。

IgM 单体为 mIg,位于 B 细胞表面,构成 B 细胞抗原受体(BCR),但是只表达 mIgM 的 B 细胞为未成熟的 B 细胞。

三、IgA

IgA 有血清型和分泌型两种形式。前者为单体,主要存在于血清中,参与抗菌、抗病毒、抗毒素作用;后者为二聚体,称为分泌型 IgA(SIgA),由呼吸道、消化道、乳腺、泪腺、唾液腺合成,因此主要存在于支气管和胃肠道分泌液、初乳、泪液和唾液中。SIgA 能阻止病原菌在黏膜表面吸附,发挥调理吞噬、中和病毒及毒素作用,是黏膜局部抗感染的重要因素,是机体抗感染的"边防军"。婴儿可经母亲乳汁(特别是初乳)中获得 SIgA,增强呼吸道、消化道抵抗力,是重要的自然被动免疫。

四、IgD

单体,含量较低,占血清 Ig 总量的 0.3%。IgD 可在个体发育的任何时间产生,容易被蛋白酶水解,半衰期 3 天。分为血清型和膜结合型,前者生物学功能尚不清楚;后者位于 B 细胞表面构成 BCR,是 B 细胞分化发育成熟的标志,成熟 B 细胞可同时表达 mIgM 和 mIgD,称为初始 B 细胞,活化的 B 细胞或记忆 B 细胞其表面的 mIgD 逐渐消失。

五、IgE

单体,含量最低,占血清 Ig 总量的 0.02%,分子量 190kD。IgE 是一类亲细胞性抗体,其 Fc 段与肥大细胞及嗜碱性粒细胞表面 IgE Fc 受体(FcεR)结合,可使细胞活化并释放多种生物活性物质,引起Ⅰ型超敏反应。此外,IgE 还参与抗寄生虫感染。

第三节　人工制备抗体的类型

抗体在疾病的诊断、免疫防治及医学研究中发挥着重要作用。人工制备抗体是获得大量抗体的有效途径。根据抗体制备的原理和方法不同,人工制备的抗体可分为 3 类,即多克隆抗体、单克隆抗体和基因工程抗体。

一、多克隆抗体

细胞克隆是指由抗原刺激一株细胞增殖成的单一的无性细胞群体。一种抗原表位可刺激一个 B 细胞克隆合成并分泌一种特异性抗体。天然抗原分子表面常同时具有多种抗原表位,以该抗原物质刺激机体免疫系统,可激活多个 B 细胞克隆,合成并分泌针对多个抗原表位的特异性抗体的混合物,称多克隆抗体(polyclonal antibody,PcAb),为第一代抗体。获得多克隆抗体的途径主要有动物免疫血清、恢复期患者血清或免疫接种人群。多克隆抗体的优点是:作用全面、来源广泛、制备容易。其缺点是:特异性不高、易发生交叉反应,在实际应用中受到限制。

二、单克隆抗体

指针对单一抗原表位,由一个 B 细胞克隆合成并分泌的特异性抗体叫单克隆抗体(monoclonal antibody,McAb),为第二代抗体。20 世纪 70 年代,由 Kohler 和 Milstein 用细胞融合技术,将小鼠脾脏 B 细胞与小鼠骨髓瘤细胞在体外进行融合,得到了保留骨髓瘤细胞和 B 细胞主要特性的杂交瘤细胞。该细胞既有骨髓瘤细胞无限制增生的特性,又具有免疫 B 细胞合成和分泌特异性抗体的能力。

单克隆抗体具有特异性强、结构均一、高效价、高纯度、少或无交叉反应等优点,现已广泛用于医学及生物学各领域。单抗在免疫学诊断中常用于检测各种抗原、受体、激素、细胞因子、神经递质等;也用于治疗同种异体排斥反应及自身免疫病。将单抗与抗癌药、放射性核素、毒素等耦联再制成生物导弹可用于治疗肿瘤。其缺点是其鼠源性对人具有较强的免疫原性,反复使用可以诱导机体产生免疫应答甚至诱发病理损伤。

拓展阅读

三、基因工程抗体

目前,利用基因工程方法及 DNA 重组技术已获得了几种可用于人体的重要基因工程抗体,如人 - 鼠嵌合抗体、双特异性抗体、人源化抗体等,为第三代抗体。基因工程抗体的优点是克服单克隆抗体鼠源性弊端,抗体人源化或完全人源化,均一性强,可工业化生产;缺点是亲和力弱,效价不高。

(陈 莉)

 复习思考题

1. 解释抗体与免疫球蛋白的概念。
2. 试述免疫球蛋白的基本结构和功能。
3. 比较各类免疫球蛋白的特点和功能。
4. 简述人工制备抗体的类型。

扫一扫
测一测

课件
03章PPT

第三章

免 疫 系 统

扫一扫
知重点

 学习要点

> 1. 免疫器官的组成和功能。
> 2. T、B 淋巴细胞的表面标志、亚群及功能。
> 3. NK 细胞及抗原提呈细胞的主要功能。
> 4. 补体的组成、主要激活途径的异同点及补体系统的主要生物学作用。
> 5. 细胞因子的概念、种类及主要生物学作用。
> 6. HLA-I/II 分子的结构、分布与功能。

免疫系统由免疫器官、免疫细胞、免疫分子三部分构成,是机体对抗原刺激产生免疫应答、执行免疫功能的重要物质基础。

第一节 免 疫 器 官

机体的免疫器官根据功能差异分为中枢免疫器官和外周免疫器官。

一、中枢免疫器官

中枢免疫器官包括胸腺、骨髓(禽类为腔上囊),它们是各类免疫细胞产生、增殖、分化和成熟的场所,并对外周免疫器官的发育及免疫功能的调节发挥重要作用。

(一) 骨髓

骨髓是各种血细胞的发源地,也是人和哺乳动物的体液免疫中枢。骨髓内的造血干细胞可发育为髓样干细胞和淋巴干细胞。前者增殖分化为红细胞、粒细胞、单核吞噬细胞以及血小板等血细胞;后者分化发育为淋巴细胞。骨髓是人体 B 细胞分化、成熟的场所。骨髓功能障碍时,机体造血功能和体液免疫功能将受到严重损害。

(二) 胸腺

胸腺是 T 细胞分化、成熟的重要场所。从胚胎第 6 周开始出现,青春期以后逐渐萎缩。淋巴干细胞随血流进入胸腺,在胸腺基质细胞及其产生的胸腺激素、细胞因子等胸腺微环境作用下,分化、成熟为有免疫活性的 T 细胞。胸腺还具有免疫调节和自身耐受的建立与维持等功能。实验表明,动物新生期摘除胸腺,易出现细胞免疫功能及全身免疫功能缺陷。

二、外周免疫器官

外周免疫器官是成熟免疫细胞定居的场所,包括淋巴结、脾脏及黏膜相关淋巴组织;也是产生免疫应答的主要场所。

(一) 淋巴结

淋巴结为近似圆形的网状淋巴组织。人体内分布广泛,约600个。其基本结构分为被膜和实质,实质分为皮质和髓质两部分,皮质又分为浅皮质区和深皮质区。浅皮质区主要是 B 细胞定居的部位,故称为非胸腺依赖区,同时含有树突状细胞及少量 CD4⁺T 细胞;深皮质区(副皮质区)内含大量 T 细胞,故称为胸腺依赖区,也含巨噬细胞和并指状细胞。髓质位于淋巴结中央,主要含 B 细胞、浆细胞和巨噬细胞。淋巴结是 T、B 细胞居住和接受抗原刺激后产生免疫应答的重要场所,其中 T 细胞约占 70%。淋巴结还有清除抗原、过滤及净化淋巴液的作用。

(二) 脾脏

脾脏是人体中最大的免疫器官。胚胎期有造血功能,出生后停止。其结构类似淋巴结,分结缔组织被膜和实质,实质又分白髓和红髓。白髓中有胸腺依赖区和非胸腺依赖区,前者主要含 T 细胞,后者主要含 B 细胞;红髓由髓索和髓窦组成,髓索内有丰富的 B 细胞、巨噬细胞及树突状细胞,可对髓窦内循环的血液进行过滤作用。红白髓交界处为边缘区,内含 T 细胞、B 细胞和巨噬细胞。脾脏中无淋巴循环,病原体或抗原分子经血液被带到脾脏,经 Mφ 吞噬、加工,降解为抗原肽,由 T 细胞识别并引起免疫应答。脾脏中 B 细胞占 65%,当各种原因导致脾脏切除,可致机体抗感染能力下降。

(三) 黏膜相关淋巴组织

黏膜相关淋巴组织包括扁桃体、咽后壁淋巴滤泡、肠系膜淋巴结、肠集合淋巴结、阑尾及黏膜下分散淋巴小结和弥散淋巴组织。这些组织中含有 T、B 淋巴细胞、抗原提呈细胞等,可吞噬及加工处理抗原。黏膜下 B 细胞产生的抗体 SIgA,是各种腔道黏膜表面抗感染的重要因素。

第二节 免 疫 细 胞

免疫细胞是指参与固有免疫应答及适应性免疫应答的各种细胞,包括淋巴细胞、抗原提呈细胞、各种粒细胞、肥大细胞、红细胞、上皮细胞等。

一、淋巴细胞

(一) T 淋巴细胞

T 淋巴细胞是淋巴干细胞经胸腺激素、细胞分化因子及 HLA 分子等胸腺微环境作用后分化、发育、成熟的,故又称为胸腺依赖性淋巴细胞,简称 T 淋巴细胞或 T 细胞。成熟 T 细胞随血流迁移、定居于外周免疫器官的胸腺依赖区,外周循环的淋巴细胞约70% 为 T 细胞。它们主要参与细胞免疫,在体液免疫和免疫调节中也起重要作用。

1. T 细胞表面标志及功能

(1) T 细胞抗原受体(T cell receptor,TCR):是 T 细胞表面特异性识别和结合抗原肽的部位。多数成熟 T 细胞的 TCR 是由 α、β 两条肽链组成,少数由 γ、δ 两条肽链组成,TCR 每条肽链的结构均类似 Ig 的结构,含有胞外区、跨膜区和胞内区。TCR 与 CD3 分子结合形成复合物(图 3-1),其中 TCR 特异性识别抗原提呈细胞(APC)表面 HLA 分子提呈的抗原肽,所产生的抗原刺激信息(T 细胞活化第一信号)由 CD3 分子传入细胞内。

图 3-1　TCR-CD3 复合物模式图

(2) CD 分子:即白细胞分化抗原,是不同谱系血细胞在不同的分化成熟阶段及活化过程中出现或消失的表面标志。①CD2:存在于外周血 T 细胞和胸腺细胞表面,其配体是 APC 表面的 CD58 分子,因 CD2 分子能与绵羊红细胞结合,也称为绵羊红细胞受体;②CD3:与 TCR 组成复合物,传递 T 细胞活化信号;③CD4/CD8:成熟 T 细胞表面只表达 CD4/CD8 一种分子,分别是 MHCⅡ/Ⅰ类分子的受体,它们的结合可加强和稳定 TCR 与抗原肽 -MHC 分子复合物的结合,并有助于细胞活化信号的传递;④CD28:是 T 细胞表面重要的协同刺激分子受体,配体为 CD80/CD86,两者结合产生 T 细胞活化第二信号(协同刺激信号);⑤CD40L(CD154):主要表达于活化的 T 细胞表面,与 B 细胞表面 CD40 结合,产生 B 细胞活化第二信号(协同刺激信号)。

(3) 细胞因子受体(cytokine receptor,CKR):T 细胞活化过程中可表达多种 CKR,如白细胞介素受体 IL-1R、IL-2R 等。IL-2R 的出现是 T 细胞活化的重要标志。

(4) 丝裂原受体(mitogen receptor,MR):除抗原外,某些丝裂原也可刺激 T 细胞发生非特异性活化,转化为淋巴母细胞。能使 T 细胞活化的丝裂原主要有植物血凝素(PHA)、刀豆蛋白 A(conA)等。检测人体外周血 T 细胞转化率的百分比,可间接判断人体细胞免疫状态。

(5) 主要组织相容性抗原(HLA):所有 T 细胞表面都表达 HLA-Ⅰ类抗原,活化后 T 细胞表面还可表达 HLA-Ⅱ类抗原,后者是 T 细胞活化的标志。

2. T 细胞亚群及功能　T 细胞并非均一群体,可分为不同亚群。

(1) 依功能或表面标志差异分为:①CD4⁺T 细胞:又称为辅助性 T 细胞(helper T cell,Th),根据 CD4⁺ 细胞分泌的细胞因子和功能的不同,将其分为 CD4⁺Th1 细胞和 CD4⁺Th2 细胞。CD4⁺Th1 细胞主要分泌 IL-2、IFN-γ、TNF-β 和 IL-12 等细胞因子,引起炎症反应或迟发型超敏反应,发挥抗病毒和抗细胞内寄生菌的作用,又称为炎性 T 细胞。CD4⁺Th2 细胞主要分泌 IL-4、IL-5、IL-6、IL-10 和 IL-13 等细胞因子,诱导 B 细胞增殖分化,参与体液免疫应答。②CD8⁺T 细胞:主要包括细胞毒性 T 细胞(cytotoxic T

lymphocyte,Tc 或 CTL)和抑制性 T 细胞(suppressor T cell,Ts)。Tc 细胞为细胞免疫的效应细胞,可特异性杀死携带相应抗原的靶细胞,在抗肿瘤免疫和抗病毒感染免疫中发挥重要作用。Ts 细胞合成并释放抑制性细胞因子,抑制和降低体液及细胞免疫应答,具有免疫抑制功能。

(2) 依 T 细胞所处活化阶段不同分为:①初始 T 细胞:未接受抗原刺激的 T 细胞;②效应 T 细胞:指受抗原刺激后,经克隆增殖及功能分化后的活化 T 细胞,包括 Th、Ts 和 Tc(CTL)亚群;③记忆 T 细胞:具有记忆功能,当再次受相同抗原刺激时迅速分化、增殖成效应 T 细胞。

(二) B 淋巴细胞

B 细胞在骨髓中分化、成熟,又称骨髓依赖性淋巴细胞。B 细胞主要定居在外周免疫器官的非胸腺依赖区,接受抗原刺激及细胞因子作用后,活化、增殖为浆细胞,可分泌多种抗体进行体液免疫应答。在外周循环中 B 细胞占淋巴细胞总数 20%~25%。

1. B 细胞表面标志及功能

(1) B 细胞抗原受体(B cell receptor,BCR):是镶嵌于细胞膜类脂质分子中的单体 IgM 或 IgD,又称膜免疫球蛋白(membrane immunoglobulin,mIg)。BCR 是 B 细胞成熟的标志,也是 B 细胞与抗原肽(表位)结合的部位。它与 CD79α/β 分子组成 BCR-CD79 复合物。当 BCR 识别 APC 表面 MHC 提呈的抗原肽后,由 CD79 将其活化的第一信号传入细胞内(图 3-2)。

(2) CD 分子:①CD79α/β:成熟 B 细胞表达 CD79α/β,与 BCR 结合成复合物,传递 B 细胞活化的第一信号;②CD40:为协同刺激分子受体,与 T 细胞表面 CD40L 配体结合,产生 B 细胞活化的第二信号;③CD80(B7-1)/CD86(B7-2):是 B 细胞和吞噬细胞表面的协同刺激分子,与 T 细胞表面 CD28 结合产生 T 细胞活化的第二信号。

图 3-2 BCR-CD79 复合物模式图

(3) 细胞因子受体(CKR):B 细胞接受抗原或丝裂原刺激后,在活化、增殖、分化的不同阶段,可表达一系列 CKR。这些受体与相应的 CK 结合,对 B 细胞活化、增殖具有重要调节作用。

(4) Fc 受体及补体受体(CR):B 细胞表面有与 Ig Fc 段结合的受体、能与 C3b 结合的 CR1 及能结合 EB 病毒的 CR2。Fc 受体及 CR1 可促进 B 细胞的活化、增殖及免疫黏附;CR2 与 EB 病毒感染人体有关。

（5）丝裂原受体：B 细胞表面有细菌脂多糖受体（LPS-R）及葡萄球菌 A 蛋白受体（SPA-R）等。它们与丝裂原结合，可诱导 B 细胞发生有丝分裂。

（6）HLA 抗原：B 细胞表面高度表达 HLA-Ⅰ/Ⅱ类抗原，其中 HLA-Ⅱ类抗原在成熟 B 细胞表面明显增多，对 B 细胞活化、完成免疫应答等具有重要作用。

2. B 细胞亚群及功能　依来源、功能状态、表面标志等差异可将 B 细胞分为不同亚群。

（1）B1 细胞：产生于个体发育早期，此类 B 细胞识别抗原谱较窄，主要为 TI-Ag。受抗原刺激后不产生免疫记忆，不发生免疫球蛋白类别转换。B1 细胞主要存在于肠道固有层黏膜相关淋巴组织中。

（2）B2 细胞：即为通常所指参与体液免疫应答的 B 细胞，主要识别 TD-Ag。具有再次应答效应和可发生免疫球蛋白类别转换。受抗原刺激后可活化、增殖、分化成为浆细胞，合成抗体，介导体液免疫应答。同时可分泌多种细胞因子参与免疫调节。

（三）自然杀伤细胞

自然杀伤细胞（natural killer cell，NK 细胞）是一群不具有 T、B 淋巴细胞特征性表面标志的淋巴细胞，其细胞浆中含有大量嗜天青颗粒，又称为大颗粒淋巴细胞。

NK 细胞来源并成熟于骨髓，主要分布于血液和淋巴组织。NK 细胞为原始杀伤细胞，表面表达 FcγR（CD16、CD56），通过 FcγR 介导可非特异性杀伤与 IgG 结合的各种抗原靶细胞，此作用称为抗体依赖性细胞介导的细胞毒作用（ADCC）。此作用不受 MHC 限制，不需特异性抗原致敏，主要杀伤某些肿瘤细胞和被病毒感染的组织细胞。NK 细胞在机体抗病毒和杀伤突变细胞的免疫监视过程中发挥重要作用。多种细胞因子如 IL-2、IFN-γ 等均可使 NK 细胞活化，并使其产生 IL-1、IFN-γ 和 TNF 等细胞因子，调节免疫应答。

淋巴因子激活的杀伤细胞（lymphokine-activated killer cell，LAK 细胞）是指在 IL-2 诱导下，才能发挥杀伤作用的淋巴细胞。LAK 细胞具有广泛的抗肿瘤作用，某些对 CTL 和 NK 细胞不敏感的肿瘤细胞是其杀伤对象。

二、抗原提呈细胞

抗原提呈细胞（antigen presenting cell，APC），是指能摄取、加工、处理抗原，并将抗原信息提呈给 T 淋巴细胞，启动免疫应答的细胞。主要包括单核 - 巨噬细胞、树突状细胞、B 细胞等。广义的 APC 还包括能提呈内源性抗原的多种体细胞。

（一）单核 - 巨噬细胞

单核 - 巨噬细胞包括外周血液中单核细胞和组织内巨噬细胞（macrophage，Mφ）。它们具有极强吞噬能力，是机体内重要免疫细胞，具有抗感染、抗肿瘤和免疫调节等作用。

1. 单核 - 巨噬细胞表面标志

（1）IgG Fc 受体（FcγR）：通过与 IgG Fc 段结合而完成调理吞噬作用。

（2）补体受体（CRl）：为 C3b 受体，与补体 C3 结合完成调理吞噬及免疫黏附作用。

（3）HLA 抗原：同时表达 HLA-Ⅰ/Ⅱ类分子，以 HLA-Ⅱ类分子为主。

（4）黏附分子：即协同刺激分子受体 CD80/CD86，与 T 细胞表面 CD28 结合，可形成 T 细胞活化的第二信号，启动免疫应答。

2. 单核 - 巨噬细胞的主要功能　单核 - 巨噬细胞具有多种重要免疫功能，这些功能多数情况下对机体有利，但有时也可致组织损伤。

（1）吞噬并杀伤抗原作用：单核 - 巨噬细胞是机体免疫防御的重要细胞之一，吞噬杀伤抗原能力极强，能非特异性吞噬杀伤多种抗原异物，如 IgG- 抗原复合物或 C3b- 抗原抗体复合物与单核 - 巨噬细胞表面 FcγR 和补体 C3b 受体结合，可经调理吞噬作用及 ADCC 有效杀伤抗原。巨噬细胞还参与非特异性清除体内多种非己抗原和衰老自身细胞。

（2）提呈抗原及参与 T 细胞活化：单核 - 巨噬细胞是重要的抗原提呈细胞，TD-Ag 经其加工、处理后，以膜表面 MHC- 抗原肽复合物形式提呈给具有相应 TCR 的 T 细胞识别；单核 - 巨噬细胞表面的多种黏附分子（协同刺激分子）与相应受体结合，产生 T 细胞活化第二信号，活化 T 细胞，启动免疫应答。

（3）抗肿瘤作用：单核巨噬细胞被 IFN-γ、TNF 活化后，杀伤肿瘤能力可增强，能有效杀伤肿瘤细胞，是机体免疫监视的重要细胞。

（4）调节免疫应答：巨噬细胞能分泌多种细胞因子，包括 IL-1、IL-12、IFN-γ、TNF、补体成分（B、D、P 因子）等，大多为分泌型免疫分子，它们可从不同角度调节免疫应答。

（二）树突状细胞（dendritic cell，DC）

树突状细胞是一类形态不规则细胞，包括滤泡状树突状细胞、并指状树突状细胞、间质树突状细胞及朗格汉斯细胞等，因其成熟的细胞表面具有许多树突样突起而得名，捕获及提呈抗原能力强，能主动搜寻 T 细胞提呈抗原，启动免疫应答。吞噬抗原能力弱，有一定运动能力。

（三）B 细胞

B 细胞既是参与机体免疫应答的重要细胞，也是重要的"专职"APC。B 细胞高度表达 MHC-Ⅱ类分子，可摄取、加工、处理抗原，并将抗原肽 -MHC-Ⅱ类分子复合物表达于细胞表面，提呈给 Th 细胞。

三、其他免疫细胞

其他免疫细胞包括血液中的中性粒细胞、嗜酸性粒细胞、嗜碱性粒细胞和组织中的肥大细胞、上皮细胞等，它们在免疫应答的多个环节中各自发挥着重要作用。

第三节　补体系统

一、概念、组成与性质

（一）补体（complement，C）的概念

补体指存在于正常人和脊椎动物血清及组织液中的具有酶活性及免疫功能的一组球蛋白，因其能补充及协助抗体完成免疫作用，故名补体。

（二）补体的组成

补体系统按其功能不同分三部分。

1. 补体固有成分　按发现先后顺序命名为 C1、C2、C3……C9，其中 C1 含 3 个亚单位，分别称为 C1q、C1r、C1s；甘露聚糖结合凝聚素（MBL）及其相关的丝氨酸蛋白酶（MASP）；B 因子、D 因子、P 因子。

2. 补体调节蛋白　补体调节蛋白是参与调节补体激活途径中的关键酶，如 C1 抑制物、C4 结合蛋白、I 因子、H 因子、膜辅助蛋白、促衰变因子、同种限制因子等。

3. 补体受体　补体受体是存在于某些细胞表面、可与补体裂解片段结合、介导补体活性片段或补体调节蛋白发挥生物学效应的受体。主要包括 CR1~CR5，C3aR、C4aR、C5aR、C1qR 以及 H 因子受体等。

（三）补体的性质

补体大多是 β 球蛋白，少数为 γ 及 α 球蛋白。补体性质很不稳定，多种理化因素均可使其破坏，如机械振荡、紫外线、强酸碱等。对热敏感，56℃ 30 分钟大部分可丧失活性。用加热去除血清中的补体，称为灭活血清。灭活补体后的血清，用于血清学试验时可减少因补体造成的干扰。

补体成分裂解后产生的片段，通常用 a、b 表示，如 C3a、C5a、C3b 等。在表示已被激活的补体成分或复合物时，可在数字及英文代号上方加上短横线表示，如 $\overline{C5b6789}$、$\overline{C4b2b}$、$\overline{C1}$ 等。

二、补体的激活

绝大多数补体固有成分以无活性的酶原形式存在于机体内，可在某些因素激活下，经一系列酶促反应转变为具有酶活性的成分，同时表现多种生物学作用。补体激活途径包括经典激活途径、MBL 激活途径及旁路激活途径。三条途径的启动机制不同，但具有共同的末端通路。

（一）经典激活途径

经典激活途径又称传统途径，是补体协助抗体实现体液免疫应答的主要途径。本途径激活物为 IgG1、IgG2、IgG3 或 IgM 与抗原结合形成的复合物。

激活过程分 3 个阶段，即识别阶段、活化阶段和膜攻击阶段，见图 3-3。

（二）MBL 途径

此途径与经典途径基本类似，但激活物是炎症早期产生的甘露聚糖结合凝聚素（MBL），与细菌的甘露醇残基结合后，再与丝氨酸蛋白酶形成复合物。此复合物具有 C1q 的生物学活性，可活化 C4 及 C2。以后激活过程与经典途径相同（图 3-4）。炎症早期肝细胞合成的 C- 反应蛋白也有此作用。

图 3-3　补体经典激活途径示意图

（三）旁路激活途径

旁路激活途径又称替代途径。该途径激活物主要是细菌细胞壁脂多糖、肽聚糖、酵母多糖等。参与的主要成分有 C3、C5~C9、B 因子、D 因子及 P 因子等。该途径起始过程跨过 C1、C2、C4，直接从 C3 开始。旁路途径的意义在于感染早期机体无特异性抗体出现，在经典途径无法启动的情况下发挥抗感染作用（图 3-5）。

（四）共同末端途径及效应

补体激活的以上 3 个途径有着共同的末端途径及效应：即在 C5 转化酶作用下裂

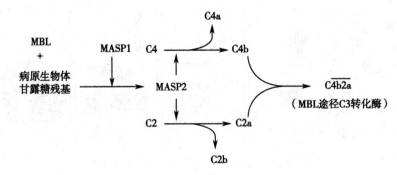

图 3-4 补体 MBL 激活途径示意图

图 3-5 补体旁路激活途径示意图

解 C5 为 C5a 与 C5b,C5a 游离于液相,C5b 在抗原细胞膜表面依次结合 C6、C7 形成 C5b67 聚合物,再结合 C8、C9。一个 C8 可结合 12~15 个 C9,形成 C5b6789,为攻膜复合物(MAC)。MAC 具有磷脂酶活性,可插入靶细胞的脂质双层膜之中,形成一个内径为 10nm 的小孔,使可溶性小分子、水和离子可以自由通过胞膜,但蛋白质等大分子却难以逸出,导致胞内渗透压降低,从而引起细胞溶解(图 3-6)。

三、补体激活过程的调节

补体系统激活过程是连续发生的酶被激活、蛋白质被分解的快速级联反应。其过程中产生多种生物学效应,有时也会造成机体损伤。人体内存在多种可调控补体激活过程的机制,包括自身衰变调节、体液及细胞膜表面存在的多种调节因子的调节,以防止补体激活后对自身组织细胞造成伤害。

四、补体系统生物学作用

补体是机体发挥免疫防御和免疫稳定作用必不可少的免疫分子,被激活后可表现多

图 3-6　补体激活的共同末端途径示意图

种生物学作用。补体作用的后果对机体有二重性:如帮助抗体清除入侵体内的病原微生物等,对机体有利;如帮助破坏红细胞、白细胞等正常细胞,对机体则有害。主要作用有:

（一）溶解细胞作用

补体激活后形成的攻膜复合物（MAC）能导致抗原-抗体复合物中的抗原细胞溶解。补体对革兰阴性菌、支原体及有包膜的病毒、异型红细胞和血小板破坏作用强。革兰阳性菌细胞壁因含脂类少,补体的作用较弱。

（二）调理吞噬及免疫黏附作用

补体的调理作用是指抗原表面的 C3b 与吞噬细胞表面的 C3b 受体（CR1）结合,促进吞噬细胞吞噬杀伤抗原的作用。抗原表面的 C3b 和 C4b,能黏附表面具有补体受体（CR1）的红细胞或血小板,经血流将抗原带到肝脏被破坏,此为免疫黏附作用。

（三）炎症介质作用

C3a、C5a、C5b67 有趋化作用,可吸引吞噬细胞向抗原部位集中。C3a、C4a、C5a 可促进肥大细胞、嗜碱性粒细胞等释放组胺等血管活性介质,增加毛细血管通透性,使平滑肌收缩,有利于吞噬细胞游出血管,清除抗原,同时也可引起局部水肿等炎症反应。

　知识链接

补体在免疫应答中的作用

补体天然存在于人体各种体液中,本身不会自行发挥免疫作用,但因有酶活性,一旦被抗体等物质激活后就可发挥重要的免疫活性。当体内补体缺乏时,抗体只能与细菌等细胞抗原结合,较难对其破坏,此时如有补体参与,破坏细胞就容易了。补体对抗原的破坏本无特异性,但因抗体与抗原结合有特异性,故补体的作用也随之有了特异性。

第四节　其他免疫分子

免疫分子指存在于细胞膜表面、与免疫有关的分子的总称。可分为膜免疫分子和分泌性免疫分子。膜免疫分子主要指存在于细胞膜表面的抗原或受体分子。分泌性免疫分子主要指由免疫细胞合成并分泌于体液中的相关分子。免疫分子包括很多种类,免疫球蛋白、补体前已赘述,本节主要介绍细胞因子、主要组织相容性抗原、白细胞分化抗原及黏附分子。

一、细胞因子

(一) 概念及分类

细胞因子(cytokine,CK)是由多种细胞分泌的具有生物活性的小分子蛋白质,是不同于免疫球蛋白及补体的另一类分泌型免疫分子。依来源不同可分为:淋巴因子、单核因子;依结构和功能差异可分为:白细胞介素、干扰素、肿瘤坏死因子、集落刺激因子、生长因子及趋化因子等。

(二) 细胞因子的共同特性

1. 产生特点　体内多种细胞都可合成细胞因子,如各种免疫细胞、基质细胞等。它们的产生方式具有多向性,即一种细胞可分泌多种细胞因子,还具有多源性,即几种不同类型细胞也可合成一种细胞因子。

2. 理化特性及作用特点　细胞因子多为小分子(15~30kD)分泌型糖蛋白。在生理条件下,多数可经自分泌、旁分泌或内分泌等方式产生后与靶细胞表面相应受体结合发挥作用,其作用特点是:无抗原特异性、不受 MHC 限制;一种细胞因子可产生多种不同生物效应,几种细胞因子又可产生相同或相似生物学效应。作用效果微量、高效,对人体既有利又有害。

(三) 主要细胞因子种类

1. 白细胞介素　白细胞介素(interleukin,IL)是一组由淋巴细胞、单核巨噬细胞和其他非免疫细胞产生的能介导白细胞与其他细胞相互作用的细胞因子。现已报道的白细胞介素已有 20 余种,大多数能促进免疫细胞活化、增殖,有免疫调节和介导炎症反应的作用(表 3-1)。

表 3-1　重要细胞因子的来源及主要功能

名称	来源	主要生物学作用
IL-1	活化的单核 - 巨噬细胞 血管内皮细胞 成纤维细胞	促进造血干细胞、T 淋巴细胞、B 淋巴细胞增殖分化;刺激下丘脑体温调节中枢引起发热;刺激肝细胞产生 C- 反应蛋白介导炎症反应
IL-2	活化 T 细胞(Th1) NK 细胞	刺激 T、B 淋巴细胞活化增殖分化,产生细胞因子;增强 CTL、NK 细胞和单核巨噬细胞杀伤活性
IL-3	活化 T 细胞	刺激多能造血干细胞增殖分化;促进肥大细胞增殖分化
IL-4	活化 T 细胞(Th2)	促进 T、B 细胞增殖分化;增强巨噬细胞提呈抗原及细胞毒作用
IL-8	单核 - 巨噬细胞	吸引中性粒细胞、嗜碱性粒细胞和 T 细胞定向趋化;促进中性粒细胞释放生物活性介质
IL-10	T 细胞、B 细胞	抑制 Th1 细胞合成分泌 IFN-γ,降低细胞免疫单核细胞反应;抑制 T 细胞产生 IL-2,阻止 B 细胞合成抗体;抑制单核巨噬细胞提呈抗原的能力
IFN-α/β	白细胞 / 成纤维细胞	抗病毒、抗肿瘤(强),免疫调节(弱)
IFN-γ	活化淋巴细胞等	抗病毒、抗肿瘤(弱),免疫调节(强)
TNF-α	活化单核 - 巨噬细胞等	促进脂肪、蛋白质消耗分解等致恶病质作用
TNF-β	活化 T 细胞	杀伤、抑制肿瘤;抗病毒复制;参与免疫调节;促进局部炎症反应发生;刺激下丘脑致热

2. 干扰素 干扰素(interferon,IFN)是机体某些细胞被病毒及干扰素诱生剂刺激后产生的小分子糖蛋白。因有干扰病毒复制的能力,故称干扰素,包括 IFN-α、IFN-β、IFN-γ 等。前两种为Ⅰ型(普通)干扰素,IFN-γ 为Ⅱ型(免疫)干扰素(表 3-1)。

3. 肿瘤坏死因子 肿瘤坏死因子(tumor necrosis factor,TNF)是能引起肿瘤组织出血、坏死的细胞因子。TNF-α 由活化的单核 - 巨噬细胞产生,又称恶液质素;TNF-β 由活化的 T 细胞产生,又称淋巴毒素(表 3-1)。

4. 集落刺激因子 集落刺激因子(colony stimulating factor,CSF)是由活化 T 细胞、单核吞噬细胞、血管内皮细胞和成纤维细胞等合成,可刺激造血干细胞和不同发育时期造血细胞增殖分化的细胞因子。

5. 生长因子 生长因子(growth factor,GF)可刺激多种细胞生长的细胞因子。依功能及作用对象不同分为:转化生长因子、表皮生长因子、血管内皮生长因子、成纤维细胞生长因子、神经生长因子、血小板生长因子和肝细胞生长因子等。

6. 趋化因子 趋化因子(chemokine factor,CF)是由白细胞及基质细胞分泌的蛋白质家族。包括粒细胞趋化因子、单核细胞趋化因子、淋巴细胞趋化因子等。

(四) 细胞因子的生物学作用

1. 介导非特异性抗感染及抗肿瘤 细胞因子可通过参与非特异性免疫,发挥抗感染和抗肿瘤作用。如 IFN 可刺激正常细胞合成抗病毒蛋白质,干扰病毒在细胞内复制;IL-15、IL-12 是重要的抗病毒细胞因子;TNF 可直接抑制病毒及肿瘤细胞生长;有的细胞因子还可间接促进 NK 或 LAK 细胞抗感染及抗肿瘤作用。

2. 参与和调节适应性免疫应答 多种细胞因子参与完成适应性免疫应答及对免疫应答的正负调节,如多种 IL、TNF、IFN 可增强 T、B 淋巴细胞活化及增殖、增强免疫细胞对抗原的清除能力;IL-4、IL-10 能抑制巨噬细胞活化,抑制 CTL 分化及 TNF-β、IFN-γ 产生,起负调节作用。

3. 刺激造血 多种刺激造血的细胞因子,在免疫应答过程中不断刺激造血干细胞生长、分化以补充免疫过程中的消耗。

4. 调节炎症反应 部分细胞因子可增强炎症作用。如 IL-1 可刺激下丘脑体温调节中枢引起发热,促使肝脏分泌 C- 反应蛋白,引起急性炎症;IL-8、TNF-α 能诱导炎性细胞释放前列腺素、溶酶体酶等加重炎症反应;IFN-α/β、IFN-γ、IL-4 及 IL-10 等也有抑制炎症反应的作用。

5. 诱导细胞凋亡 如 IL-2 可诱导抗原活化的 T 细胞凋亡,从而控制免疫应答的强度,避免过度免疫损伤的产生;TNF 可诱导肿瘤细胞的凋亡。

知识链接

细胞因子与疾病的关系

细胞因子是参与免疫应答的重要免疫分子,但也与某些疾病的发生有关:当革兰阴性菌感染时,参与免疫的单核 - 巨噬细胞 / 中性粒细胞过度表达前炎性细胞因子,可致内毒素中毒休克,甚至发生弥散性血管内凝血(DIC);某些细胞因子及受体的异常表达与某些肿瘤发生密切相关;某些免疫缺陷病、Ⅰ型超敏反应、自身免疫病、移植排斥反应的发生也与细胞因子的参与有关。

二、主要组织相容性复合体及其编码产物

自体组织/器官进行移植,可正常存活,异体组织/器官移植则会因供体与受体间不相容而发生排斥反应。组织相容性是指供者与受者组织/器官相互接受的程度,相容则不排斥,这是由不同个体细胞表面抗原存在特异性差异所决定的。这种代表个体组织特异性的抗原,称为移植抗原或组织相容性抗原。其中能引起快速而强烈排斥反应的抗原称为主要组织相容性抗原,在排斥反应中起主要作用。编码主要组织相容性抗原的基因群体称为主要组织相容性复合体(major histocompatibility complex,MHC)。不同动物的 MHC 及编码的抗原命名不同,人的主要组织相容抗原因首先在外周血白细胞表面发现,故称为人类白细胞抗原(human leucocyte antigen,HLA)。编码 HLA 抗原的基因群体又称为 HLA 复合体。

知识链接

几个容易混淆的概念

1. 组织相容性抗原(HA)　代表个体差异性,是引起移植排斥反应的同种异型抗原,也可叫移植抗原(TA)。

2. 主要组织相容性抗原(MHA)　能够引起强烈而迅速排斥反应的抗原。

3. 主要组织相容性复合体(MHC)　编码 MHA 的基因群体。MHC 在哺乳动物中普遍存在,如小鼠的 MHC 称 H-2 复合体,位于 17 号染色体上;人的 MHC 称 HLA 复合体,位于第 6 号染色体上。

(一) HLA 复合体组成与遗传特点

1. HLA 复合体组成　HLA 复合体紧密连锁在人类第 6 号染色体短臂上,结构十分复杂。该复合体共有 224 个基因座位,能表达产物的功能性基因有 128 个。依所编码抗原的结构、功能、分布及免疫原性不同,可分为 3 个基因区(图3-7)。

图 3-7　HLA 复合体基因简图

(1) HLA I 类基因区:远离着丝点,主要包括经典的 B、C、A 3 个基因座。编码的产物为化学结构相似但免疫原性不同的 HLA-B、HLA-C、HLA-A 肽链,即 HLA I 类分子的重链(α 链)。编码轻链(β_2-m)微球蛋白的基因位于人体第 5 号染色体上。

(2) HLA II 类基因区:紧邻着丝点,结构较复杂,主要包括 DP、DQ、DR 3 个亚区。分别编码 HLA II 类分子的 α 及 β 链,形成异二聚体,即 II 类抗原。

2. HLA 复合体遗传特点

(1) 单倍型遗传:单倍型是指编码 HLA 复合体在同条染色体上的特定组合,也是

一组紧密连锁的基因群体。当生殖细胞进行减数分裂时,同源染色体之间的等位基因很少发生交换,故在遗传过程中总是以单倍型作为完整的遗传单位传给子代。人是二倍体生物,两条染色体中的一条单倍型 HLA 来自父亲,另一条来自母亲。因此,亲代与子代之间必有也只能有一条单倍型相同。除同卵双胎外,同胞间 HLA 单倍型型别只可能有:①一条单倍型相同概率占 50%;②两条单倍型完全相同或完全不同的概率各占 25%。此特点在器官移植选择供体及法医亲子鉴定时具有十分重要意义。

(2) 多态性:HLA 复合体有高度多态性。HLA 复合体的多态性是群体概念。HLA 复合体的每个基因座位均为复等位基因,即一对同源染色体的某一基因座位上可以有多种类型的基因入座。但对于某一个体而言,只能有两种基因入座。HLA 复合体的基因表达为共显性,即一对等位基因在杂合状态下,两个基因的作用都得以表达。因此,HLA 复合体是人体多态性表现最丰富的基因系统。据统计,整个 HLA 复合体等位基因数目为 10^3 个。由于人体各基因座位的基因是随机组合的,使得人群中 HLA 基因型可达 10^8 之多。在无血缘关系的人群中寻找 HLA 型别完全相同的个体十分困难。

(二) HLA 分子的分布、结构与功能

1. HLA 分子的分布　HLA 复合体 I 类基因编码 I 类分子(抗原),主要分布在各组织有核细胞表面,包括血小板及网织红细胞表面;HLA 复合体 II 类基因编码 II 类分子(抗原),主要分布于单核 - 巨噬细胞、B 淋巴细胞、树突状细胞等各种抗原提呈细胞及活化 T 细胞表面。

2. HLA 分子的结构　HLA-I 类分子是由一条为 I 类基因编码的重链(α 链)与另一条轻链(β_2-m)微球蛋白以非共价键形式组成的异二聚体。HLA-II 类分子是由两条基本相同的肽链(α、β 链)以非共价键连接成的二聚体。(图 3-8)

图 3-8　HLA 分子结构模式图

3. HLA 分子的功能

(1) 提呈抗原及 MHC 限制性:引起免疫应答的抗原,都需经抗原提呈细胞(APC)加工、处理成抗原肽,MHC 分子则作为抗原肽的载体完成抗原信息的提呈。外源性抗原在 APC 内被加工、降解为抗原性多肽,与 HLA-II 类分子结合并表达在 APC 表面,供 CD4+Th 细胞识别;大多数内源性抗原(病毒蛋白、肿瘤抗原)被分解后,与 HLA-I 类分子结合形成复合物,表达在 APC 表面,供 CD8+Th 细胞识别。

在免疫应答中,APC 与 T 细胞间的相互作用受 HLA-Ⅱ/ HLA-Ⅰ类分子的限制:即 Th 细胞表面的 TCR 要先识别 APC 表面 HLA-Ⅱ类分子结合的抗原肽,同时 Th 细胞表面的 CD4 分子还需识别 HLA-Ⅱ类分子上的 β2 非多态性决定基,才能启动免疫应答;CTL 细胞表面的 TCR 要先识别靶细胞表面的病毒抗原或肿瘤抗原,同时 CTL 细胞表面的 CD8 分子还需识别 HLA-Ⅰ类分子上的 α3 非多态性决定基,才能启动免疫应答。这就是 MHC 限制性。

(2) 参与免疫调节及 T 细胞分化:控制免疫应答的 Ir 基因存在于 HLA-Ⅱ类基因区内,其编码产物通过多态性来实现对免疫应答的调节;体内 T 细胞早期与胸腺上皮表达的 HLA-Ⅰ类或Ⅱ类分子接触后,逐渐发育成熟为不同亚型 T 细胞。

(3) 移植排斥作用:依单倍型遗传特点,当供体与受体器官 HLA 不吻合时,可发生移植排斥反应。有的器官(如肾脏或肝脏)移植时只需 HLA 某些位点相似,而骨髓移植则须受供者间两条单倍型完全相同才能成功。

(4) 参与某些疾病的发生:现已发现某些 HLA 型别的出现与免疫性疾病的发生相关;当细胞表面 HLAⅠ/HLAⅡ类分子出现异常增加或缺失时,常可致肿瘤或某些自身免疫性疾病发生。

HLA 复合体是表示个体特异性的遗传特征标记,法医学上可利用其遗传特征,进行亲子鉴定和个体识别。

三、白细胞分化抗原及黏附分子

免疫细胞间的相互作用包括直接接触和经细胞因子或膜表面分子帮助下接触。在成熟的不同阶段,免疫细胞表面可表达不同种类、数量及功能的膜蛋白分子,分别又称膜受体或膜抗原。它们是免疫细胞间相互识别的物质基础,也是鉴定细胞种类、分化程度和功能状态的重要标志。

(一) 白细胞分化抗原

白细胞分化抗原是指血细胞在不同分化成熟阶段及活化过程中,出现或消失的表面分子。它们也表达在多种其他体细胞表面,参与机体的重要生理及病理过程,如免疫细胞间的相互识别,免疫细胞的活化、成熟,免疫效应功能的发挥及免疫调节等。20 世纪 80 年代初以来,应用单克隆抗体鉴定方法,将来自不同实验室的单克隆抗体所识别的同一分化抗原,归为一个分化群(cluster of differentiation,CD)。CD 后的序号代表某一类分化抗原分子,如 CD4、CD8 等。

现有编号的 CD 共 200 多个分化群。重要的是与 T 细胞、B 细胞功能有关的 CD 分子、补体 C3 受体、抗体 Fc 受体等(表 3-2)。

表 3-2 部分重要 CD 分子的分布及功能

CD 分子	分布	主要功能
CD2	T、NK 细胞	绵羊红细胞受体,与 LFA-3 结合,有黏附作用
CD3	所有 T 细胞	与 TCR 结合成复合物,传递抗原信息至 T 细胞内
CD4	Th 细胞	MHCⅡ类抗原受体,黏附、传导信号;人类免疫缺陷病毒受体
CD8	TC、TS 细胞	MHCⅠ类抗原受体,黏附、传导信号

续表

CD 分子	分布	主要功能
CD28	T 细胞	T 细胞协同刺激分子,传导 T 细胞活化第二信号
CD152 (CTLA-4)	活化 T 细胞	CD80/CD86 配体(对 CD8⁺CTL 细胞负调节)
CD154	T 细胞	CD40 配体,传导 B 细胞活化第二信号
CD58	抗原提呈细胞	即 LFA-3,为 CD2 配体,有黏附作用
CD19	B 细胞	参与 B 细胞活化及发育的调节
CD20	B 细胞	参与 B 细胞活化、增殖、分化
CD40	B 细胞	B 细胞协同刺激分子,传导 B 细胞活化第二信号
CD45	B 细胞	调节 B 细胞活化
CD79a	B 细胞	构成 BCR 复合体的 Igα 链
CD79β	B 细胞	构成 BCR 复合体的 Igβ 链
CD80/86	B 细胞、单核细胞	即 B7-1/ B7-2,为 CD28 配体,传导 T 细胞活化第二信号
CD35	B 细胞、吞噬细胞	补体受体 -1(CR1),即 C3b 受体
CD21	B 细胞、吞噬细胞	补体受体 -2(CR2),即 EB 病毒(EBV)受体
CD64	抗原提呈细胞	高亲和性 IgGFc(FcγR₁)受体
CD32	抗原提呈细胞	中亲和性 IgGFc(FcγR₂)受体
CD16	NK 及 Mφ	低亲和性 IgGFc(FcγR₃)受体
CD23	肥大细胞	参与 IgE 生成的调节;介导Ⅰ型超敏反应

(二) 黏附分子

黏附分子是指介导细胞间或细胞与细胞外基质相互接触与结合的分子,通常以受体 - 配体结合形式发挥作用,是免疫细胞间发生黏附、识别、活化、免疫应答及信号转导等一系列重要生理免疫和病理免疫过程的分子基础。黏附分子与 CD 分子是从不同角度的命名,黏附分子是以黏附功能来定义。CD 分子中也包括部分黏附分子,大部分黏附分子已有 CD 编号,部分暂无 CD 编号。它们参与体内免疫应答、炎症反应等生理及病理过程。

(唐翔宇)

扫一扫
测一测

复习思考题

1. 机体免疫系统由哪几方面组成?
2. T、B 淋巴细胞表面有哪些重要标志及分类?
3. 简述抗原提呈细胞的概念和组成。
4. 补体系统的生物学活性有哪几方面?
5. 何谓 HLA ? 在人体内有何作用及意义?

第四章

课件
04章PPT

固有免疫应答

 学习要点

1. 固有免疫应答的特点。

2. 参与固有免疫应答的成分。

3. 固有免疫应答的作用时相及与适应性免疫应答的关系。

扫一扫
知重点

免疫应答（immune response，Ir）是指机体针对抗原性异物所发生的一系列排异反应的过程。免疫应答有两种类型，即固有（非特异性）免疫应答及适应性（特异性）免疫应答。机体一旦遭受病原生物的侵袭或抗原的刺激，首先由固有免疫应答迅速发挥防御及清除作用，通常不能完全清除病原体或抗原。之后，机体则启动适应性免疫应答，从而更有效地彻底清除病原体或抗原。

固有免疫应答是机体在长期种系发育及进化过程中逐步建立起的一系列防御功能，是由遗传而得到的生理防御功能，亦称天然免疫。其特点是：①人人生来就有，受遗传基因控制，能遗传给后代，故又称先天性免疫；②其强弱有个体差异，有种属特异性；③无特殊针对性，对大多数病原体均有不同程度的防御作用，故又称非特异性免疫；④无记忆性。固有免疫应答主要在感染早期发挥重要作用，主要通过组织屏障、固有免疫细胞及固有免疫分子来实现。

第一节　参与固有免疫应答的成分

一、组织屏障

（一）皮肤黏膜屏障

人体体表被覆的皮肤及腔道表面被覆的黏膜共同构成皮肤黏膜屏障，是人体阻止外源性抗原入侵的第一道防线。其作用可通过以下方面得以实现：

1. **物理屏障**　如皮肤的多层扁平细胞、黏膜的单层柱状细胞、鼻黏膜的鼻毛能阻挡微生物的入侵；肠蠕动、呼吸道黏膜细胞表面的纤毛定向摆动、某些分泌液与尿液的冲洗作用均有助于排除黏膜表面的病原体。

2. **化学屏障**　皮肤汗腺与皮脂腺分泌的乳酸及脂肪酸，不同部位的黏膜腺体分泌的溶菌酶、胃酸、蛋白酶等对多种病原体均有不同程度的抑制及杀伤作用。

3. 微生物屏障　在皮肤和黏膜寄居的正常菌群,正常时非致病菌生长占优势,对致病菌有很强的制约作用。而滥用抗生素则可能抑制或杀死大部分正常菌群,破坏对致病菌的制约作用,从而引发菌群失调症。

(二) 血脑屏障

血脑屏障指存在于机体血液与脑组织之间,主要由软脑膜、脉络丛的脑毛细血管内皮细胞层的致密结构及血管外神经胶质细胞构成的天然屏障。该屏障能阻挡病原体及其毒性代谢产物经血液进入脑组织或脑脊液,以保证机体中枢神经系统的正常发育和功能。婴幼儿血脑屏障发育尚未完善,故易发生中枢神经系统感染。

(三) 胎盘屏障

胎盘屏障由胎儿绒毛膜与母亲子宫内膜的基蜕膜共同组成,也称血胎屏障。此屏障可阻止母体内病原体及有害物质进入胎儿体内,防止胚胎期感染。在妊娠的前3个月内,因胎盘屏障发育尚不完善,母体血液中的病原体(如风疹病毒、巨细胞病毒等)可经胎盘侵犯胎儿,影响胎儿正常发育,导致胎儿畸形甚至流产或死胎。

二、固有免疫细胞

(一) 吞噬细胞

1. 吞噬细胞种类　吞噬细胞主要包括中性粒细胞和单核吞噬细胞两类。

(1) 中性粒细胞:中性粒细胞占血液白细胞总数的60%~70%,具有很强趋化作用和吞噬功能,当病原体突破皮肤黏膜屏障侵入组织引发局部感染时,它们可迅速穿越血管内皮细胞进入感染部位,对入侵的病原体发挥吞噬杀伤作用。中性粒细胞表面表达有IgG Fc受体和补体C3b受体,也可通过调理作用增强中性粒细胞的吞噬、杀菌作用。

知识链接

完全吞噬与不完全吞噬

完全吞噬是指吞噬细胞将吞噬的病原体彻底杀死、破坏。如化脓性球菌被吞噬后,一般于5~10分钟死亡,30~60分钟被破坏。不完全吞噬指病原体被吞噬细胞吞噬后,没能被杀死破坏。吞噬细胞使病原体受到保护,有的甚至能在吞噬细胞内生长繁殖,免受体液中的多种抗微生物物质及药物的破坏,有时还可导致吞噬细胞死亡;或通过游走的吞噬细胞经血液或淋巴液将病原体扩散到其他部位,引起病变播散。另外,吞噬细胞的溶酶体释放的多种酶也可造成周围正常组织损伤。

(2) 单核吞噬细胞:单核吞噬细胞包括血液中的单核细胞和组织中的巨噬细胞。单核细胞约占血液中白细胞总数的3%~8%。其体积较淋巴细胞略大,胞质中富含溶酶体。单核细胞在血液中仅停留12~24小时,其进入表皮棘层,可分化为朗格汉斯细胞;进入结缔组织或器官,可分化为巨噬细胞。巨噬细胞胞质内含有丰富的溶酶体及线粒体,具有强大的吞噬、杀菌、清除凋亡细胞的能力。巨噬细胞可通过氧依赖和氧非依赖杀菌途径杀伤病原体,并具有促进炎症、杀伤靶细胞、加工与提呈抗原以及免

疫调节等多种生物学功能,不仅执行固有免疫应答的效应功能,也在适应性免疫应答的各阶段发挥作用。(图4-1)

2. 吞噬细胞的杀菌过程 一般分为3个阶段:

(1) 吞噬细胞与病原菌接触:这种接触可以是偶然相遇,也可通过趋化因子(如补体活化产物C3a、C5a、C567,炎症组织分解产物,细菌多糖物质等)的作用,使吞噬细胞向感染部位聚集。

(2) 吞入病原菌:由吞噬细胞伸出伪足将较大的颗粒物质(如细菌)包绕并摄入细胞质内,形成吞噬体;对于小分子物质(如病毒),由细胞膜内陷直接将其吞入细胞质中,形成吞噬小泡。

(3) 杀死和破坏病原菌:吞噬体形成后,

图4-1 吞噬细胞对病原体的吞噬和破坏过程示意图

细胞质中的溶酶体与之靠近、接触并融合成为吞噬溶酶体,溶酶体中的各种溶酶体酶(如碱性磷酸酶、髓过氧化物酶、蛋白酶、核酸酶等)即可发挥溶解及消化作用,不能消化的残渣排出吞噬细胞外。

(二) NK细胞

NK细胞具有非特异性抗肿瘤和抗病毒感染作用。

1. 细胞毒作用 NK细胞的细胞毒作用的机制主要是ADCC作用和分泌穿孔素、颗粒酶等,主要杀伤感染了胞内寄生微生物(如病毒、李斯特菌等)的靶细胞,干扰素等细胞因子可促进NK细胞的细胞毒作用,增强其抗感染效应。

2. 产生细胞因子 活化的NK细胞可分泌IFN-γ和TNF-α等多种细胞因子,通过干扰病毒复制和进一步活化吞噬细胞,增强机体抗感染免疫能力,在机体针对病毒的抗感染免疫早期发挥重要作用。

(三) γδT细胞

γδT细胞是执行固有免疫功能的T细胞,其TCR由γ和δ链组成。此类T细胞主要分布于肠道、呼吸道及泌尿生殖道等黏膜和皮下组织中,以非MHC限制性方式直接识别某些完整多肽抗原,在机体抗感染免疫中,尤其是皮肤黏膜表面的免疫防御中发挥重要作用。

三、固有免疫分子

正常体液和组织液含有多种可杀伤或抑制微生物的物质,主要有补体、细胞因子、溶菌酶、防御素等。

(一) 补体

在感染早期,病原体即可通过激活旁路途径或MBL途径活化补体;在抗体产生之后,经典途径被激活,上述三条途径激活后均可发挥溶菌作用。补体激活后还可产生多种活性片段,发挥趋化作用、调理作用、免疫黏附作用及炎症介质作用等(见第三章)。

（二）细胞因子

病原体感染机体后，可刺激免疫细胞和感染的组织细胞产生多种细胞因子，引起炎症反应，产生抗病毒、抗肿瘤和免疫调节等作用。如病毒感染后可刺激组织细胞产生 IFN，干扰病毒蛋白合成而起抗病毒作用。

（三）溶菌酶

溶菌酶为广泛分布于血清、唾液、泪液、尿液等多种外分泌液中的小分子多肽，主要来源于吞噬细胞。溶菌酶通过作用于革兰阳性菌的细胞壁肽聚糖，使之裂解而发挥溶菌作用；革兰阴性菌在少量肽聚糖外因有一层外膜保护，故对其不敏感。

（四）防御素

防御素为一组耐受蛋白酶的一类富含精氨酸的小分子多肽，人体内存在两种防御素，即 α- 防御素、β- 防御素。α- 防御素由中性粒细胞和小肠 Paneth 细胞产生，主要作用于某些细菌和有包膜病毒。β- 防御素主要由上皮细胞产生，具有广谱抗细菌和抗真菌作用，并对单纯疱疹病毒、流感病毒、人类免疫缺陷病毒等病毒有明显的杀伤力。

第二节　固有免疫应答的作用时相

一、瞬时固有免疫应答阶段

通常发生于感染后的 0~4 小时之内。

（一）组织屏障作用

完整的皮肤黏膜及其分泌的抗菌物质和正常菌群构成物理、化学和微生物屏障，可阻挡外界病原体对机体的入侵，具有即刻免疫防御作用。

（二）巨噬细胞的作用

少量的病原体突破机体屏障结构进入皮肤或黏膜下组织，可及时被局部组织中的巨噬细胞吞噬清除。

（三）补体激活

某些病原体可通过直接激活补体的 MBL 途径及旁路途径而被溶解破坏。补体活化产物 C3b、C4b 与 iC3b 可介导调理作用，增强吞噬细胞的吞噬杀菌能力；C3a、C4a 与 C5a 可作用于组织中肥大细胞，使之脱颗粒释放组胺等血管活性介质，导致局部血管扩张、通透性增加，促使中性粒细胞穿过血管内皮细胞进入感染部位。

（四）中性粒细胞的作用

中性粒细胞是机体抗细菌和抗真菌感染的主要效应细胞，在感染部位组织细胞所产生的促炎细胞因子（IL-8、IL-1 和 TNF-α 等）和其他炎性介质作用下，局部血管内中性粒细胞被活化，并迅速穿过血管内皮细胞进入感染部位，发挥强大的吞噬杀菌效应，绝大多数病原体感染终止于此时相。

二、早期固有免疫应答阶段

发生于感染后的 4~96 小时之内。

（一）巨噬细胞

在某些细菌成分如脂多糖（LPS）和感染部位组织细胞产生的趋化因子、促炎性细胞因子作用下,巨噬细胞被募集至炎症反应部位并被活化,以增强局部抗感染应答。活化的巨噬细胞可产生大量促炎细胞因子和其他炎性介质,进一步增强、扩大机体固有免疫应答和炎症反应。

（二）B1 细胞

受某些细菌多糖抗原(如脂多糖、荚膜多糖等)刺激,B1 细胞在 48 小时内产生以 IgM 为主的抗菌抗体,此类抗体在补体的协同作用下对病原菌产生杀伤作用。

（三）NK 细胞

NK 细胞、γδT 细胞和 NKT 细胞可对某些病毒感染和胞内寄生菌感染的细胞产生杀伤作用,在早期抗感染免疫中发挥效应。

三、适应性免疫应答的诱导阶段

发生于感染 96 小时之后。在此阶段,活化的巨噬细胞、树突状细胞作为抗原提呈细胞,将摄入的病原体等外源性抗原或内源性抗原加工处理为抗原肽,以抗原肽 -MHC 分子复合物的形式表达于细胞表面,同时 APC 表面共刺激分子(如 B7 和 ICAM 等)表达上调,为启动适应性免疫应答创造条件。

第三节　固有免疫应答与适应性免疫应答的关系

一、启动适应性免疫应答

树突状细胞能启动初始 T 细胞活化,是机体适应性免疫应答的始动者。巨噬细胞在吞噬、杀伤病原微生物的同时,也具有抗原加工和提呈功能。上述两类固有免疫细胞直接参与适应性免疫应答的启动。

二、影响适应性免疫应答的类型

固有免疫细胞识别不同种类病原体后,能产生不同类型细胞因子,从而决定适应性免疫细胞分化及适应性免疫应答的类型。如:巨噬细胞接受某些病原体或抗原刺激后,可产生以 IL-12 为主的细胞因子,从而诱导 Th0 细胞分化为 Th1 细胞,介导细胞免疫应答;肥大细胞、NK、T 细胞受胞外寄生病原体或某些寄生虫刺激,可产生以 IL-4 为主的细胞因子,从而诱导 Th0 细胞分化为 Th2 细胞,介导体液免疫应答。

三、协助适应性免疫应答产物发挥免疫效应

（一）协助体液免疫应答

抗原刺激 B 细胞增殖分化为浆细胞后,通过分泌抗体而发挥免疫效应。而抗体本身不具备直接杀菌和清除病原体的作用,在吞噬细胞、NK 细胞和补体参与下,通过调理吞噬、ADCC 和补体介导的溶菌效应等机制,才能有效杀伤、清除病原体。

（二）协助细胞免疫应答

CD4⁺Th1 细胞产生 IL-2、IFN-γ、TNF-β 等细胞因子,后者可通过活化吞噬细胞和 NK 细胞等,促进其吞噬、杀伤功能,有效发挥免疫效应。

（唐翔宇）

扫一扫
测一测

复习思考题

1. 简述固有免疫应答的组织屏障及其作用。
2. 简述固有免疫应答的作用时相及其主要作用。
3. 简述固有免疫应答和适应性免疫应答的主要特点和相互关系。

第五章

适应性免疫应答

 学习要点

> 1. 适应性免疫应答的概念、类型、基本过程。
> 2. T 细胞介导的细胞免疫应答机制，T 细胞活化信号，细胞免疫效应机制。
> 3. B 细胞介导的体液免疫应答机制，B 细胞活化信号，抗体产生的一般规律。
> 4. 免疫耐受与免疫调节的概念。

第一节 概 述

一、概念

适应性免疫应答是指 T、B 淋巴细胞在识别抗原后，自身活化、增殖、分化，进而表现出一系列生物学效应的全过程；即抗原进入机体后，通过 APC 摄取、加工、处理，再提呈给 T、B 细胞识别，并使之活化，产生免疫效应物质，导致的一系列排异效应。

二、适应性免疫应答类型

抗原通过局部组织、黏膜及血液等途径进入机体后，根据抗原入侵的途径不同，适应性免疫应答在淋巴结、脾或黏膜相关淋巴组织等不同的外周免疫器官中发生。适应性免疫应答可根据机体对抗原刺激的反应状态，分为正免疫应答和负免疫应答。正常时，机体对非己抗原产生排异效应，表现为正免疫应答，如抗感染免疫和抗肿瘤免疫；对自身组织产生免疫耐受，表现为负免疫应答(特异性无应答)，均为生理性免疫应答。在某些异常情况下，可出现自身耐受消失而引起自身免疫病；或某些原因造成免疫功能缺陷，使机体抗感染、抗肿瘤能力降低，导致感染或肿瘤。根据参与适应性免疫应答的细胞类型和效应机制的差异，分为 B 细胞介导的体液免疫应答和 T 细胞介导的细胞免疫应答。

三、适应性免疫应答基本过程

适应性免疫应答是由多种免疫细胞和细胞因子相互作用，共同完成的复杂生理

过程,为便于理解,人为将其分为 3 个阶段:

(一) 抗原提呈与识别阶段

抗原提呈与识别阶段即 APC 摄取、加工处理、提呈抗原和 T、B 淋巴细胞识别抗原阶段。B 细胞经 BCR(mIg)识别、吞噬抗原,其他 APC 可通过吞噬(吞饮)或其他方式摄取抗原。APC 对不同来源抗原加工处理及提呈方式如下:

1. 对内源性抗原的加工、处理和提呈　凡能表达 MHC I 类分子的体细胞均可参与对内源性抗原的提呈,为广义的 APC,也是最后被杀伤的靶细胞。内源性抗原一般是指由机体细胞合成的肿瘤抗原或病毒蛋白。在这些机体细胞胞浆内受聚合蛋白酶体(LMP)的作用,降解为抗原肽片段(8~10 个氨基酸残基),再由转运体(TAP)转运至内质网,与 MHC I 类分子结合,形成抗原肽 -MHC I 类分子复合物,运送至 APC 细胞膜表面,提呈给 CD8⁺T 细胞识别(图 5-1)。

图 5-1　内源性抗原处理与提呈示意图

2. 对外源性抗原的加工、处理和提呈　外源性抗原是指入侵的微生物或其他蛋白质抗原。它们被 APC 通过吞噬(吞饮)摄入形成吞噬小体并与溶酶体融合形成吞噬溶酶体,在酸性环境中,被降解为抗原肽片段(12~20 个氨基酸残基)。在吞噬溶酶体中,抗原肽与新合成的 MHC II 类分子结合,形成抗原肽 -MHC II 类分子复合物,表达于 APC 细胞膜表面,提呈给 CD4⁺T 细胞识别(图 5-2)。

3. B 细胞摄取抗原的方式　B 细胞与其他 APC 不同,它通过 BCR 与抗原结合,以内吞作用将抗原摄入胞内,经降解后的抗原肽与胞内的 MHC II 类分子结合形成复合物,表达于 B 细胞膜表面,供 CD4⁺T 细胞识别。

(二) 活化、增殖、分化阶段

活化、增殖、分化阶段是 T、B 淋巴细胞特异性识别抗原后,自身活化、增殖、分化

图 5-2　外源性抗原处理与提呈示意图

的阶段。在多种细胞间黏附分子及细胞因子作用下，B 细胞活化、增殖、分化为浆细胞，并合成分泌抗体；T 细胞活化、增殖、分化为效应（致敏）淋巴细胞，并分泌免疫效应物质；部分淋巴细胞分化成为记忆细胞（Tm、Bm）。

（三）效应阶段

效应阶段即免疫效应细胞和效应分子共同作用，发挥体液免疫效应和细胞免疫效应的阶段。其结果是清除非己抗原物质或诱导产生免疫耐受，以维持机体正常生理功能平衡与稳定；在异常情况下，也可能引发自身免疫性疾病。

第二节　T 细胞介导的细胞免疫应答

细胞免疫应答（cellular immune response）是指在抗原刺激下，T 细胞转化成为效应 T 细胞（效应 Th1 细胞和效应 CTL 细胞）发挥适应性免疫效应的过程。通常由 TD 抗原诱发，在多种免疫细胞的协调作用下完成。参与细胞免疫的细胞主要包括：①抗原提呈细胞；②CD4$^+$Th0 细胞；③效应 T 细胞（CD4$^+$Th1 细胞及 CD8$^+$CTL 细胞）。

一、抗原提呈与识别阶段

抗原提呈与识别阶段指抗原被 APC 加工、处理与提呈以及 CD4$^+$T 细胞和 CD8$^+$T 细胞对抗原识别的阶段。外源性抗原经 APC 加工处理后形成抗原肽 -MHC Ⅱ类分子复合物表达于 APC 细胞膜表面，供 CD4$^+$T 细胞识别；内源性抗原在靶细胞内形成抗原肽 -MHC Ⅰ类分子复合物表达至细胞膜表面，提呈给 CD8$^+$T 细胞识别。T 细胞通过 TCR 与 APC 表面的抗原肽 -MHC 分子复合物特异性结合的过程称为抗原识别，TCR 在特异性识别 APC 所提呈的抗原肽的同时，还须识别与抗原肽形成复合物的 MHC 分子,即为 MHC 限制性。MHC 限制性决定了任何 T 细胞仅识别由同一个体 APC 表面的 MHC 分子提呈的抗原肽。

二、活化、增殖、分化阶段

(一) T 细胞活化信号

1. T 细胞活化第一信号　静止的 T 细胞通过 TCR-CD3 复合体特异性识别 APC 表面的抗原肽 -MHC 分子复合物,此外,CD4+T 细胞表面的 CD4 分子识别 APC 表面 MHCII类分子或 CD8+T 细胞表面的 CD8 分子识别靶细胞表面 MHCI类分子,产生 T 细胞活化的第一信号。

2. T 细胞活化第二信号　在第一信号的基础上,CD28 与 B7(CD80/86)、ICAM-1 与 LFA-1、LFA-3(CD58) 与 LFA-2(CD2)等结合均可产生 T 细胞活化第二信号,其中最重要的是 T 细胞表面 CD28 与 APC 表面相应配体 B7(CD80/86)的结合。

(二) 细胞因子促进 T 细胞活化

在双信号刺激下,T 细胞开始活化,表达多种细胞因子受体,并分泌多种细胞因子与之结合。如活化的 CD4+Th 细胞在以 IL-4 为主的细胞因子的作用下进行增殖,分化为 Th2 细胞,并分泌更多的细胞因子,如 IL-2、IL-4、IL-5、IL-6、TNF、IFN 等,为 B 细胞的增殖分化做好物质准备;活化的 CD4+Th 细胞在以 IL-12 为主的细胞因子作用下,可增殖分化为 CD4+Th1 炎性细胞;活化的 CD8+T 细胞在以 IL-12 为主的细胞因子作用下,可增殖分化为 CD8+CTL 细胞。在此过程中,部分 T 细胞停止分化成为记忆 T 细胞(Tm),当再次接触相同抗原时,Tm 可直接活化,产生免疫效应。如果只有第一信号,Th 细胞虽然也能表达 IL-2 受体,但不能进行增殖,也不合成细胞因子,而进入特异性无应答状态。(图 5-3)

图 5-3　CD8+CTL 细胞与靶细胞相互作用示意图

三、效应阶段

（一）CD4⁺ Th1 细胞介导的炎症反应

CD4⁺Th1 细胞若再次接受相同特异性抗原刺激后，可释放 IL-2、IFN-γ、TNF-β 等多种细胞因子，使局部组织产生以淋巴细胞和单核吞噬细胞浸润为主的慢性炎症反应或迟发型超敏反应。CD4⁺Th1 细胞释放的主要细胞因子及其作用见表 5-1。

表 5-1　主要细胞因子及其作用

细胞因子	主要作用
IL-2	①刺激 CD8⁺CTL 细胞增殖分化为效应 CTL；②刺激 CD4⁺Th0 细胞增殖分化并分泌 IL-2、TNF-β 和 IFN-γ；③增强 NK 细胞、Mφ 细胞杀伤活性；④诱导 LAK 细胞的抗瘤活性
IFN-γ	①活化并增强 Mφ 吞噬杀伤功能；②活化 NK 细胞，增强杀瘤和抗病毒作用；③增强 MHCⅡ/Ⅰ类分子表达，提高提呈抗原的能力
TNF-β	①产生炎症作用和杀伤靶细胞；②抗病毒作用；③激活中性粒细胞、Mφ 细胞释放 IL-1、IL-6、IL-8 等

在免疫应答过程中，由抗原诱导的 CD4⁺Th0 细胞活化、增殖与分化及细胞因子的产生为特异性反应，细胞因子发挥作用则为非特异性效应。

（二）CD8⁺CTL 细胞介导的细胞毒作用

效应 CTL 细胞对靶细胞（肿瘤细胞或病毒感染的宿主细胞）的杀伤作用具有抗原特异性，并受 MHCⅠ类分子限制，其过程如下：

1. 特异性识别及结合靶细胞　效应 CTL 细胞膜上的 TCR-CD3 及 CD8 分子分别特异性识别 APC（靶细胞）表面抗原肽及 MHCⅠ类分子，并通过 CTL 细胞膜上的黏附分子与靶细胞表面相应配体互相识别，使效应 CTL 与靶细胞紧密结合。

2. 致死性作用　当效应 CTL 与靶细胞通过 TCR 及黏附分子相互识别、紧密结合后，可激发效应 CTL 细胞脱颗粒，释放穿孔素及颗粒酶两种重要细胞毒素。在钙离子存在的情况下，穿孔素迅速嵌入靶细胞膜，多个单体聚合形成跨膜孔道；颗粒酶是储存在效应 CTL 颗粒内的胰蛋白酶或糜蛋白酶，随穿孔素一起释出，它不能单独杀伤靶细胞，但可经穿孔素形成的孔道进入靶细胞，激活内切酶系统而导致靶细胞溶解或凋亡，出现不可逆损伤。

此外，效应 CTL 表面可高效价表达 FasL（Fas 配体），它与靶细胞表面跨膜受体分子 Fas（CD95）结合，通过激活胞内胱天蛋白酶参与的信号转导途径，诱导靶细胞凋亡。

3. 靶细胞裂解　经致死性攻击后的靶细胞膜上形成很多跨膜孔道，Ca²⁺、Na⁺ 及水分子迅速大量进入胞内，而 K⁺ 和大分子物质从胞内逸出，导致靶细胞崩解。加之颗粒酶进入胞内，活化 DNA 内切酶，使 DNA 断裂，导致靶细胞凋亡。效应 CTL 可连续杀伤靶细胞，故其杀伤效率高。

四、细胞免疫应答的生物学效应

（一）细胞内抗感染作用

效应 CTL 的作用主要针对胞内感染的病原体，如结核分枝杆菌、麻风分枝杆菌、伤寒沙门菌、病毒、真菌及某些寄生虫等。

（二）抗肿瘤作用

效应 CTL 可特异性杀伤带有相应抗原的肿瘤细胞。多种细胞因子，如 TNF、IFN、IL-2 等既是效应分子，又可活化 Mφ 细胞、NK 细胞、LAK 细胞等，发挥直接或间接的抗肿瘤作用。

（三）免疫损伤作用

效应 T 细胞可参与Ⅳ型超敏反应、移植排斥及某些自身免疫病的发生和发展过程，造成免疫损伤。

第三节 B 细胞介导的体液免疫应答

体液免疫应答(humoral immune response)是 B 细胞接受抗原刺激后转化为浆细胞，分泌抗体而发挥适应性免疫效应的过程。TD 抗原和 TI 抗原均可诱发体液免疫应答，B 细胞对它们的免疫应答方式各不相同。TD 抗原引起的体液免疫应答必须有 APC 和 Th 细胞参与，而 TI 抗原可直接刺激 B 细胞诱发体液免疫应答。

一、B 细胞对 TD 抗原的应答

（一）抗原提呈与识别阶段

抗原提呈与识别阶段指 TD 抗原被 APC 吞噬、加工处理并提呈给 CD4$^+$T 细胞和 B 细胞对抗原识别的阶段。通常，TD 抗原进入机体诱发初次免疫应答时，对抗原提呈多由 Mφ 细胞完成，再次免疫应答时，则主要由已扩增的 B 细胞克隆承担。经 APC 加工处理的 TD 抗原以抗原肽 -MHCⅡ类分子复合物的形式表达于 APC 细胞膜表面，供 CD4$^+$T 细胞识别。

（二）活化、增殖、分化阶段

1. Th 细胞活化、增殖与分化　原始 Th 细胞激活后，释放多种细胞因子，才能辅助 B 细胞活化，产生抗体。在双信号刺激下，Th 细胞开始活化，表达 IL-2、IL-4、IL-12 等多种细胞因子受体，并分泌多种细胞因子与之结合。活化的 Th 细胞在以 IL-4 为主的细胞因子的作用下进行增殖，分化为 Th2 细胞，并分泌更多的细胞因子，如 IL-2、IL-4、IL-5、IL-6、TNF、IFN 等，为 B 细胞的增殖分化做好物质准备。

2. B 细胞的活化、增殖与分化　B 细胞既是体液免疫应答的效应细胞，又是抗原提呈细胞。B 细胞的活化、增殖也需要双信号刺激(图 5-4)。

（1）B 细胞活化的第一信号：B 细胞通过 BCR 识别抗原肽后，由相邻的穿膜蛋白 CD79α/β 传递第一活化信号，从而激活蛋白酪氨酸激酶（PTK）。B 细胞表面的 CD19 与 CD21、CD81 以非共价键形式组成 B 细胞活化共受体复合物，加强膜信号的转导。

（2）B 细胞活化的第二信号：B 细胞在体液免疫应答中不仅作为效应细胞，同时可作为 APC 将加工处理的 TD 抗原以抗原肽 -MHCⅡ类分子复合物形式提呈给 Th 细胞，与 Th 细胞相互作用，使 Th 细胞活化、增殖。B 细胞表面表达的 CD40 和 ICAM-1 等协调刺激分子与活化的 Th 细胞表面表达的 CD40L 和 LFA-1 等分子结合，产生 B 细胞活化的第二信号。

3. 细胞因子在体液免疫应答中的作用　在双信号刺激下，B 细胞活化。活化的

图 5-4　B 细胞与 Th 细胞间相互作用示意图

B 细胞可表达多种细胞因子受体,以接受相应细胞因子的作用,在 Th 细胞释放的 IL-2、IL-4、IL-5、IL-6 等细胞因子作用下,B 细胞增殖、分化为浆细胞。浆细胞产生的 Ig 类别与 B 细胞分化过程中受不同细胞因子的影响有关(图 5-5)。IL-2、IL-4、IL-5 可促进 IgM 抗体合成;IL-2、IL-4、IL-6 和 IFN-γ 可促进 IgG 抗体合成;IL-5 和 TGF-β 可诱导 IgA 合成;IL-4 与 IgE 抗体合成有关。部分 B 细胞停止分化,成为记忆细胞 (Bm)。再次接触相同抗原时,Bm 迅速增殖分化为浆细胞,合成分泌更多抗体,扩大免疫效应。

图 5-5　体液免疫应答的过程及 IL 的作用示意图

(三) 效应阶段

为浆细胞分泌抗体并发挥免疫效应的阶段。

二、B 细胞对 TI 抗原的应答

TI 抗原刺激 B 细胞产生抗体,无需 Th 细胞辅助,但必须有双信号刺激。TI 抗原分为:①TI-1 抗原:如细菌脂多糖、聚合鞭毛素等。在激活 B 细胞过程中先由抗原决定簇与 BCR 交联结合,产生活化的第一信号,再由有丝分裂原与相应受体结合产生活化的第二信号。②TI-2 抗原:如细菌荚膜多糖等。TI-2 具有高密度重复性抗原表位,可与特异性成熟 B 细胞的 BCR 广泛交联结合,产生活化第一信号,再由有丝分裂原与相应受体结合产生活化的第二信号,诱导 B 细胞活化、增殖、分化为浆细胞,并产生低亲和力 IgM 类抗体。B 细胞对 TI 抗原的应答过程中无记忆细胞形成,无再次应答反应发生。

三、抗体产生的一般规律

TD 抗原初次刺激 B 细胞需经历识别抗原、自身活化等阶段,因此在血液中出现特异性抗体需要一定时间;而 TD 抗原再次进入机体,则直接刺激 Bm 细胞,不需要经历 B 细胞识别、活化等过程,故反应迅速。

(一)初次应答的特点

初次应答是抗原物质第一次刺激机体引起的免疫应答。其特点有:①潜伏期长,通常需要经过一定的潜伏期(1~2 周)血清中才出现特异性抗体;②抗体效价低;③抗体在体内维持时间较短;④先产生 IgM,随后产生 IgG,主要为低亲和力的 IgM 类抗体。初次应答的免疫效果差。

(二)再次应答的特点

再次应答或称回忆应答,是机体再次接触相同抗原时所发生的免疫应答。其特点有:①潜伏期短,机体受到相同抗原的再次刺激后 1~2 天血清中即可出现抗体;②抗体效价迅速提高;③抗体在体内维持时间较长,可维持数年;④抗体类型主要为 IgG 类高亲和力抗体。再次应答的免疫效果增强(图 5-6)。

图 5-6 抗体产生的初次应答和再次免疫应答规律示意图

(三)抗体产生规律的临床意义

掌握抗体产生的规律在医学实践中具有重要的意义。如在疫苗接种或制备免疫血清时,可利用这一规律指导制订最佳预防接种方案,使被免疫机体产生高效价、高亲和力抗体,以获得较强的免疫力;运用IgM在免疫应答中出现早且消失快这一现象,可将检测特异性IgM抗体作为传染病早期诊断或胎儿宫内感染的诊断指标之一;也可根据抗体含量变化掌握患者病程及评估疾病转归,如临床上常以恢复期血清抗体效价明显高于发病初期(增高4倍以上)作为诊断疾病的一项指标。

四、体液免疫应答的生物学作用

(一)细胞外抗感染作用

对细胞外寄生的各种病原体可通过激活补体发挥溶细胞作用,也可经IgG和补体C3b调理吞噬作用促进吞噬细胞的吞噬功能。

(二)中和作用

抗毒素可作为中和抗体与病毒或外毒素结合以阻断病毒侵入易感细胞和中和外毒素的毒性作用。

(三)免疫病理损伤

在某些情况下,抗体还参与免疫病理损伤,如参与Ⅰ型、Ⅱ型、Ⅲ型超敏反应及某些自身免疫性疾病的发生。

第四节 免疫耐受与免疫调节

一、免疫耐受

(一)免疫耐受的概念

免疫耐受是机体免疫系统在某些抗原刺激后产生的免疫不应答现象,即特异性免疫无应答。免疫无应答分为非特异性无应答和特异性无应答两大类。非特异性无应答是指机体对任何抗原刺激均不产生免疫应答的状态,多为病理性;主要因先天或后天性免疫系统缺陷或免疫功能障碍所致。特异性无应答是机体仅对特定抗原不产生免疫应答(形成免疫耐受),但对其他抗原刺激仍具有正常应答能力。对某种抗原已建立免疫耐受的个体,再次接受相同抗原刺激后仍不能产生体液或细胞免疫应答。机体对由自身正常组织诱导产生的免疫耐受称为自身耐受或天然耐受。应该明确,自身免疫耐受是一种特殊形式的免疫应答,它与免疫缺陷、免疫抑制有着本质的区别。自身免疫耐受的建立对维持机体自身稳定和进行免疫调节具有重要作用。一旦这种机制失调,必会产生对机体不利的后果,引起自身免疫性疾病发生。

(二)诱导产生免疫耐受的条件

诱导免疫耐受能否成功,主要取决于抗原和机体两方面的因素。

1. **抗原方面** ①抗原的种类和理化性质:分子量小且结构简单的抗原易诱导产生免疫耐受。可溶性小分子抗原易诱导机体建立免疫耐受。非聚合体是较好的耐受原,易诱导机体形成免疫耐受。②抗原剂量:小剂量抗原和大剂量抗原均易诱导免疫耐受,抗原浓度过低可导致T细胞介导的免疫耐受,也称低带耐受;抗原浓度过高,则T、B细胞共同介导免疫耐受,也称高带耐受。③抗原注入机体的途径:静脉注射、口服和腹腔注射容易导致免疫耐受,而皮内、皮下和肌内注射最不容易引起免疫耐受。

2. **机体方面** ①机体的免疫状态:在动物胚胎期或新生期机体免疫系统发育不

成熟,易诱导建立免疫耐受;成年后如果机体长期患消耗性疾病(肿瘤、结核病等)或使用免疫抑制剂造成机体免疫力低下时,则较易诱导形成免疫耐受。②动物种属和品系:研究表明,不同动物建立免疫耐受的难易程度有所差异,如家兔、有蹄类和灵长类则通常在胚胎期才能诱导建立免疫耐受。

知识链接

免疫耐受现象

1945年,Owen观察到异卵双生小牛胎盘血管融合,血液交流而呈自然的联体共生,可在一头小牛的血液中同时存在有两种不同血型抗原的红细胞,成为血型镶嵌体。这种小牛不但允许抗原不同的血细胞在体内长期存在,不产生相应抗体,而且还能接受双胞胎另一小牛的皮肤移植而不产生排斥反应。但是不能接受其他无关个体的皮肤移植。Owen称这一现象为天然耐受。Burnet等认为异卵双生牛体内,对异型血细胞的耐受现象的产生是由于胚胎期免疫功能尚未成熟,异型血细胞进入胚胎牛体内,能引起对异型细胞产生抗体的免疫细胞克隆受抑制或被消灭,故此小牛出生后对胚胎期接触过的异型红细胞抗原不会发生免疫应答。根据这个理论,不少人进行了诱导实验性耐受工作。

1953年,Medawar等将CBA系黑鼠的淋巴细胞接种入A系白鼠的胚胎内,待A系白鼠出生8周后,将CBA黑鼠的皮肤植至该A系白鼠体上,可存活不被排斥。这一实验证实了胚胎期接触抗原物质,出生后对该抗原就有特异的免疫耐受现象。

(三) 免疫耐受的意义

免疫学理论探讨的核心问题是免疫系统如何有效识别"自己"和"非己",从而建立对"自己"的免疫耐受,对非己抗原的特异性免疫应答。免疫耐受的意义有:①生理性免疫耐受:指免疫系统对自身组织不应答,可避免发生自身免疫性疾病,对机体有利;②病理性免疫耐受:是对感染的病原体或肿瘤细胞无应答,可导致持续性感染或肿瘤发生,对机体有害;③维持免疫系统对自身组织器官的免疫耐受,可防治自身免疫性疾病;④人为诱导建立对过敏原或移植物的免疫耐受,可用于防治超敏反应和器官移植排斥反应;⑤通过终止免疫耐受,可激发免疫应答以清除病原体或肿瘤细胞。目前人为干预而建立或终止免疫耐受已受到广泛关注,将成为多种疾病治疗的新策略。

二、免疫调节

免疫调节是指在免疫应答过程中,免疫系统内部各免疫细胞之间、免疫细胞与免疫分子之间及神经、内分泌系统之间存在着增强或抑制的相互作用,共同控制免疫应答全过程的质和量。免疫调节是维持机体内环境稳定的关键因素,若免疫调节机制失常,将会导致免疫病理性疾病或肿瘤的发生。

(一) 免疫应答的遗传控制

人们早就注意到,不同种属或不同品系的动物对特定抗原的免疫应答强度各异,说明机体对不同抗原的免疫应答强弱与遗传相关。参与免疫活动的基因包括MHC、TCR、BCR、细胞因子、黏附分子及其配体基因等;其中尤为重要的是MHC,因为控制机体免疫应答的基因(Ir 基因)也主要存在于 MHC Ⅱ类基因区中,由它调控 Th 细胞与抗原肽的结合能力及活化程度。

（二）分子水平的免疫调节

1. 抗原的免疫调节 抗原刺激是产生特异性免疫应答的前提,故抗原的质和量可直接影响免疫应答的发生、发展及强度。

2. 抗体的免疫调节 高浓度抗体易封闭抗原表位,抑制 B 细胞应答;抗体与 B 细胞表面 Fc 受体结合,抑制抗原决定簇与 BCR 结合。此种受体交联作用可启动抑制信号,造成 B 细胞活化、增殖受阻。

3. 细胞因子的免疫调节 细胞因子作为免疫细胞间联系的信使,是体内十分重要的免疫调节分子,在既相互协同又相互抑制过程中形成极其复杂的正负调节网络。

（三）免疫细胞的调节

1. T 细胞的免疫调节 CD4$^+$Th 细胞可由 Th0 分化为 Th1 和 Th2 细胞。在 IL-12 作用下分化为 Th1 细胞;在 IL-4 作用下分化为 Th2 细胞。Th1 细胞分泌 IL-2、IFN-γ、TNF-β,主要参与细胞免疫;Th2 细胞可分泌 IL-2、IL-5、IL-10、IL-13,主要参与体液免疫。两者各自分泌的细胞因子可相互增强或拮抗,维持正常的生物学功能。

2. Mφ 细胞的免疫调节 Mφ 细胞既可浓集抗原而激发免疫应答,亦可将抗原降解以消除或减弱抗原的免疫原性或分泌多种细胞因子参与免疫应答的正负调节。

3. 独特型网络的免疫调节作用 免疫系统的各细胞克隆通过自我识别,相互刺激或相互制约,构成了动态平衡的网络结构,对免疫应答进行自我调节。构成网络结构的物质基础是淋巴细胞表面抗原受体(TCR、BCR)的独特型决定基和抗独特型抗体。抗体分子或淋巴细胞的抗原受体 V 区存在的独特型决定基,又能被体内另一些淋巴细胞克隆识别并产生抗独特型抗体,联结成相互制约的免疫网络的整体应答。

（四）神经 - 内分泌系统与免疫系统间的调节

现已证实,胸腺、骨髓、脾脏、淋巴结等免疫器官有交感神经、副交感神经和肽能神经纤维的分布并受其支配。神经 - 内分泌系统主要通过神经纤维、神经递质和激素来调节免疫系统的功能。机体免疫系统受抗原刺激产生免疫应答的同时,产生多种细胞因子作用于神经 - 内分泌系统,传递相关信息,影响和调节神经 - 内分泌系统功能。

（唐翔宇）

复习思考题

1. 适应性免疫应答的基本过程可分哪几个环节?
2. 列出 T 细胞活化的双信号及双识别。
3. 列表比较抗体产生的一般规律并简述其临床意义。
4. 简述效应 T 细胞的种类及主要作用。
5. 什么是免疫耐受? 诱导产生免疫耐受的条件有哪些?

扫一扫
测一测

课件
06章PPT

第六章

病理性免疫应答

扫一扫
知重点

学习要点

1. Ⅰ型超敏反应发生机制、临床常见疾病及防治原则。

2. Ⅱ、Ⅲ、Ⅳ型超敏反应发生机制及临床常见疾病。

3. 自身免疫病、免疫缺陷病的概念、临床特点及分类情况。

4. 肿瘤免疫、移植免疫的概念及分类,肿瘤的免疫逃逸机制。

免疫具有两面性,一方面它可以通过发挥正常的免疫应答清除抗原性异物(如病原生物、肿瘤细胞等)来维持机体的健康;另一方面可因抗原物质不同、机体反应性差异或免疫系统缺陷或功能异常,发生异常的或病理性免疫应答,导致机体组织细胞损伤或功能障碍,引发一系列疾病,危害人类健康。

第一节 超 敏 反 应

超敏反应是指已致敏机体当再次接受相同抗原刺激时引起的以生理功能紊乱或组织细胞损伤的异常适应性免疫应答,又称为变态反应。其实质是病理性免疫应答。能引发超敏反应的抗原物质称为变应原,可以是完全抗原,也可以是半抗原。在人群中仅有少数人发生超敏反应,临床将接受某些抗原刺激后,易产生特异性 IgE 抗体引发过敏反应的个体称为过敏体质者或特应性素质个体。

根据超敏反应发生机制和临床特点不同,将其分为四型,即Ⅰ型、Ⅱ型、Ⅲ型和Ⅳ型。Ⅰ~Ⅲ型超敏反应属于 B 细胞介导的体液免疫应答,Ⅳ型超敏反应属于 T 细胞介导的细胞免疫应答。

一、Ⅰ型超敏反应

Ⅰ型超敏反应是临床上最常见的一类超敏反应,又称速发型超敏反应或过敏反应,可以发生于局部或全身。其特点是:①反应发生快,消退也快,一般在再次接触相同抗原后几分钟至几十分钟内发生;②参与的抗体主要是 IgE;③参与的效应细胞主要是肥大细胞和嗜碱性粒细胞;④病理表现以生理功能紊乱为主,无明显的组织细胞损伤;⑤具有明显的个体差异和遗传倾向。

（一）发生机制

1. 参与反应的物质和细胞

（1）变应原：引发Ⅰ型超敏反应的变应原又称过敏原。主要有：①吸入性变应原：如植物花粉、动物皮屑及其分泌物、尘螨、真菌菌丝及孢子、纤维织物等；②食物性变应原：如奶、蛋、鱼、虾、蟹、蘑菇、坚果等食物中的蛋白成分；③药物性变应原：如青霉素、磺胺、阿司匹林、普鲁卡因、抗体药物等；④其他变应原：如动物（蚂蚁、蜜蜂、蛇等）毒液、化妆品、食品添加剂、防腐剂等。

（2）参与的抗体：主要是IgE。正常人血清IgE含量极低，而过敏患者体内IgE含量显著升高。IgE为亲细胞抗体，可通过其Fc段与肥大细胞和嗜碱性粒细胞表面的IgE Fc受体结合，使机体处于致敏状态。

（3）参与反应的细胞：主要有肥大细胞、嗜碱性粒细胞和嗜酸性粒细胞。①肥大细胞和嗜碱性粒细胞是参与Ⅰ型超敏反应的主要效应细胞，其胞质中的颗粒含有多种生物活性介质，是引起Ⅰ型超敏反应发生的主要效应物质。肥大细胞主要分布在呼吸道、消化道、泌尿道黏膜下层和皮下小血管周围的结缔组织中；嗜碱性粒细胞主要分布于外周血中，数量较少。②嗜酸性粒细胞主要参与Ⅰ型超敏反应的负反馈，在某些细胞因子的刺激下被活化，通过释放组胺酶和芳基硫酸脂酶等酶类物质，灭活致敏肥大细胞或嗜碱性粒细胞释放的组胺和白三烯等生物活性介质，进而抑制Ⅰ型超敏反应发生。另外，嗜酸性粒细胞含有炎症因子，在过敏反应中参与迟发相反应，加重过敏反应症状。

知识链接

Ⅰ型超敏反应的速发相和迟发相

Ⅰ型超敏反应依效应发生的快慢和持续时间可分为速发相和迟发相两个阶段。①速发相反应：通常在接触变应原后数秒至30分钟内发生，可持续数小时，其特征为血管通透性增强，主要生物介质是组胺。②迟发相反应：多在接触变应原后6~12小时后发生，可持续1~2天或更长。其特征是以嗜酸性粒细胞炎性浸润、平滑肌持续痉挛为主，主要生物介质是白三烯、血小板激活因子及某些细胞因子。

（4）生物活性介质：主要包括：①预先合成储存的介质：组胺、激肽原酶、嗜酸性粒细胞趋化因子；②新合成的介质：前列腺素D_2（PGD_2）、白三烯（LTs）、血小板活化因子（PAF）等。各种介质的作用大致相同，主要引起毛细血管扩张、通透性增加，胃肠道和支气管平滑肌收缩，腺体分泌物增加；但各介质又各有其特点，如组胺释放快（数分钟）、维持时间短（≤2小时），扩张血管作用强，是引起痒感的唯一介质；激肽原酶可促使血浆中激肽原转变为缓激肽，使平滑肌收缩，增加毛细血管通透性，引起疼痛；LTs释放及发挥作用缓慢（4~6小时），但维持时间长（1~2天），引起支气管平滑肌持续强烈地收缩，比组胺强100~1000倍，是引起过敏性哮喘的主要介质。PAF可聚集和活化血小板，增强和扩大Ⅰ型超敏反应。

2. 发生过程 Ⅰ型超敏反应的发生过程分为3个阶段，即致敏阶段、发敏阶段和效应阶段。

（1）致敏阶段：变应原通过不同的途径进入机体，刺激 B 细胞增殖分化为浆细胞，产生特异性的 IgE 抗体。IgE 通过其 Fc 段与肥大细胞或嗜碱性粒细胞表面 IgE Fc 受体(FcεRⅠ)结合，使机体处于对该变应原的致敏状态。致敏状态可维持数月甚至更长，如长期不再接触相同变应原可逐渐消失。表面结合特异性 IgE 的肥大细胞或嗜碱性粒细胞，被统称为致敏细胞。

（2）发敏阶段：当相同的变应原再次进入致敏机体，与结合在肥大细胞或嗜碱性粒细胞表面的 IgE 的 Fab 段特异性结合。只有变应原同时与致敏细胞表面的 2 个或 2 个以上相邻 IgE 结合，形成"桥联"结合，才能使致敏细胞活化，活化的致敏细胞脱颗粒释放生物活性介质(图 6-1)。

图 6-1　肥大细胞脱颗粒示意图

（3）效应阶段：生物活性介质作用于效应器官、组织，引起生理功能紊乱，主要表现为：①毛细血管扩张、通透性增加，导致血浆外渗，局部水肿，嗜酸性粒细胞浸润，作用于全身则可使有效血容量减少，导致休克发生；②呼吸道、胃肠道平滑肌收缩，引起气道变窄、通气不足、恶心呕吐、腹痛等；③腺体分泌物增多，可表现为流泪、流涕、痰多、腹泻等症状；④刺激感觉神经引起强烈痒感。最终导致机体出现全身性或局部的过敏反应(图 6-2)。

图 6-2　Ⅰ型超敏反应的发生机制示意图

案例与思考

患者,张某,男,20岁,受凉感冒3天,发热、咳嗽、咽喉疼痛到个体诊所就诊。诊所医生查体:体温39℃,心率80次/分钟,咽喉充血,扁桃体Ⅱ度肿大,伴有脓性分泌物,其他无异常。医生初步诊断为:化脓性扁桃体炎。询问小张以往是否注射过青霉素?有无过敏反应?小张告之曾注射过青霉素未发生过敏反应。诊所医生给小张直接进行青霉素80万U肌内注射。注射后5分钟,小张出现胸闷、气紧、呼吸困难,继之面色苍白、出冷汗、手足发凉、头晕。

思考:1. 小张对青霉素可能发生了什么反应?其发生的机制是怎样的?

　　　2. 诊所医生给患者直接注射青霉素对吗?如何预防青霉素的过敏反应?

(二)临床常见疾病

1. **过敏性休克(全身过敏性反应)**　过敏性休克是最严重的Ⅰ型超敏反应。致敏患者通常在接触变应原后数分数内出现严重的临床症状,主要表现胸闷、气紧、呼吸困难、嘴唇发绀、喉头堵塞伴濒危感,面色苍白、出冷汗、手足发凉、血压下降,头晕、眼花、意识丧失、抽搐等,抢救不及时可导致死亡。临床上常见药物过敏性休克和血清过敏性休克。

(1) 药物过敏性休克:常见于注射青霉素、链霉素、头孢菌素类、普鲁卡因、氨基比林、磺胺类药物及一些中药注射制剂等。青霉素过敏性休克最为常见。青霉素本身无免疫原性,但其降解产物(青霉烯酸或青霉噻唑醛酸等为半抗原)可与人体内组织蛋白结合成为完全抗原,刺激机体产生特异性IgE抗体,使肥大细胞或嗜碱性粒细胞致敏;当机体再次接触青霉素时,可发生过敏反应,重者可导致过敏性休克。临床发现,少数人在初次注射青霉素时也可发生过敏性休克,这可能与患者曾经使用过被青霉素污染的医疗器械、吸入空气中青霉菌孢子或青霉素降解产物而使机体处于致敏状态有关。

(2) 血清过敏性休克:临床应用动物免疫血清(如破伤风抗毒素、白喉抗毒素)进行紧急预防或治疗时,有些患者可因曾经注射过相同的血清制剂已处于致敏状态,也可发生过敏性休克。目前,随着免疫血清纯化程度不断提高,此类超敏反应已很少发生。

2. **呼吸道过敏反应**　临床常见过敏性鼻炎和支气管哮喘。因吸入植物花粉、真菌、尘螨、动物毛屑、面粉等变应原而引起。因吸入植物花粉引起的季节性过敏性鼻炎,主要表现鼻塞、流鼻涕和打喷嚏,常伴有过敏性结膜炎、外耳道等黏膜瘙痒,又称花粉症(即枯草热)。

3. **消化道过敏反应**　临床常见过敏性胃肠炎。少数人进食鱼、虾、蟹、奶、蛋、坚果等食物,或服用某些药物后,可出现恶心、呕吐、腹痛和腹泻等胃肠道症状。也可表现口周红斑、唇肿、口腔疼痛及舌咽肿痛等口咽过敏反应。

4. **皮肤过敏反应**　临床常见荨麻疹、特异性皮炎、血管神经性水肿,病变以皮疹或局部水肿为主,特点是剧烈瘙痒。主要由某些食物、药物、花粉、肠道寄生虫或日光照射、冷热刺激等引起的皮肤过敏反应。

(三)防治原则

1. **查明变应原并避免接触**　通过询问过敏史和皮肤试验查明变应原,避免与之

拓展阅读

接触,是预防Ⅰ型超敏反应最基本和最有效的措施。目前临床检测变应原最常用的方法是直接皮肤试验,如青霉素皮试、异种动物免疫血清皮试;也可对患者进行血清特异性IgE检测,对确定患者对何种变应原过敏具有重要诊断作用。如果皮试阳性者(皮丘局部隆起,出现红晕硬块,直径>1cm,或红晕周围有伪足、痒感),则禁忌使用相应药物或生物制品,可改用其他药物。若有青霉素过敏史的患者,应禁止做皮肤试验。

2. 脱敏治疗

(1) 异种动物免疫血清脱敏疗法:对使用异种动物免疫血清(如破伤风抗毒素)治疗患者时,皮试阳性但又必须使用者,可采用小剂量、短间隔(20~30分钟)、多次注射的方法进行脱敏治疗。其机制可能是小剂量抗毒素血清进入体内与有限的致敏肥大细胞或嗜碱性粒细胞上的IgE结合,释放生物活性介质较少,不足以引起严重的临床症状,并能及时被体内某些物质所灭活,同时介质作用时间短。因此短时间内小剂量多次注射抗毒素血清后,可使体内致敏细胞分期、分批脱敏,以致机体最终全部解除致敏状态。此时再大剂量注射抗毒素血清就不会发生过敏反应。但这种脱敏是暂时的,经一定时间后机体又可处于致敏状态。

(2) 特异性变应原脱敏疗法(减敏疗法):对已查明变应原(如花粉、尘螨等)而又难以避免接触的特应征患者,可采用小剂量、长间隔(2周)、反复多次皮下注射相应变应原的方法进行特异性脱敏治疗。其机制可能是:①通过改变变应原进入机体的途径,诱导IgE抗体发生类别转换,产生大量的特异性IgG类抗体,降低IgE抗体的应答;②特异性IgG类抗体(又称封闭性抗体)可通过与相应变应原结合,阻断变应原与致敏细胞上的IgE结合,从而减轻Ⅰ型超敏反应的发生。

3. 药物防治 采用药物防治,抑制生物活性介质合成和释放、拮抗其效应并改善效应器官反应性,阻止过敏反应发生。主要药物有:①抑制生物学活性介质合成和释放的药物,如色甘酸钠、肾上腺素、异丙肾上腺素等;②生物活性介质拮抗药物,如苯海拉明、氯苯那敏(扑尔敏)、异丙嗪等抗组胺药;③改善效应器官反应性的药物,如肾上腺素、葡萄糖酸钙、氯化钙和维生素C等。肾上腺素是抢救过敏性休克的首选药。

二、Ⅱ型超敏反应

Ⅱ型超敏反应是由抗体(IgG、IgM)与靶细胞膜表面相应抗原特异性结合后,通过募集和激活炎症细胞及补体系统所致的以细胞裂解和组织损伤为主的病理性免疫应答。因此,Ⅱ型超敏反应又称细胞溶解型或细胞毒型超敏反应。

其特点是:①参与抗体主要为IgG和IgM类抗体;②参与的效应物质有补体系统、吞噬细胞、NK细胞;③病理表现是以细胞裂解或组织损伤为主;④损伤的靶细胞主要是血细胞或某些自身组织细胞。

(一) 发生机制

1. 变应原 Ⅱ型超敏反应中的靶细胞主要是血液细胞,如红细胞、白细胞和血小板等;其次是肺基底膜和肾小球毛细血管基底膜等组织细胞。因此,引发Ⅱ型超敏反应的变应原主要有:①同种异型抗原:存在于组织细胞表面的固有抗原,如ABO血型抗原、Rh抗原、HLA抗原等;②修饰性自身抗原:因感染、药物或某些理化因素,导致自身细胞或组织结构发生改变形成的新抗原;③异嗜性抗原:如链球菌细胞壁的成分与人的心脏瓣膜、关节组织及肾小球基底膜之间存在共同抗原;④外来抗原、半抗原及免疫复合物：如某些化学制剂、药物等抗原或抗原-抗体复合物可吸附在自身组织细胞的表面。

2. 参与的抗体　主要是 IgG 和 IgM 类，主要针对自身细胞或组织抗原，因此多为自身抗体。

3. 靶细胞损伤的主要机制　当靶细胞表面的抗原与相应的抗体结合，或以抗原-抗体免疫复合物的形式黏附于靶细胞表面，主要通过以下途径损伤靶细胞：①激活补体系统，形成膜攻击复合物（MAC）引起靶细胞裂解；补体活化产生的过敏毒素 C3a 和 C5a 对炎症细胞的募集和活化，继而引起细胞或组织损伤。②激活吞噬细胞，发挥调理吞噬作用，吞噬靶细胞。③激活 NK 细胞，通过其 ADCC 作用，杀伤靶细胞（图 6-3）。

图 6-3　Ⅱ型超敏反应的发生机制示意图

此外，还有一种特殊类型的Ⅱ型超敏反应，即抗体刺激型超敏反应。由于机体产生抗细胞表面受体的自身抗体，该抗体与细胞表面受体结合，可导致靶细胞功能亢进或功能低下，而无炎症现象和细胞损伤。

（二）临床常见疾病

1. 输血反应　多发生于 ABO 血型不符的相互输血。ABO 血型因存在天然血型抗体（IgM 类抗体），如将 A 型供血者的血液误输给 B 型受血者，由于供血者红细胞表面有 A 抗原，而受血者血清中有天然抗 A 抗体，两者结合后激活补体，致使红细胞溶解，引起溶血反应。所以临床上必须同型血相输。此外，可因反复多次输入异型 HLA 血液，可诱导体内产生抗白细胞、血小板的 HLA 抗体，导致白细胞和血小板损伤，引起非溶血性输血反应。

2. 新生儿溶血症　多发生于母子间 Rh 血型不符。通常母亲为 Rh⁻ 血型，胎儿为 Rh⁺ 血型。因输血、流产或初次分娩等原因，Rh⁺ 血液或胎儿 Rh⁺ 红细胞进入母体后，刺激母体产生抗 Rh 的 IgG 类抗体；当再次妊娠且胎儿为 Rh⁺ 时，抗 Rh 抗体通过胎盘进入胎儿体内,与胎儿 Rh$^+$ 红细胞结合,激活补体,导致红细胞破坏,引起新生儿溶血症,严重者可引起流产或死胎。为防止此种新生儿溶血症的发生,可在初产妇分娩后 72 小时内给注射抗 Rh 抗体,可以阻断 Rh$^+$ 红细胞对母体的致敏,能有效预防再次妊娠因 Rh 血型不符引起的新生儿溶血症。

此外,母子间 ABO 血型不符也可引起新生儿溶血症。多见于母亲血型是 O 型,胎儿血型是 A 型或 B 型。因胎儿血清及其他组织也表达 ABO 血型物质,使抗体并非全部作用于红细胞,故症状较轻。

3. 药物过敏性血细胞减少症 临床主要包括药物过敏性溶血性贫血、粒细胞减少症和血小板减少性紫癜等。其发生机制主要有半抗原型和免疫复合物型:①青霉素等半抗原进入机体与血细胞膜蛋白结合形成完全抗原,刺激机体产生针对药物的特异性抗体,该抗体与结合药物的血细胞作用,通过补体、吞噬细胞和 NK 细胞作用引起相应血细胞溶解破坏;②某些药物如磺胺、安替比林等半抗原,与血浆蛋白结合形成完全抗原,刺激机体产生相应抗体,当再次使用相同药物时,抗体与相应药物结合形成免疫复合物,吸附到红细胞、粒细胞、血小板等细胞表面,引起相应血细胞受损。

4. 自身免疫性溶血性贫血 由于病毒(如流感病毒、EB 病毒)感染或使用某些药物(如甲基多巴类),红细胞膜表面成分发生改变形成新抗原,从而刺激机体产生抗红细胞的自身抗体,这种抗体与自身改变的红细胞结合,导致自身免疫性溶血性贫血。

5. 链球菌感染后肾小球肾炎 又称抗肾小球基底膜肾炎。因乙型溶血性链球菌某些成分与人肾小球基底膜有共同抗原,当机体感染链球菌后,产生抗链球菌抗体,该抗体可与肾小球基底膜结合发生交叉反应,导致组织损伤,引起肾小球肾炎。

6. 肺出血 - 肾炎综合征 又称 Goodpasture 综合征。可能因病毒感染或吸入有机溶剂等损伤肺泡基底膜形成自身抗原,产生针对基底膜的自身抗体,又因肺泡基底膜和肾小球基底膜有共同抗原,故该自身抗体能与肺泡基底膜和肾小球基底膜结合,激活补体或通过调理吞噬作用,导致肺出血和进行性肾衰竭。

7. 甲状腺功能亢进症(Graves 病) 简称甲亢,属于自身免疫性抗受体病。患者体内可产生针对甲状腺细胞表面的促甲状腺素(TSH)受体的自身抗体(IgG)。TSH 是由垂体细胞生成,生理功能是刺激甲状腺上皮细胞产生甲状腺素。自身抗体与甲状腺细胞表面促甲状腺素受体结合产生的作用与 TSH 相同,因而不引起甲状腺细胞损伤,而是持续刺激甲状腺上皮细胞分泌大量甲状腺素,引起甲状腺功能亢进。

三、Ⅲ型超敏反应

Ⅲ型超敏反应是抗体与相应可溶性抗原在血液中结合形成免疫复合物,并在一定条件下沉积在血管壁基底膜或组织间隙,通过激活补体,并在中性粒细胞和血小板等参与下引起血管炎症反应和组织损伤,又称免疫复合物型或血管炎型超敏反应。

其特点是:①参与抗体是 IgG、IgM 和 IgA 类抗体;②由可溶性免疫复合物沉积在血管基底膜或组织间隙引起;③激活补体,参与效应细胞有中性粒细胞、血小板、肥大细胞和嗜碱性粒细胞;④引起以充血水肿、局部坏死和中性粒细胞浸润为主的炎症反应和组织损伤。

(一) 发生机制

1. 可溶性免疫复合物的形成与沉积 正常情况下,免疫复合物(immune complex,

IC)的形成有利于机体对抗原性异物的清除。只有当抗原与相应抗体结合形成中等大小IC，未被有效清除持续存在血液循环中而发生沉积，易沉积在毛细血管迁回、血流缓慢、毛细血管压较高的肾小球、关节、心肌等处，导致血管基底膜或组织细胞的炎症反应和损伤。

知识链接

免疫复合物（IC）形成与沉积的因素

免疫复合物（IC）形成与沉积的因素包括：①抗原物质在体内持续存在：如病原微生物反复或持续感染、系统性红斑狼疮核抗原的持久存在等，易刺激机体产生抗体。②可溶性IC的形成：当抗原与相应抗体形成的可溶性IC，未被有效清除持续存在易发生沉积。③机体清除免疫复合物能力降低：IC的清除主要通过调理吞噬和免疫黏附作用，如果补体、补体受体或Fc受体缺陷，以及吞噬细胞功能异常或缺陷，清除IC能力降低，血液中大量IC易发生沉积。④炎症介质的作用：IC的形成可活化补体系统，产生过敏毒素C3a、C5a、C3b，使肥大细胞、嗜碱性粒细胞和血小板活化，释放血管活性胺类物质，使血管内皮细胞间隙增大，增加血管通透性，有助于IC在血管内皮细胞间隙的沉积和嵌入。⑤局部解剖和血流动力学因素：肾小球基底膜和关节滑膜等处的血管迁回，血流缓慢，毛细血管压较高，均有助于循环IC的沉积。

2. 免疫复合物沉积后引起的组织损伤和致病机制 可溶性免疫复合物沉积是引发Ⅲ型超敏反应的始动因素，主要通过以下三方面导致组织损伤(图6-4)：①补体作用：沉积的IC通过经典途径激活补体系统，产生补体裂解片段，C3a、C5a具有过敏毒

图6-4 Ⅲ型超敏反应的发生机制示意图

素作用,能刺激肥大细胞和嗜碱性粒细胞释放组胺等生物活性介质,使局部毛细血管通透性增加,导致渗出性炎症反应,出现水肿;并能促进 IC 沉积,加重组织损伤。②中性粒细胞作用:C5a 具有趋化作用,能吸引中性粒细胞到 IC 沉积的部位聚集,在吞噬沉积的 IC 过程中,释放多种溶酶体酶,是引起炎症反应和组织损伤的主要原因。③血小板作用:IC 及补体片段(如 C3b)可使血小板集聚、活化,释放血管活性胺类物质,加重组织水肿;并激活凝血系统形成微血栓,引起局部组织缺血、出血、坏死。

(二) 临床常见疾病

1. 局部免疫复合物病

(1) Arthus 反应:1903 年 Arthus 发现用马血清给家兔反复皮下注射数周后,注射局部出现红肿、出血和坏死等剧烈炎症反应,即 Arthus 反应。其机制是马血清反复免疫可诱导机体产生大量的抗体,再次注射马血清后,血中抗体与局部抗原结合形成可溶性 IC,沉积在局部,引起局部血管的炎症反应。

(2) 类 Arthus 反应:①可见于胰岛素依赖型糖尿病患者。局部反复注射胰岛素后可刺激机体产生相应的 IgG 类抗体,如再次注射胰岛素,即可与血清中相应 IgG 结合形成 IC 并沉积,在注射局部可出现红肿、出血和坏死等类似 Arthus 反应的局部炎症反应。②因长期吸入抗原性粉尘、真菌孢子、动物或植物蛋白质抗原等,可刺激机体产生相应抗体,当机体再次吸入相同抗原时,在肺泡间形成 IC 并沉积,导致肺部发生急性炎症反应,称为超敏反应性肺炎。

2. 全身免疫复合物病

(1) 血清病:通常发生于机体初次大剂量注射抗毒素(异种动物免疫血清)后 1~2 周,患者出现发热、皮疹、关节肿痛、淋巴结肿大和一过性蛋白尿等临床表现。是由于注射的抗毒素(即抗原)量大,致使体内产生抗体时,血液循环中仍存在有较多的抗毒素,一旦抗毒素与相应抗体结合形成可溶性 IC,沉积在皮肤、关节、肾脏等处,引起血清病。血清病具有自限性,一旦停止使用抗毒素,症状可自行消失。临床上有时应用大剂量青霉素、磺胺等药物,也可通过相似的机制引起类似血清病样反应,称为药物热。

(2) 免疫复合物型肾小球肾炎:多发生于乙型溶血性链球菌感染 2~3 周,80% 以上的肾小球肾炎属Ⅲ型超敏反应。由于体内产生的抗链球菌抗体与链球菌可溶性抗原结合形成可溶性 IC 沉积肾小球基底膜,损伤局部组织,引起肾小球肾炎。免疫复合物型肾炎也可在其他病原微生物如葡萄球菌、肺炎链球菌、乙型肝炎病毒、疟原虫感染后以及注入异种血清、某些药物或自身抗原等因素发生。

(3) 类风湿关节炎(rheumatoid arthritis,RA):属自身免疫性疾病,病因尚未查明,可能与病毒或支原体持续感染有关。目前认为,患者体内 IgG 类抗体发生变性成为自身抗原,从而刺激机体产生抗自身变性 IgG 的自身抗体(主要为 IgM),临床上称类风湿因子(rheumatoid factor,RF)。当类风湿因子与自身变性 IgG 结合形成可溶性 IC,反复沉积在小关节滑膜毛细血管壁引起关节炎症性损伤。

(4) 系统性红斑狼疮(systemic lupus erythematosus,SLE):属自身免疫性疾病,好发于女性,病原尚不清楚。患者体内出现多种自身抗体,如抗核抗体(抗各种核酸和核蛋白抗体的总称)、抗线粒体抗体等,自身抗体与自身相应成分结合形成可溶性 IC 沉积于肾小球、关节、皮肤等全身多处血管基底膜上,导致组织损伤,表现全身多器官病理损伤。

四、Ⅳ型超敏反应

Ⅳ型超敏反应是由特异性致敏 T 细胞再次接触相同抗原后所介导的细胞免疫应答,多在接触抗原 24 小时后才出现临床表现,故又称为迟发型超敏反应(delayed type hypersensitivity,DTH)。

其特点是:①由 T 细胞介导,无抗体和补体参与;②反应发生慢(24~72 小时),消退也慢;③病变发生在局部,以单核细胞、淋巴细胞浸润和组织损伤为主的炎症反应;④除接触性皮炎外,一般无明显个体差异。

(一)发生机制

1. 抗原与相关的效应细胞　引起Ⅳ型超敏反应的抗原主要是胞内寄生菌、病毒、真菌、寄生虫、药物和化学物质(如油漆、化妆品、染料)等。参与的效应细胞主要为致敏 T 细胞(即效应 T 细胞),包括 CD4$^+$Th1 细胞和 CD8$^+$Tc 细胞。单核 - 巨噬细胞既作为 APC,也是Ⅳ型超敏反应的重要效应细胞。

2. 效应 T 细胞介导的炎症反应和组织损伤(图 6-5)

图 6-5　Ⅳ型超敏反应的发生机制示意图

(1)CD4$^+$Th1 细胞介导的炎症反应和组织损伤:CD4$^+$Th1 细胞识别相应抗原后,释放 TNF-β、IFN-γ、IL-2、IL-3、趋化因子等多种细胞因子,在抗原存在部位形成以单核细胞、淋巴细胞浸润和组织损伤为主的炎症反应。当抗原被清除后,Ⅳ型超敏反应能自行消退。若抗原持续存在,可致单核吞噬细胞呈慢性活化状态,造成局部组织出现纤维化和肉芽肿。

(2)CD8$^+$Tc 细胞介导的细胞毒作用:CD8$^+$Tc 细胞可直接与带有相应抗原的靶细胞特异性结合,通过释放穿孔素、颗粒酶等介质,导致靶细胞溶解、破坏;同时,活化的 CD8$^+$Tc 细胞高效价表达 Fas 配体(凋亡分子配体),与靶细胞表面的 Fas(凋亡分子)结合,导致靶细胞凋亡。

Ⅳ型超敏反应与细胞免疫均由 T 细胞介导。但效应结果不一样,Ⅳ型超敏反应主要在免疫应答过程中造成的组织细胞损伤,对机体产生有害的影响;而细胞免疫则是以清除细胞内感染的病原体为主,对机体产生有利的结果,二者往往是同时发生、同时存在。

(二) 临床常见疾病

1. 传染性超敏反应   是指机体在抵抗传染过程中,同时造成对自身组织损伤的超敏反应。引起传染性超敏反应的抗原多为细胞内寄生菌(如结核杆菌、麻风杆菌、布氏杆菌等)以及病毒、真菌、某些原虫等。机体对细胞内寄生的病原生物是以细胞免疫为主,但在清除及阻止病原生物扩散的同时,又导致组织损伤而发生Ⅳ型超敏反应。例如机体再次感染结核分枝杆菌时,发生的局部组织变性坏死,液化形成空洞,此时病灶局限而不易播散,结核分枝杆菌的增殖受到抑制。此外,结核菌素试验是引起的局部皮肤组织损伤为主的迟发型超敏反应。

2. 接触性皮炎   是一种皮肤局部的Ⅳ型超敏反应。多因某些机体皮肤接触染料、某些药物(磺胺或青霉素等)、农药、化妆品、油漆等小分子半抗原物质,这些半抗原与皮肤蛋白质结合形成完全抗原,从而刺激机体产生相应的效应 T 细胞;当机体再次接触相同变应原导致局部皮肤出现红肿、皮疹、水疱等,甚至出现剥脱性皮炎。

临床上某些超敏反应性疾病可由多种免疫损伤机制引起。往往不是单一型超敏反应,常为混合型,且以某一型为主,如链球菌感染后肾小球肾炎多为Ⅲ型,也可由Ⅱ型引起。同一变应原在不同条件下可引起不同类型的超敏反应,如青霉素引起过敏性休克属于Ⅰ型超敏反应,引起溶血性贫血属于Ⅱ型超敏反应,引起的药物热属于Ⅲ型超敏反应,青霉素油膏局部应用引起接触性皮炎属于Ⅳ型超敏反应。乙型肝炎病毒可通过Ⅱ型、Ⅳ型超敏反应损伤肝细胞,也可通过Ⅲ型超敏反应损伤肾脏和关节。超敏反应的临床实际情况较为复杂,故在临床实际中应针对不同超敏反应性疾病,结合具体情况进行分析。

4 种类型的超敏反应比较如下,见表 6-1。

表 6-1   各型超敏反应的比较

超敏反应类型	免疫应答类型	参与的效应物质	主要病理表现	临床常见疾病
Ⅰ型超敏反应 (速发型)	体液免疫	IgE,肥大细胞和嗜碱性粒细胞、嗜酸性粒细胞	以生理功能紊乱为主	1. 过敏性休克 2. 呼吸道过敏反应 3. 消化道过敏反应 4. 皮肤过敏反应
Ⅱ型超敏反应 (细胞毒型或细胞溶解型)	体液免疫	IgG 或 IgM,补体、巨噬细胞、NK 细胞	1. 以靶细胞损伤为主 2. 抗体刺激型超敏反应,导致靶细胞功能亢进或功能低下	1. 输血反应 2. 新生儿溶血症 3. 药物过敏性血细胞减少症 4. 自身免疫性溶血性贫血 5. 链球菌感染后肾小球肾炎 6. 肺出血 - 肾炎综合征 7. 甲状腺功能亢进

续表

超敏反应类型	免疫应答类型	参与的效应物质	主要病理表现	临床常见疾病
Ⅲ型超敏反应（免疫复合物型或血管炎型）	体液免疫	IgG、IgM 或 IgA，补体，中性粒细胞、嗜碱性粒细胞、肥大细胞、血小板	中等大小的可溶性免疫复合物沉积，引起的以充血水肿、局部坏死和中性粒细胞浸润为主的血管炎症反应和组织损伤	1. Arthus 反应 2. 类 Arthus 反应 3. 血清病 4. 免疫复合物型肾小球肾炎 5. 类风湿关节炎 6. 系统性红斑狼疮
Ⅳ型超敏反应（迟发型）	细胞免疫	CD4$^+$Th1 细胞、CD8$^+$Tc 细胞、单核吞噬细胞等	以单核细胞、淋巴细胞浸润和组织损伤为主的局部炎症反应	1. 传染性迟发型超敏反应 2. 接触性皮炎

第二节 其他病理性免疫应答

一、自身免疫病

机体免疫系统对自身成分发生免疫应答的现象称为自身免疫。自身免疫可以是生理性的，也可是病理性的。正常机体的免疫系统具有识别"自己"和"非己"的能力，对非己的抗原能够发生免疫应答，对自身物质则处于无应答或微弱应答状态，即免疫耐受。在免疫耐受的状态下，一定量的自身抗体和自身反应性 T 细胞普遍存在于外周免疫系统中，有利于协助清除衰老、损伤的自身成分，对维持免疫系统的自身免疫稳定具有重要的生理意义。但在某些因素的诱发下，机体免疫系统对自身成分产生过度而持久的异常免疫应答，造成自身组织细胞损伤或功能异常而引起的一类疾病，称为自身免疫病（autoimmune disease，AID）。

（一）自身免疫病的分类

自身免疫病根据发病原因不同可分为原发性 AID 和继发性 AID 两类，目前发现的自身免疫性疾病大约有数十种，临床大多数为原发性，少数为继发性。继发性 AID 与药物、外伤、感染等原因有关，与遗传无关，除去诱因后常能治愈。原发性 AID 的发生与遗传因素密切相关，常呈慢性迁延，多数预后不良。

自身免疫病根据自身免疫应答针对的靶器官不同分为器官特异性 AID 和非器官特异性 AID（即全身性 AID）。前者的病变部位一般局限于某一特定器官，是针对某一器官特异性抗原的免疫应答损伤靶器官或功能异常；后者是针对多种器官和组织靶抗原的自身免疫反应引起，病变可见于多种器官和组织，又称为系统性自身免疫病。

（二）自身免疫病的基本特征

与其他疾病相比，自身免疫病的基本特征是：①患者体内可检测到针对自身抗原的自身抗体和（或）自身反应性 T 细胞；②自身抗体和（或）自身反应性 T 细胞对自身抗原引发免疫应答，能造成损伤或功能异常；③病情的转归与自身免疫应答的强度密切相关，使用免疫抑制剂治疗有一定效果；④病程一般较长，多呈反复发作和慢性迁延趋势;⑤患者以女性多见,发病率随年龄增长而增高,具有遗传倾向。

（三）自身免疫病发生的相关因素

1. 抗原因素

（1）免疫隔离部位抗原的释放:眼晶状体蛋白、精子、甲状腺球蛋白等自身成分在人体正常情况下与免疫系统相对隔离,当手术、外伤或感染等情况下,隔离抗原释放进入血液,与免疫系统接触,刺激机体发生免疫应答,导致自身免疫性疾病的发生。如眼外伤晶状体蛋白进入血液和淋巴液引起的自身免疫交感性眼炎等。

（2）自身抗原的改变:在物理、化学、生物或药物等因素作用下,使自身抗原发生改变,产生免疫应答,引发自身免疫病的发生。如肺炎支原体可改变红细胞的抗原性,刺激机体产生抗红细胞抗体,引起自身免疫性溶血性贫血。

（3）分子模拟:某些微生物与人体的细胞或细胞外成分存在相同或类似的抗原表位,当感染人体后激发机体产生针对该微生物抗原的免疫应答,也能攻击含有相同或类似表位的人体细胞或细胞外成分,这种现象称为分子模拟。分子模拟可以引起多种自身免疫病。如乙型溶血性链球菌细胞壁 M 蛋白与人体肾小球基底膜、关节、心肌内膜成分存在分子模拟,当机体感染该菌后可引发急性肾小球肾炎和风湿热。

2. 免疫系统因素

（1）HLA 抗原的异常表达:正常情况下,大多数组织器官仅表达 HLA-I 类抗原,而不表达 HLA-Ⅱ类抗原。在某些因素作用下,组织细胞异常表达 HLA-Ⅱ类抗原,可能将自身成分提呈给 Th 细胞而启动自身免疫应答,引起自身免疫病。此外,细胞因子的产生失调等因素可使免疫调节机制发生紊乱,也可导致自身免疫病发生。

（2）免疫忽视被打破:免疫忽视是指免疫系统对低水平自身抗原或低亲和力自身抗原不发生免疫应答的现象。如多克隆刺激剂(细菌超抗原等)、协同刺激因子和细胞因子等打破了免疫忽视,使处于耐受的自身反应性 T 细胞被激活,向 B 细胞发出辅助信号,刺激 B 细胞产生自身抗体,进而引起自身免疫病。

（3）表位扩展:一个抗原分子可有两个表位,即优势表位和隐蔽表位,优势表位是首先激发免疫应答的表位;隐蔽表位是隐藏于抗原内部或密度较低,是后续刺激免疫应答的表位。正常情况下,自身抗原的隐蔽表位并不暴露或水平极低。免疫系统针对一个优势表位发生免疫应答后,如果未能及时清除抗原,可相继对隐蔽表位发生免疫应答,形成表位扩展。在自身免疫性疾病中,机体的免疫系统可不断扩大所识别的自身抗原表位范围,对自身抗原不断发动新的攻击,使疾病迁延不愈不断加重。如系统性红斑狼疮、类风湿关节炎、多发性硬化症等。

3. 遗传因素　多数自身免疫病具有遗传倾向性,常有家族群集发生的特征。如单卵双生子中的一人发生了胰岛素依赖性糖尿病、系统性红斑狼疮、类风湿关节炎等,另一人发生同样疾病的机会约20%,而异卵双生子间发生同样疾病的机会仅为5%。

4. 其他因素　自身免疫病的发生还与性别、年龄、环境等因素有关。一些自身免疫性疾病的易感性和性激素相关,如女性发生系统性红斑狼疮和多发性硬化症的可能性比男性大 10~20 倍,而强直性脊柱炎男性患病率是女性的 3 倍。自身免疫病多发生于老年人,儿童发病少见,可能是老年人胸腺功能低下或衰老导致免疫系统功能紊乱。此外,可能与寒冷、潮湿、日晒等环境因素也有关,如系统性红斑狼疮的患者,皮肤暴露于紫外线,可加重免疫反应。

（四）自身免疫病的免疫损伤机制及常见疾病

由自身抗体和（或）自身反应性 T 细胞介导的对自身成分发生的适应性免疫应答是自身免疫病发生的主要原因。自身免疫病发生机制多与Ⅱ型、Ⅲ型或Ⅳ型超敏反应有关（表 6-2）。大多数自身免疫病由单一型超敏反应引起，但也有少数的自身免疫病由两型或两型以上的超敏反应所致。

表 6-2 自身免疫病的损伤机制及其常见疾病

损伤机制	常见疾病	自身抗原	病变范围
Ⅱ型超敏反应	自身免疫溶血性贫血	红细胞表面抗原或药物	器官特异性
	自身免疫性血小板减少性紫癜	血小板表面抗原	器官特异性
	肺出血 - 肾炎综合征	基底膜抗原	器官特异性
	毒性弥漫性甲状腺肿	促甲状腺素受体	器官特异性
	桥本甲状腺炎	甲状腺球蛋白、过氧化酶	器官特异性
	重症肌无力	乙酰胆碱受体	器官特异性
Ⅲ型超敏反应	类风湿关节炎	变性 IgG	系统性
	系统性红斑狼疮	DNA、组蛋白核糖体等	系统性
	强直性脊柱炎	脊柱关节抗原	系统性
Ⅳ型超敏反应	胰岛素依赖性糖尿病	胰岛 β 细胞	器官特异性
	多发性硬化症	髓磷脂碱性蛋白	系统性
	桥本甲状腺炎	甲状腺抗原	器官特异性

（五）自身免疫病的治疗原则

目前，对自身免疫病的治疗尚缺乏特效的方法。一般采用控制感染，抑制免疫反应，或者重建对自身抗原的特异性免疫耐受。

1. 去除诱发自身免疫病的因素　由于多种微生物可诱发自身免疫病，可采用疫苗、抗生素来预防和控制微生物的感染，尤其是控制微生物持续性感染，可降低某些自身免疫性疾病的发生率。同时谨慎使用能引发自身免疫病的药物。

2. 抑制对自身抗原的免疫应答　自身免疫病的病情转归与自身免疫应答的强度密切相关，控制其免疫反应可减轻自身免疫病的临床症状。①应用免疫抑制剂：是目前治疗自身免疫性疾病的有效药物。如环孢素 A 和他克莫司（FK-506）对多种自身免疫病有明显的治疗效果，均能抑制 IL-2 等基因的活化，进而抑制 T 细胞的分化增殖。②抗炎药物：使用糖皮质激素等可在一定程度上抑制自身免疫病的炎症反应。③生物制剂药物：应用抗细胞因子及其受体的抗体或阻断剂、抗免疫细胞表面分子抗体等，如 TNF 单克隆抗体对风湿性关节炎具有明显的疗效。

3. 重建对自身抗原的特异性免疫耐受　重新建立对引起自身免疫病的自身抗原的特异性免疫耐受是治疗自身免疫病的理想方法。可通过口服自身抗原诱导免疫耐受，临床已尝试口服重组胰岛素的方法来预防和治疗糖尿病。

二、免疫缺陷病

免疫缺陷病（immunodeficiency disease，IDD）是免疫系统因先天发育不全或后天

图 6-6 部分免疫细胞发育异常与免疫缺陷病

损伤而导致的免疫成分缺失、免疫功能障碍所引起的临床综合征(图 6-6)。根据病因不同将 IDD 分为原发性免疫缺陷病(primary immunodeficiency disease,PIDD)和获得性免疫缺陷病(acquired immunodeficiency disease,AIDD)。

免疫缺陷病的临床表现多样,其共同特点为:

1. 程度 主要取决于免疫缺陷的类型,如体液免疫缺陷、吞噬细胞缺陷或补体缺陷时,患者易发生细菌性感染,以化脓性细菌感染为主;细胞免疫缺陷病患者则易发生病毒、胞内寄生菌、真菌和原虫等的感染。

2. 易发生恶性肿瘤 某些肿瘤的发病率增高。尤其是 T 细胞免疫缺陷病的患者,在 PIDD 中恶性肿瘤的发病率比同龄正常人群高 100~300 倍,以白血病和淋巴系统肿瘤居多。

3. 易伴发自身免疫病和超敏反应性疾病 因免疫稳定和免疫调节功能障碍导致患者发生自身免疫病和超敏反应性疾病远高于正常人群。免疫缺陷病患者系统性红斑狼疮和类风湿关节炎等自身免疫病的发病率高达 14%,而正常人群的发病率仅为 0.001%~0.01%。

4. 多有遗传倾向 PIDD 多有遗传倾向,约 1/3 为常染色体遗传,1/5 为性染色体隐性遗传。

(一) 原发性免疫缺陷病(PIDD)

原发性免疫缺陷病又称为先天性免疫缺陷病,是因遗传基因异常或先天性免疫系统发育不全造成机体免疫功能障碍而引起的疾病。多具有遗传性,常见于婴幼儿,严重者会威胁生命。

PIDD 的种类已多达 110 余种,根据主要累及的免疫系统组分不同,可分为:B 细胞缺陷、T 细胞缺陷、联合性免疫缺陷、吞噬细胞缺陷、补体缺陷等（表 6-3）。其中 B 细胞免疫缺陷病约占 50%；T 细胞免疫缺陷病约占 18%；联合免疫缺陷病约占 20%；吞噬细胞缺陷病约占 10%；补体系统缺陷病约占 2%。

表 6-3 常见的原发性免疫缺陷病及发病机制

PIDD 类型	常见疾病	发病机制
原发性 B 细胞缺陷病	1. Bruton 病（X- 连锁无丙种球蛋白血症）	Bruton 酪氨酸激酶（Brk）基因突变，导致 Brk 缺陷，引起 B 细胞成熟障碍
	2. 选择性 IgA 缺陷病	可能与 B 细胞分化缺陷或 Th 细胞功能缺陷有关
	3. X- 性连锁高 IgM 综合征	CD40L 基因突变，导致 CD40L 缺陷，不能形成 Ig 类别转换的协同刺激信号
原发性 T 细胞缺陷病	1. 先天性胸腺发育不全（又称 DiGeorge 综合征）	胸腺发育不全，T、B 细胞发育和功能障碍
	2. T 细胞信号转导缺陷	CD3ε 或 γ 链基因突变，导致 TCR-CD3 表达或功能受损，T 细胞识别和信号传导功能障碍
联合性免疫缺陷病	严重联合免疫缺陷病（SCID）	
	1. X- 连锁 SCID	IL-2、IL-4 等受体的 γ 链基因突变，导致信号传递受阻，T 细胞减少，T、B 细胞功能障碍
	2. 腺苷酸脱氧酶缺陷	腺苷酸脱氧酶（ADA）基因突变，导致 ADA 缺乏，T 细胞、B 细胞数量减少
吞噬细胞缺陷病	1. 慢性肉芽肿病	还原型辅酶 II 氧化酶基因突变，导致中性粒细胞缺乏还原型辅酶 II 氧化酶，杀菌功能减弱
	2. 白细胞黏附缺陷病	整合素 β2 缺陷，导致白细胞黏附依赖性功能缺陷
补体缺陷病	1. 补体固有成分缺陷	补体固有成分缺陷，导致免疫复合物病和反复感染
	2. 遗传性血管神经性水肿	C1 抑制物基因突变，导致 C1 抑制物缺陷，C2a 产生过多（C2a 具有激肽样作用）
	3. 阵发性夜间血红蛋白尿	Pig-α 基因缺陷，红细胞膜缺乏衰变加速因子和膜反应性溶解抑制因子，丧失对补体的抑制作用

（二）获得性免疫缺陷病（AIDD）

获得性免疫缺陷病是由后天因素造成免疫系统损伤或功能障碍而引起的免疫缺陷性疾病。可发生在任何年龄，比原发性免疫缺陷病多见。

诱发获得性免疫缺陷病的因素有：①营养不良：是引起获得性免疫缺陷病最常见的因素；②感染：多种病毒（如人类免疫缺陷病毒、风疹病毒、巨细胞病毒等）、细菌（如结核分枝杆菌、麻风杆菌等）和寄生虫（如弓形虫等）感染，均可不同程度损害机体的免疫系统；③恶性肿瘤：肿瘤本身能对免疫系统造成损伤，又因化疗、放疗等导致免疫功能下降；④医源性因素：长期或大剂量使用免疫抑制剂或受到放射性损伤等，均可引起机体免疫缺陷；⑤其他因素：如创伤（脾破裂等）、消耗性疾病（糖尿病、肾病综合征等）及衰老等。

临床观察表明，获得性免疫缺陷病可以是暂时性的，当原发疾病消除后，免疫缺陷可逐渐恢复正常；也可以是持久性的，如人类免疫缺陷病毒（HIV）引起的获得性免疫缺陷综合征。获得性免疫缺陷综合征(acquired immune deficiency syndrome, AIDS)又称艾滋病,是典型的获得性免疫缺陷病。自1981年美国发现首例艾滋病患者以来,迅速在全世界广泛蔓延。因HIV侵入机体,导致以CD4+T细胞减少为主,引起细胞免疫功能严重缺陷,继之体液免疫功能下降,伴有机会性感染、恶性肿瘤和神经系统病变为特征的临床综合征。此病流行广泛,病死率高,至今尚无有效治疗措施,因而受到人群的普遍关注。

(三)免疫缺陷病的治疗原则

1. 控制感染 感染是免疫缺陷病死亡的主要原因,应用抗生素,抗真菌、抗病毒、抗原虫、抗支原体药物,以控制感染,缓解病情。

2. 免疫重建 针对性进行同种异体胸腺、骨髓或造血干细胞移植,以补充免疫细胞,重建机体的免疫功能。

3. 基因治疗 某些原发性免疫缺陷病是单基因缺陷所致,基因治疗是理想治疗方法。至今,基因疗法仅在少数单基因缺陷所致的疾病中获得成功。

4. 免疫制剂 输入免疫分子(免疫球蛋白、细胞因子、补体)及免疫细胞可增强患者的免疫功能,这是一种替补疗法。如用混合丙种球蛋白治疗体液免疫缺陷病,减轻细菌感染;重组IFN-γ可用于治疗慢性肉芽肿病等。

三、肿瘤免疫

肿瘤(tumor)是指正常细胞在致瘤因素的作用下,导致细胞异常增生而形成的新生物,可发生恶性转化,是危害人类生命与健康的主要疾病之一。肿瘤免疫学(tumor immunology)是利用免疫学的理论和方法,研究肿瘤的免疫原性、机体对肿瘤的免疫效应机制、肿瘤的免疫逃逸方式以及肿瘤的免疫诊断与免疫防治的一门科学,它是免疫学的分支学科之一。

(一)肿瘤抗原

肿瘤抗原(tumor antigen)是指细胞癌变过程中出现的新抗原以及过度表达的抗原物质的总称。肿瘤抗原在肿瘤的发生、发展及诱导机体抗肿瘤免疫效应中起重要作用,是肿瘤免疫诊断和免疫防治的分子基础。

1. 根据肿瘤抗原特异性分类

(1)肿瘤特异性抗原(tumor specific antigen, TSA):是指肿瘤细胞所特有或只存在于某种肿瘤细胞,不存在于正常组织细胞的新抗原。物理、化学因素和病毒诱导的肿瘤抗原多为肿瘤特异性抗原。

(2)肿瘤相关抗原(tumor-associated antigen, TAA):是指肿瘤细胞和正常组织细胞均可表达的抗原物质,只是在细胞癌变时其含量明显增高。此类抗原非肿瘤细胞所特有,只表现出量的变化,无严格的肿瘤特异性。胚胎抗原和过度表达的癌基因产物等均为此类抗原。

2. 根据肿瘤诱发和发生情况分类

(1)病毒诱发的肿瘤抗原:某些肿瘤可由病毒感染引起,因病毒将其DNA或RNA整合到宿主细胞基因组DNA中,从而诱导细胞癌变并表达相应突变基因的产物,即病毒诱导的肿瘤抗原。如HBV、HCV与原发性肝癌有关,EB病毒与B细胞淋巴瘤、鼻咽癌的发生有关。此类抗原由病毒基因编码,但又与病毒自身抗原有所区别,因此又称为病毒相关的肿瘤抗原。

（2）化学或物理因素诱发的肿瘤抗原：化学致癌剂（如甲基胆蒽、二乙基亚硝胺等）或物理因素（如 X 射线、紫外线等）可随机诱发某些基因突变而导致肿瘤的形成，表达相应的肿瘤抗原。由于人体极少暴露于强烈化学、物理的诱发环境中，因此大多数人肿瘤抗原不是此种抗原。

（3）自发性肿瘤抗原：是指一些无明确诱发因素的肿瘤所表达的肿瘤抗原，大多数人类肿瘤属于自发性肿瘤。癌基因活化和抑癌基因的失活是自发性肿瘤发生的原因之一。

（4）胚胎抗原：是胚胎发育阶段由胚胎组织产生的正常成分，在胚胎后期减少，出生后逐渐消失或极微量存在；当细胞癌变时，该类抗原可重新合成或大量表达。如肝细胞癌变时产生的甲胎蛋白（AFP）、结肠癌细胞产生的癌胚抗原（CEA）。此类抗原免疫原性很弱，不能诱导宿主免疫系统对肿瘤细胞的产生免疫应答，但在血清中含量的变化可作为某些肿瘤诊断、复发和预后判断的辅助指标。

（5）分化抗原：是指某些细胞在特定分化阶段表达的抗原，不同来源或处于不同分化阶段的细胞可表达不同的分化抗原。某些特定组织中的肿瘤可高表达此类抗原，如胰腺癌、结肠癌或直肠癌患者的 CA199，卵巢癌患者的糖类抗原 125（CA125），前列腺癌患者的前列腺特异抗原（PSA）等。分化抗原的检测可作为某些肿瘤临床免疫学诊断或分型指标。

（二）机体抗肿瘤的免疫效应机制

机体的抗肿瘤免疫是多方面的，其机制十分复杂，涉及固有免疫和适应性免疫两个方面。对于大多数免疫原性强的肿瘤，主要通过适应性免疫应答发挥作用，而免疫原性弱的肿瘤则主要通过固有免疫机制发挥作用。机体抗肿瘤免疫应答的产生及其强度不仅取决于肿瘤细胞免疫原性的强弱，还与宿主免疫功能和其他因素密切有关。

1. 固有免疫的抗肿瘤作用　在固有免疫中，参与的免疫分子主要是补体和细胞因子，参与的免疫细胞主要有 NK 细胞、γδT 细胞和巨噬细胞等。①补体和细胞因子作用：肿瘤细胞可通过分泌 IL-6、C- 反应蛋白等炎症介质，激活补体，发挥溶解肿瘤细胞作用；肿瘤坏死因子（TNF）可杀死肿瘤细胞等。②NK 细胞：可直接杀伤或通过分泌细胞毒性因子杀伤肿瘤细胞，其杀伤作用无肿瘤抗原特异性和 MHC 限制性，是机体抗肿瘤的第一道防线。③γδT 细胞：是执行非特异免疫作用的 T 细胞，主要分布于黏膜和上皮组织。不受 MHC 限制性，直接杀伤肿瘤细胞，也可分泌多种细胞因子发挥抗肿瘤作用。④巨噬细胞：不仅是抗原提呈细胞，也是杀伤肿瘤细胞的免疫效应细胞。

2. 适应性免疫的抗肿瘤作用　肿瘤发生后，机体可针对肿瘤抗原产生适应性免疫，包括细胞免疫和体液免疫，其中以细胞免疫起主导作用，体液免疫起协同作用。①细胞免疫：主要通过 CD8+CTL 细胞释放穿孔素和颗粒酶直接杀伤肿瘤细胞，或通过 Fas 和 FasL 结合诱导肿瘤细胞凋亡，在机体抗肿瘤免疫效应中起关键作用。CD4+Th 细胞则通过分泌多种细胞因子增强巨噬细胞、NK 细胞和 CD8+ 效应 CTL 细胞的杀瘤作用。②体液免疫：是由肿瘤抗原刺激机体产生特异性抗体，通过激活补体系统和 ADCC 效应发挥抗肿瘤作用，不是机体抗肿瘤免疫的重要效应因素。但研究发现，在某些情况下,肿瘤特异性抗体与肿瘤细胞结合后非但不能杀伤肿瘤细胞,反而会干扰细胞免疫应答对肿瘤细胞的杀伤作用,这种具有促进肿瘤生长作用的抗体称为增强抗体。

(三) 肿瘤的免疫逃逸机制

机体免疫系统能够产生抗肿瘤免疫应答,但是许多肿瘤仍能在机体内进行性生长、转移,这表明肿瘤具有逃避免疫监视和攻击的能力,即肿瘤免疫逃逸现象。其免疫逃避机制相当复杂,主要有以下几个方面:①肿瘤细胞表达的抗原缺失或减少,则无法诱导机体产生有效的抗肿瘤免疫应答,使其得以生存不被清除。②肿瘤细胞协同刺激信号异常,如 CD80 和 CD86 表达缺陷或低下,无法为 T 细胞活化提供有效的第二信号,不能有效诱导抗肿瘤免疫应答。③肿瘤细胞 HLA-I 类分子表达低下,不能有效激活 $CD8^+CTL$ 细胞,无法识别和杀伤肿瘤细胞。④肿瘤细胞分泌多种免疫抑制功能的细胞因子,如 IL-10,可抑制 T 细胞、NK 细胞、巨噬细胞等的活性,使机体免疫功能处于低下或抑制状态。⑤肿瘤细胞不表达或弱表达 Fas 及 Fas 相关信号分子,从而逃避 $CD8^+CTL$ 细胞的杀伤作用。⑥肿瘤细胞"漏逸",是由于肿瘤细胞生长迅速,超越了机体抗肿瘤免疫效应的限度,致使机体免疫系统不能有效清除肿瘤细胞的现象。"漏逸"的肿瘤细胞通常是免疫原性弱的肿瘤细胞。⑦宿主免疫有关因素,如当机体处于免疫耐受、免疫缺陷和免疫抑制等状态时,肿瘤细胞也可逃避机体免疫系统的识别与攻击。

(四) 肿瘤的免疫诊断与免疫防治

1. 肿瘤的免疫诊断　主要应用免疫学技术结合生化、分子生物学等方法对肿瘤抗原、抗肿瘤抗体或其他肿瘤标志物进行检测,用于肿瘤的辅助诊断和评估肿瘤患者的免疫功能状态。目前,检测肿瘤抗原是最常用的肿瘤免疫诊断方法,如检测 CFA 有助于诊断直肠结肠癌,检测 AFP 有助于诊断原发性肝癌,检测 CA199 有助于诊断胰腺癌。

2. 肿瘤的免疫治疗　利用免疫学原理和方法,激发和增强机体的免疫功能,以达到控制和杀灭肿瘤细胞的目的。肿瘤的免疫治疗只能清除少量的、播散的肿瘤细胞,对晚期负荷较大的实体肿瘤疗效有限,因而常将其作为辅助方法与传统手术、化学疗法、放射治疗等常规疗法联合应用。

肿瘤免疫治疗包括:①肿瘤主动免疫治疗:制备肿瘤抗原疫苗(如灭活瘤苗、异构瘤苗、基因修饰瘤苗、分子瘤苗等),达到治疗肿瘤的效果。此法对手术后清除微小转移瘤灶和隐匿瘤、预防肿瘤转移和复发有较好的应用前景。②肿瘤被动免疫治疗:指给机体输注外源性免疫效应细胞或分子(如抗体、细胞因子、免疫效应细胞等),在患者体内立即产生抗肿瘤免疫作用的治疗方法。目前,疗效确切的多种基因工程抗体已广泛应用于临床,如用于乳腺癌治疗的基因工程抗体——曲妥珠单抗(商品名Herceptin)。此外,还可应用一些免疫调节剂非特异性增强宿主的免疫功能,激活宿主的抗肿瘤免疫应答,也取得了一定的抗肿瘤效果。

3. 对病原体所致肿瘤的预防　目前已知多种肿瘤与病原体感染有关,如 HBV 感染与原发性肝癌,EB 病毒感染与鼻咽癌,HPV 感染与宫颈癌等,制备相关病原体疫苗可降低这些肿瘤的发生。目前,临床应用 HPV 疫苗预防宫颈癌的发生。

四、移植免疫

移植是应用异体或自体正常细胞、组织、器官置换病变的或功能缺损的细胞、组织、器官，以维持和重建机体生理功能。移植是目前临床用于治疗多种终末期疾病的有效方法。被移植的细胞、组织、器官称为移植物，提供移植物的个体称为供者(或供体)，接受移植物的个体称为受者或宿主。

根据移植物种类不同，可将移植分为细胞移植、组织移植、器官移植。

根据移植物的来源和供、受者间的遗传背景不同，将移植分为4种类型：①自体移植：指移植物来自受者的自身，不发生排斥反应；②同系移植(同基因移植)：指遗传基因完全相同的两个个体之间的移植，如单卵双生之间的移植，移植后不发生排斥反应；③同种异体移植(同种异基因移植)：指同一种属内，遗传基因不同的个体间移植，临床移植多属此类型，移植后常出现排斥反应，其强弱程度取决于供、受者遗传基因的差异程度；④异种移植：指不同种属个体间的移植，由于异种动物间遗传背景差异较大，移植后产生严重的排斥反应。临床主要进行同种异体移植，因此重点介绍同种异体器官移植。

同种异体间的器官移植均会发生排斥反应，其排斥反应的实质是特异性免疫应答，具有特异性和记忆性。主要是受者免疫系统对供者移植物组织抗原产生的特异性免疫应答，最终将移植物破坏清除的过程。

（一）同种异体器官移植排斥反应的抗原

诱发移植排斥反应的抗原主要是移植物中的同种异型抗原。

1. 主要组织相容性抗原(MHA) 指能引起强烈排斥反应的移植抗原。人类的主要组织相容性抗原是人类白细胞抗原(HLA)。除单卵双生外，在随机人群中很难找到HLA基因型或表型完全相同的供者和受者，这种供者与受者间HLA的差异是造成同种移植排斥反应的主要原因。

2. 次要组织相容性抗原 指引起较弱排斥反应的组织相容性抗原。主要包括两类：①性别相关的mH抗原，主要表达于精子、表皮细胞及脑组织表面；②常染色体编码的mH抗原，有些可表达于机体所有组织细胞，有些仅表达于造血细胞和白血病细胞。HLA完全相同的供、受者间进行移植后所发生的排斥反应主要是mH抗原所致。

3. ABO血型抗原 主要分布在红细胞表面，也表达在肝、肾等组织细胞和血管内皮细胞表面。若供者与受者间ABO血型不合，受者血清中血型抗体与供者移植物血管内皮细胞表面的血型抗原结合，可激活补体而引起血管内皮细胞损伤和血管内凝血，引起超急性排斥反应。

4. 组织特异性抗原 分布在特定器官、组织、细胞表面的抗原。同种不同组织器官的组织特异性抗原不同，移植后发生排斥反应的强度也各不相同。皮肤移植引起的排斥反应最强，其次为肾，肝脏移植反应较弱。

（二）同种异体移植排斥反应的类型

1. 宿主抗移植物反应 宿主抗移植物反应(host versus graft reaction，HVGR)是宿主免疫系统对移植物抗原发生免疫应答，引起排斥反应。根据排斥反应发生的时间、强度、机制和病理表现，临床将其分为3种类型。

（1）超急性排斥反应：指移植器官与受者血管接通后数分钟至 24 小时内发生的排斥反应，由体液免疫应答所致。见于反复输血、多次妊娠、长期血液透析或再次移植的个体。其原因是受者体内预先存在抗供者同种异型抗原（如 HLA、ABO 血型抗原、血小板抗原及血管内皮细胞抗原等）的抗体。

（2）急性排斥反应：一般在移植术后数天至数周内发生，主要由细胞免疫应答所致，是同种异型器官移植中最常见的一类排斥反应。受者 T 细胞识别同种异型 MHA，活化增殖，通过效应 CD8$^+$CTL、CD4$^+$Th1 细胞引起的移植物组织细胞损伤。在急性排斥反应的后期发挥作用，受者体内产生抗同种异型抗原抗体和抗血管内皮细胞表面分子的抗体，与相应抗原结合形成免疫复合物，通过激活补体系统损伤移植物血管，引起排斥反应。

（3）慢性排斥反应：发生于移植后数月至数年，通常在急性排斥反应基础上产生，病程缓慢，移植器官功能出现进行性衰退，甚至完全丧失。其发生机制尚不完全清楚，细胞免疫和体液免疫应答均参与慢性排斥反应。

2. 移植物抗宿主反应 移植物抗宿主反应（graft versus host reaction，GVHR）常见于同种异体骨髓或胸腺移植时，供者移植物中存在的淋巴细胞被宿主同种异型抗原激活后，通过免疫应答对宿主细胞产生的排斥反应。此反应发生后一般均难以逆转，不仅导致移植失败，还可能危及受者生命。

（三）同种异体移植排斥反应的防治

1. 选择适当的供者 器官移植成败主要取决于供者、受者间的组织相容性。对人而言，单卵双生同胞是最理想的供者，其次是 HLA 相同的同胞。

为提高移植物存活率和存活时间，在进行同种异体移植前须进行以下检测和鉴定：①红细胞血型检查：移植前检查供者 ABO、Rh 血型抗原与受者的血型是否相同；②HLA 配型：移植前应对供者和受者进行 HLA 分型鉴定，选择 HLA 型别最为接近的供者器官进行移植；③交叉配型：将受者与供者淋巴细胞互为反应细胞，即做两组单向混合淋巴细胞培养，两组中任何一组反应过强，均提示供者选择不当；④mH 抗原分型：为防止 GVHR 的发生，应选择供者与受者 mH 抗原相匹配的组织器官。

2. 移植物和受者的预处理 ①移植物预处理：为减轻移植物中"过路白细胞"（供者移植物血管内或组织中的白细胞）及骨髓移植物中的成熟 T 细胞，移植前应对移植物进行处理，尽可能将其全部清除。②受者预存抗体的测定：某些曾多次接受输血或移植的患者体内存在抗多种 HLA 的抗体。为防止超急性排斥反应的发生，移植术前必须检测受者体内是否存在抗移植物的预存抗体。

3. 免疫抑制治疗 同种异体移植术后，一般均发生不同程度的排斥反应，临床防治移植排斥反应最有效的措施是使用免疫抑制剂。此外，应用受者脾切除、放射照射移植物或受者淋巴结、血浆置换和淋巴细胞置换等技术抑制排斥反应，均取得一定疗效。

4. 移植后的免疫监测 做好移植后的免疫监测有助于及时采取有效的抗排斥措施，有利于延长移植物存活时间。主要包括临床症状观察，组织活检及生化检测，了解移植物的生理功能，以及某些免疫学指标检测。

知识链接

免疫抑制药物

目前临床常用的免疫抑制药物主要有3类：①化学类免疫抑制药：糖皮质激素具有抗炎和免疫抑制作用；大环内酯类药物(如环孢素A、FK-506、西罗莫司)阻断T细胞内IL-2基因的转录，抑制IL-2依赖的T细胞活化，降低免疫反应；环磷酰胺抑制DNA复制和蛋白质合成、阻止细胞分裂的功能，抑制T、B细胞的增殖、分化，降低机体免疫应答。②生物制剂：是针对某些免疫细胞膜抗原的抗体，如抗淋巴细胞球蛋白，抗胸腺细胞球蛋白，抗CD3、CD4、CD8等的单抗。这些抗体与相应膜抗原结合，通过激活补体发挥细胞毒作用，清除体内的T细胞或胸腺细胞等免疫细胞。③中草药类免疫抑制剂：雷公藤和冬虫夏草等中草药具有明显的免疫调节和免疫抑制作用，已试用于防治器官移植排斥反应。

(刘　萍)

复习思考题

1. 青霉素过敏性休克属于哪一型超敏反应？简述其发病机制和防治原则。
2. 简述自身免疫病的基本特征。
3. 简述免疫缺陷病的共同特点。
4. 分析肿瘤逃逸机体免疫的主要机制。

扫一扫
测一测

第七章

- - - - - - -

免疫学应用

 学习要点

1. 免疫诊断技术的原理与方法。
2. 人工免疫的概念、类型与用途。
3. 免疫预防和治疗的概念、种类与常用制剂。

随着免疫学的快速发展,免疫学理论和技术不仅在传染性疾病的诊断、治疗和预防中起到了重要作用,而且在肿瘤、遗传等诊断方面也有广泛的运用,甚至成为生命科学研究的重要手段。

第一节 免疫学诊断

免疫学诊断即是用免疫学原理和技术对抗原、抗体、免疫细胞及其分泌的细胞因子等进行定性或者定量检测的实验诊断方法。主要用于传染病、免疫缺陷病、肿瘤、自身免疫病等的诊断、发病机制研究、病情检测、预后判断、治疗方案的制定和药物疗效评价等方面。

一、抗原或抗体检测

抗原与抗体结合在体内可表现为中和细菌毒素、溶解细胞、杀菌、引起免疫病理损伤等反应;在体外,由于抗原抗体结合反应的物质基础是抗原的表位与抗体的可变区的空间构型的互补性结合,因此在适宜的条件下,抗原和相应抗体在体外结合出现肉眼可见的凝集、沉淀等多种反应。这些反应可用于已知抗原(或抗体)检测未知抗体(或抗原)。由于抗体多存在于血清中,临床上多用血清标本进行试验,故体外的抗原抗体反应又被称为血清学反应或血清学试验。

（一）抗原抗体反应的特点

1. 特异性 抗原抗体的结合具有高度的特异性,是由抗原表位与相应抗体的超变区与空间构型互补,通过氢键结合力、疏水作用力和静电引力等而发生特异性结合,这是抗原抗体检测的依据。

2. 最适比例 与可见性抗原抗体结合能否出现肉眼可见的反应,主要取决于抗原抗体两者比例是否合适,若比例合适,二者结合后可形成大分子复合物,肉眼可以见到。若比例不适当只能形成小分子复合物,肉眼难以看到。

3. 可逆性　抗原、抗体的结合是分子表面的非共价键结合,这种非共价结合易受环境因素影响而解离,解离后的抗原和抗体仍可保持各自原有的理化特性和生物学活性。

4. 阶段性　抗原抗体反应分为两个阶段:①抗原抗体的特异性结合阶段;②抗原抗体结合的可见反应阶段。

(二) 抗原抗体反应的影响因素

在抗原抗体反应的过程中,有许多因素可影响其反应结果:①反应物自身因素:比如抗原的理化性状、抗原决定簇的数目和种类均可影响反映的结果;不同动物来源的抗体其反应性也不同;两者在合适的浓度才能出现明显的可见反应。②环境条件因素:包括电解质、温度和酸碱度都能影响抗原抗体反应的结果。

(三) 常见的抗原抗体反应类型

抗原或抗体检测方法种类繁多,根据抗原的物理性状及参加反应的因素不同可分为凝集反应、沉淀反应、免疫标记技术、补体结合试验等。

1. 凝集反应　颗粒性抗原(细菌、红细胞等)与相应抗体结合,在适宜电解质存在的条件下,形成肉眼可见的凝集团块,称为凝集反应。

(1) 直接凝集反应:指颗粒性抗原与相应抗体直接结合出现的凝集现象,分为玻片法和试管法。前者常用于定性试验,方法简便,如 ABO 血型鉴定、细菌等鉴定;后者用于定量或半定量试验,如诊断伤寒或副伤寒用的肥达反应,用于测定患者血清中抗体的含量。

(2) 间接凝集反应:将可溶性抗原吸附于与免疫无关的载体颗粒表面,形成致敏颗粒(免疫微球),再与相应抗体结合,出现肉眼可见的凝集现象,称为间接凝集反应或被动凝集反应。该方法敏感性较高,可用于检测微量的抗体。常用的载体颗粒有家兔或绵羊红细胞、人的 O 型红细胞、乳胶颗粒等。

(3) 间接凝集抑制试验:可溶性抗原与相应抗体预先混合并充分作用后,再加入致敏颗粒,此时因抗体已被可溶性抗原结合,阻断了抗体再与致敏颗粒上的抗原结合,不再出现致敏颗粒的凝集现象,称为间接凝集抑制试验。该试验可用于检测抗原或抗体,如诊断早孕的乳胶凝集抑制试验。

2. 沉淀反应　可溶性抗原(血清蛋白质、组织浸出液等)与相应抗体结合后,在适宜电解质存在的条件下,形成肉眼可见的沉淀物,称为沉淀反应。该反应可在半固体琼脂中进行也可在液体中进行。目前常用的沉淀反应方法有:

(1) 单向琼脂扩散试验:将一定量已知抗体均匀混合于琼脂凝胶中制成琼脂板,再按一定的要求打孔,并在孔中加入待测抗原。抗原向周围扩散过程中与琼脂板中的抗体结合,形成免疫复合物沉积下来,出现以抗原孔为中心的白色沉淀环(图 7-1),沉淀环直径的大小与抗原含量成正比。取已知不同浓度的抗原绘制标准曲线,根据待测标本所形成的沉淀环直径大小,从标准曲线中查的待测标本抗原的含量。主要用于体液中各类免疫球蛋白、补体等含量测定。

(2) 双向琼脂扩散试验:将抗原和抗体分别加入琼脂板的对应孔中,两者自由向四周扩散,在相遇处形成白色沉淀线(图 7-2)。若反应体系中含两种以上抗原 - 抗体

图 7-1 单向琼脂扩散试验示意图

两孔中含有完全相同的抗原

两孔中抗原完全不同

两孔中抗原表位部分相同

图 7-2 双向琼脂扩散试验示意图

系统,则小孔间可出现两条以上沉淀线。本法常用于抗原或抗体的定性检测,也可用于分析和鉴定复杂的抗原及抗原相关性分析等。

(3) 免疫电泳技术:是将双向扩散技术与电泳分析技术结合起来的一种方法。该方法所需时间短,敏感性强。常用的有免疫电泳、对流免疫电泳、火箭免疫电泳。①免疫电泳:先通过电泳将抗原组分分成不同的区带,然后在与电泳平行方向下方挖槽加入相应抗体,进行双向扩散,在适宜比例处形成沉淀弧,根据沉淀弧的数量、位置、形态,与已知抗原对比,分析出样品中抗原组分;②对流免疫电泳:即在电场作用下的双向扩散试验,将抗原加到阴极孔内,抗体加到阳极孔内,通电后抗原、抗体在电场和电渗作用下相对而行,两者在适宜比例处形成白色沉淀线;③火箭免疫电泳:在电场作用下的单向扩散试验,抗原在含有定量抗体的琼脂中泳动,当两者比例合适时,在较短的时间内就可以形成火箭状的沉淀线,在一定浓度范围内,火箭的高度与抗原的含量成正比。

3. 免疫标记技术　是指用荧光素、酶、放射性核素等标记抗体或抗原来检测相应抗原(或抗体)的方法。该技术具有高度的灵敏性和特异性,并能够进行定性、定量甚至定位测定,是目前应用最广泛的免疫学检测技术。根据实验中使用的标记物与检测方法的不同,免疫标记技术可分为免疫荧光技术、免疫酶技术、放射免疫测定技术和免疫胶体金技术等。

(1) 免疫荧光技术(immunofluorescence technique):该技术是用荧光素标记抗体或抗原,测定待检标本中抗原或抗体的方法。常用的荧光素有异硫氰酸荧光素(FITC)和罗丹明(RB200)。结果可通过荧光显微镜观察或通过流式细胞仪分析,其方法有:①直接法:应用特异性荧光抗体直接检测标本中的抗原,在荧光显微镜下观察结果,发荧光的部位有相应抗原存在。该技术可用于组织细胞中病毒、细菌抗原的检测,但每检测一种抗原,需要制备相应的荧光抗体,不太方便。②间接法:先用未标记的特异性抗体(一抗)与组织或细胞上的抗原结合,充分洗涤后,再加荧光素标记的抗体(第二抗体),洗涤后在荧光显微镜下观察结果(图 7-3)。该方法的优点是制备一种抗体可以用于多种抗原抗体系统的检测,相比直接法更敏感、更方便。

图 7-3　免疫荧光技术示意图

(2) 免疫酶技术:是用酶标记抗体或抗原来检测相应抗原或抗体的方法。其原理是用酶标记的抗体或抗原与相应抗原或抗体结合,加入酶作用的底物及供氢体,并根据底物被酶解后的显色反应,对细胞和组织标本中的抗原 - 抗体复合物进行定位、定性分析和鉴定。常用的酶有辣根过氧化物酶(HRP),底物为 H_2O_2。其方法有酶联免疫吸附试验(enzyme linked immunosorbent assay,ELISA)和酶免疫组化法,酶免疫组化法用于检测组织中或细胞表面的抗原,ELISA 法可检测抗原亦可检测抗体,具有简便、快速、灵敏度高等优点,是目前临床上应用最广泛的一种免疫标记技术,如乙肝五项、抗 -HIV、抗 -HCV 的检测等。

(3) 放射免疫测定(radioimmunoassay,RIA):是用放射性核素标记抗原或抗体进行抗原抗体反应的免疫测定技术。通过检测抗原抗体复合物的放射活性来判断结果,该技术的优点是特异性强、精确、易规范和自动化,目前在实验研究和临床检测中得到广泛应用。缺点是放射性核素对人体有一定的危害,且需要特殊的仪器设备。

(4) 免疫胶体金技术:是用胶体金标记的抗体与组织或细胞标本中的抗原反应,用肉眼或在显微镜下观察颜色的分布,来进行定位、定性检测组织或细胞中抗原的一种技术。

二、免疫细胞及其功能检测

机体的免疫反应有多种免疫细胞参与的,其中淋巴细胞是机体免疫应答的主要细胞,因此检测各种淋巴细胞的数量和功能不仅可以判断机体的免疫功能,而且可以用于某些疾病的诊断、疗效观察及预后判断。

(一) 免疫细胞数量的检测

1. T 细胞数量检测

(1) E 花环试验:T 细胞表面具有绵羊红细胞(SRBC)受体 CD2 分子,在一定条件下能与绵羊红细胞结合,使绵羊红细胞黏附在 T 细胞周围,形成花环样结构,称 E 花环试验。试验时将分离的人外周血淋巴细胞与绵羊红细胞按一定比例混合,低速离心 5min,置 4℃冰箱 2 天后,涂片、染色,显微镜检查计数花环形成率,正常值为 70%~80%,如果花环形成率低,表明细胞免疫功能降低。

(2) T 细胞特异性抗原的检测:CD3 分子是 T 细胞表面特有的抗原成分,可用相应的单克隆抗体进行检测,一般采用间接免疫荧光法,先将鼠抗人 CD3 单克隆抗体和人外周血淋巴细胞混合,然后加入荧光素标记的兔抗鼠球蛋白抗体,在荧光显微镜下观察结果,细胞膜上发黄绿色斑点状荧光的细胞为阳性细胞。计数 100~200 个淋巴细胞,计算出阳性细胞百分率,正常值为 70%~80%。

2. B 细胞数量检测 目前,多通过检测 SmIg 来了解成熟 B 细胞的数量,其方法是将人单个核细胞用 FITC 标记的兔抗人免疫球蛋白做直接免疫荧光染色,发荧光的细胞为 SmIg+ 细胞,即是 B 细胞。正常人外周血 SmIg+ 细胞一般为 8%~15%。

(二) 免疫细胞功能的检测

1. 淋巴细胞增殖试验 T 细胞在体外受到特异性抗原或非特异性有丝分裂原(如 PHA、ConA)等刺激后,体积变大,代谢旺盛,能发生有丝分裂成为淋巴母细胞。试验时取外周血分离淋巴细胞,加入一定剂量的 PHA,在培养液中培养 3 天,涂片染色,镜下观察形态并计数转化细胞的百分率,正常人 T 细胞的转化率为 70%~80%,转化率在一定程度上可反映细胞免疫功能。另外,也可以用同位素掺入法,即在终止培养前 8~16 小时,加入氚标记的胸腺嘧啶核苷(^{3}H-Tdr)于培养物中。因细胞转化过程中 DNA 合成增加,^{3}H-Tdr 被转化的细胞摄入,培养结束后,测定细胞内同位素的相对含量,其含量的高低可以反映细胞增殖情况。

2. 细胞毒试验 主要检测 CTL 细胞、NK 细胞以及 LAK 细胞对其靶细胞有直接的细胞毒作用。其基本原理是以放射性核素对靶细胞进行标记,然后用效应细胞对标记靶细胞进行攻击,待靶细胞碎裂后,检测其释出的放射性核素含量,以评价效应细胞的功能。此法可用以测定机体抗肿瘤的免疫功能。常用 ^{51}Cr 释放法,也可采用

MTT 法。

3. 抗体形成细胞测定　抗体形成细胞测定是体外检测 B 细胞功能的一种方法。一般采用溶血空斑试验,其原理为取经绵羊红细胞(SRBC)免疫小鼠,分离免疫小鼠的脾脏细胞与 SRBC 共育,并加入补体,混合于琼脂中,在一定条件孵育后,计算溶血空斑的数量,来反映免疫小鼠特异性抗体形成细胞的数量。

4. 细胞吞噬功能测定　细胞吞噬功能测定包括巨噬细胞的吞噬功能测定和中性粒细胞的吞噬功能测定。实验原理是将可吞噬颗粒(鸡红细胞、细菌等)与待检细胞在一定条件下共同孵育一定时间,然后涂片镜检并计算细胞吞噬百分率与细胞吞噬指数。

（三）细胞因子的检测

细胞因子由多种免疫细胞分泌,它们以多种生物学活性参与免疫和炎症反应,在介导抗感染免疫、肿瘤免疫、移植免疫以及自身免疫的过程中发挥着重要的作用。因此,对细胞因子进行定性、定量检测是判断机体免疫细胞功能的重要指标,有助于分析某些疾病的发生、发展、治疗疗效及预后判断等。目前,检测细胞因子的方法主要有生物学活性检测法、免疫学检测法和分子生物学检测法。

第二节　免疫学预防

机体受某些病原微生物的感染或隐性感染后,可产生特异性的抗体或效应 T 细胞,来获得对该病原微生物的免疫力。根据这一免疫原理,可用人工免疫的方法使机体获得免疫力,从而达到预防疾病的目的。依据输入机体的物质不同,人工免疫被分为人工主动免疫和人工被动免疫两种。

一、人工主动免疫

人工主动免疫是指给机体接种疫苗、类毒素等抗原物质,使机体产生针对该抗原的特异性免疫力,也称预防接种。其特点是:①产生免疫慢;②维持时间长;③主要用于传染病的特异性预防。人工主动免疫常用的生物制品主要有:

（一）疫苗

习惯上将用于免疫预防的抗原性生物制品统称为疫苗。也可将细菌制成的生物制品称为菌苗。疫苗主要包括灭活疫苗、减毒活疫苗和新型疫苗。

1. 灭活疫苗　又称死疫苗,是用物理或化学方法将病原微生物杀死或灭活后制备的生物制剂。灭活疫苗优点是稳定性好、易保存、无毒力回复的可能性;缺点是疫苗进入机体后不能生长繁殖,为了获得强而持久的免疫力,需多次接种,且注射量大,注射局部或全身的副反应较重。常用的灭活疫苗有霍乱疫苗、百日咳疫苗、伤寒疫苗、流脑疫苗、狂犬病疫苗等。

2. 减毒活疫苗　是用减毒或无毒的活的病原微生物制成的生物制品。活疫苗进入机体后可生长繁殖,一般只需接种一次,接种剂量小,效果好,免疫力维持时间长;其缺点是稳定性差,不易保存,在体内有回复突变的可能性。常用的有卡介苗、甲肝疫苗和脊髓灰质炎疫苗等。灭活疫苗与减毒活疫苗的比较见表 7-1。

表 7-1　灭活疫苗与减毒活疫苗的比较

区别点	死疫苗	减毒活疫苗
制剂特点	死,强毒株	活,无毒或弱毒株
接种量及次数	较大,2~3 次	较小,1 次
保存及有效期	易保存,1 年	不易保存,4℃数周
免疫效果	较低,维持数月 ~2 年	较高,维持 3~5 年甚至更长

3. 新型疫苗

(1) 亚单位疫苗:是提取病原微生物中能刺激机体产生保护性免疫的有效抗原成分,制备成的疫苗。免疫效果好,不良反应少。目前已使用的亚单位疫苗有流感病毒血凝素和神经氨酸酶亚单位疫苗、麻疹亚单位疫苗、乙肝病毒表面抗原制备的乙肝疫苗等。

(2) 合成肽疫苗:是指把能诱导机体产生保护性免疫的人工合成的抗原肽结合于载体上,再加入佐剂制成的疫苗称为合成肽疫苗。其优点是:氨基酸序列一旦合成即可大量生产,无需培养微生物,无回复突变的危险性,也无血源疫苗传染的可能性。

(3) 基因工程疫苗:利用基因工程技术制备的疫苗,主要包括:①重组抗原疫苗:将编码免疫原组分的基因片段,借助载体转移至细菌、酵母菌等体内,通过对其培养得到目的基因产物,经提取纯化而制成的疫苗,如将编码 HBsAg 的基因插入到酵母菌基因组中,制成的 DNA 重组疫苗;②DNA 疫苗(亦称基因疫苗或核算疫苗):是将编码有效免疫原的基因与细菌质粒构建成重组体,再将其导入宿主细胞,使机体表达有效的蛋白抗原,并建立特异性免疫,免疫效果好。

知识链接

基因免疫技术

　　基因免疫技术是 20 世纪 90 年代发展起来的一种全新的免疫学技术。由于它具有常规疫苗无法比拟的优点,因此被誉为疫苗史上的一次革命。疫苗的发展概括起来经历了 4 个阶段:灭活疫苗、减毒活疫苗、化学合成疫苗和基因重组疫苗。虽然这些疫苗性质各有不同,但是它们都不同程度地存在一些问题,如死疫苗、化学合成疫苗和减毒疫苗都需要足够高纯度和剂量的蛋白质抗原,制备方法烦琐费时,而且注射后易出现发热、红肿等现象;基因重组疫苗效果虽好,但是制备困难并且价格较贵。

　　基因免疫是将编码有某一蛋白质抗原的基因的裸露 DNA,利用物理手段(基因枪等)将其转移到动物体内,通过目的基因在机体内表达所生成的蛋白质做抗原,诱导机体产生特异的免疫应答,相应的疫苗被称之为"基因疫苗"。同传统疫苗相比,基因疫苗有以下几方面的优点:安全性好、免疫效果好、适用于某些常规免疫禁忌的患者、适合于构造多价疫苗、免疫作用持久等。

(二) 类毒素

类毒素(toxoid)是细菌外毒素用 0.3%~0.4% 的甲醛脱毒后制成的生物制品。类毒素的特点是无毒性,有免疫原性,接种后能诱导机体产生与其相对应的抗毒素。目前常用的类毒素有破伤风类毒素、白喉类毒素,这两种类毒素常和百日咳死疫苗混合,制成百、白、破三联疫苗,用于百日咳、白喉、破伤风的预防。

知识链接

疫苗接种注意事项

疫苗接种注意事项:①活疫苗必须低温保藏运输,接种前应注意疫苗的有效期;②根据不同情况选择适宜接种对象;③根据疫苗种类、病原微生物感染途径选择疫苗的接种途径,严格掌握疫苗的剂量和方法;④根据疫苗效果选择接种次数与间隔时间,疫苗接种后所产生的免疫力,经过一定时间逐渐减退,为使疫苗效果持续,应定期进行复种;⑤严格掌握禁忌证:凡高热、急性传染病、严重心血管疾病、肝肾疾病、活动性结核病、糖尿病、甲状腺功能亢进症和免疫缺陷、正在应用免疫抑制剂、妊娠期等患者,均不宜接种疫苗。

二、计划免疫

计划免疫是根据某些特定传染病的疫情监测和人群免疫状况分析,按照规定的免疫程序有计划地进行人群预防接种,以提高人群免疫水平从而达到控制和消灭传染源的目的。计划免疫程序包括儿童基础免疫,成人和特殊职业、特殊地区人群的程序免疫。儿童计划免疫程序是周密而有计划地安排好的预防接种方案(表7-2)。

表7-2 儿童计划免疫程序表

疫苗(次数)	接种对象	接种途径
乙肝疫苗(3)	出生24小时内、1月龄、6月龄	肌内
卡介苗(1)	出生24小时内	皮内
脊髓灰质炎疫苗(4)	2、3、4月龄,4周岁	口服
百白破疫苗(4)	3、4、5月龄,18~24月龄	肌内
百白破疫苗(1)	6周岁	肌内
麻腮风疫苗(2)	麻风8月龄,麻腮风18~24月龄	皮下
乙脑疫苗(2)	8月龄,两周岁	皮下
流脑减毒活疫苗(4)	6~18月龄A群2次(间隔3个月),3、6周岁A+C	皮下
甲肝减毒活疫苗(1)	18月龄	肌内

三、人工被动免疫

人工被动免疫是给机体注射含特异性抗体的免疫血清等制剂,使机体立即获得特异性免疫力,此种免疫方法生效快,但维持时间短,临床上多用于某些疾病的治疗或紧急预防。具体人工主动免疫与人工被动免疫的特点比较见表7-3。

表7-3 人工主动免疫与人工被动免疫的特点比较

特性	人工主动免疫	人工被动免疫
输入机体物质	抗原	抗体
免疫力出现的时间	慢,1~4周	快,注入后立即生效
免疫维持时间	数月~数年	2~3周
用途	预防	治疗或紧急预防

1. 抗毒素 是用细菌外毒素或类毒素免疫动物后制备的免疫血清,具有中和外毒素毒性的作用。一般临床所用抗毒素为免疫马血清,该制剂对人来说属异种蛋白,有可能会引起超敏反应,因此使用前必需做皮试,皮试阳性者可采用脱敏疗法。常用的抗毒素有破伤风抗毒素、白喉抗毒素等。

2. 人免疫球蛋白制剂

(1) 丙种球蛋白或胎盘球蛋白:是从正常人血浆或由健康产妇胎盘血中分离制成的免疫球蛋白浓缩剂,由于多数成人隐性或显性感染过甲型肝炎、麻疹、脊髓灰质炎等多种病原体,故血清中含有一定量与之相对应的抗体,肌内注射,有预防发病、减轻症状等效果。除此之外,临床还用于免疫球蛋白缺乏症的治疗。

(2) 特异性免疫球蛋白:是指含有特异性抗某种病原微生物高效价免疫球蛋白。该免疫球蛋白针对性强,被动免疫效果较好,主要用于某些病毒感染性疾病的紧急预防,如抗狂犬病毒血清、抗麻疹病毒血清等。

第三节 免疫学治疗

免疫学治疗是依据免疫学原理,针对各疾病的发生机制,人为调整机体的免疫功能,以达到治疗疾病为目的所采取的各种措施。免疫治疗既可以用于感染性疾患,还可以用于免疫缺陷病、自身免疫病以及肿瘤等相关疾病的治疗。按免疫治疗对机体免疫应答影响不同可分为免疫增强疗法和免疫抑制疗法;按照制剂成分的不同可分为以抗体为基础的免疫治疗、以免疫细胞为基础的免疫治疗、以细胞因子为基础的免疫治疗、以免疫调节剂为基础的免疫治疗。

一、以抗体为基础的免疫治疗

以抗体为基础的免疫治疗,其原理是抗体具有中和毒素、中和炎症因子、介导溶解病原微生物、介导溶解淋巴细胞等作用,临床上主要用于抗感染、抗肿瘤和抗移植排斥反应等多种疾病的治疗。

1. 多克隆抗体 用抗原免疫动物后获得的免疫血清(抗血清)称为多克隆抗体。如抗病毒血清用于紧急预防和治疗外毒素所致的疾病;人丙种球蛋白主要用于病毒感染性疾病的紧急预防和治疗;抗淋巴细胞丙种球蛋白注入机体,在补体参与下溶解淋巴细胞,用于阻止移植排斥反应,延长移植物存活时间,也可以用于治疗某些自身免疫病。由于多克隆抗体特异性不高,易出现交叉反应,因此在实际临床应用中受到了一定限制。

2. 单克隆抗体　是指由单一克隆杂交瘤细胞产生的只识别某一特定抗原表位的同源抗体。它和多克隆抗体相比，具有结构单一、特异性高、无交叉反应等优点，因此已广泛应用于医学、生物学各领域。常用的有抗细胞表面分子的单克隆抗体，例如抗CD3单抗可特异性破坏T细胞，临床上用于心、肝、肾移植时的急性排斥反应；抗细胞因子抗体，如抗TNF单抗已成功用于类风湿关节炎等慢性炎症性疾病的治疗；抗体靶向治疗，是以高度特异性的单抗为载体，将细胞毒性药物靶向携带到肿瘤部位，来特异性杀伤肿瘤。

二、以免疫细胞为基础的免疫治疗

细胞治疗是指给机体输入细胞制剂，用来增强或激活机体的特异性免疫应答反应。如肿瘤细胞疫苗、过继免疫治疗、造血干细胞移植等。

（一）肿瘤细胞疫苗

用自体或同种异体的肿瘤细胞经射线照射或抗代谢药物处理，使其失去生长能力，保留其免疫性。

（二）过继免疫治疗

取患者自体淋巴细胞经体外激活、增殖后再回输给患者，用于直接杀伤肿瘤细胞或激发机体抗肿瘤免疫效应，又称过继免疫，如给肿瘤患者输入在体外已激活扩增的特异性肿瘤浸润淋巴细胞或非特异性的淋巴因子激活的杀伤细胞等。

（三）造血干细胞移植

所有血细胞均来源于骨髓多能造血干细胞，所以在一定意义上讲，免疫细胞的发育分化就是造血干细胞分化成熟的过程。因此，造血干细胞的移植，能使患者重建机体的造血功能和免疫功能。比如给白血病、再生障碍性贫血、免疫缺陷病患者输入造血干细胞。造血干细胞主要取骨髓，也可取脐血。

拓展阅读

三、以细胞因子为基础的免疫治疗

1. 细胞因子疗法　是将细胞因子基因或其受体基因通过一定技术导入患者体内，使其在体内持续表达并发挥治疗效应，主要用于治疗恶性肿瘤、感染和自身免疫病等疾病。此法可解决细胞因子类药物在体内半衰期短，重复多次注射副作用大等缺点。目前，临床所用的细胞因子制剂主要有：①IFN：具有抗病毒、抗肿瘤和免疫调节等多种作用，在治疗慢性活动性肝炎、疱疹性角膜炎、带状疱疹等方面，取得了良好的疗效。②TNF：可直接杀伤某些肿瘤细胞或使其生长受到抑制；能活化NK细胞和巨噬细胞，间接发挥杀伤或抑制肿瘤作用；能损伤血管内皮细胞，促进血栓形成，致使肿瘤组织坏死。③IL-2：具有多种免疫调节作用，如能诱导活化T、B淋巴细胞，是其增殖分化及产生细胞因子；增强TC、NK细胞杀伤活性。

2. 细胞因子阻断与拮抗疗法　抑制细胞因子产生、阻断细胞因子与受体的结合以及结合后信号的转导，从而抑制细胞因子的病理作用。一般用于治疗自身免疫病、移植排斥反应等。

四、以免疫调节剂为基础的免疫治疗

免疫调节是指用人为的措施调节机体免疫功能状态，使机体免疫功能增强或者减弱,以达到或接近正常人水平,包括免疫增强疗法和免疫抑制疗法,此方法广泛应用于感染、肿瘤、超敏反应、免疫缺陷病、自身免疫病、移植排斥反应等疾病的治疗。

　　1. 常用的免疫增强剂　又称免疫激活剂,有微生物制剂、免疫分子、化学合成药物和中草药,如左旋咪唑、卡介苗、细胞因子、灵芝多糖、板蓝根、黄芪等。

　　2. 常用的免疫抑制剂　①微生物制剂:真菌代谢产物如环孢素等;②化学合成药物:糖皮质激素、环磷酰胺等;③中草药:雷公藤、青蒿素、苦参等。

(苗颖慧)

扫一扫
测一测

 复习思考题

　　1. 简述抗原抗体反应的特点及影响因素。

　　2. 何谓免疫标记技术? 常用的免疫标记技术有哪些?

　　3. 简述减毒活疫苗与灭活疫苗的比较。

　　4. 何谓人工主动免疫与人工被动免疫? 其常用生物制品各有哪些?

中篇

医学微生物学

概　述

学习要点

1. 微生物的概念和分类。
2. 医学微生物学的研究内容。
3. 微生物和人类的关系。

一、微生物的概念与分类

微生物（microorganism）是存在于自然界的一群个体微小、结构简单、肉眼直接看不见，必须借助光学显微镜或电子显微镜放大数百倍、数千倍，甚至数万倍才能观察到的微小生物。微生物具有体形微小、结构简单，繁殖迅速、容易变异，种类繁多、分布广泛等特点。

自然界的微生物种类繁多，按其结构和化学组成的不同可分为三大类。

1. 非细胞型微生物　体积微小，能通过滤菌器。无典型的细胞结构，由单一核酸（DNA 或 RNA）和蛋白质外壳组成，缺乏产生能量的酶系统，只能在活细胞内增殖。如病毒、朊粒。

2. 原核细胞型微生物　细胞核分化程度低，仅有原始核质，无核膜、核仁，除核糖体外缺乏完整的细胞器。包括细菌、支原体、衣原体、立克次体、螺旋体和放线菌。

3. 真核细胞型微生物　细胞核分化程度高，有核膜、核仁和染色体，胞质内有核糖体、内质网、线粒体、高尔基体等多种完整的细胞器。如真菌。

二、微生物与人类的关系

微生物在自然界的分布极广，空气、水、土壤等中都有分布。在人和动植物的体表及其与外界相通的腔道中也存在大量的微生物。绝大部分微生物对人和动物、植物有益无害，有些甚至是必需的。

自然界 N、C、S 等元素的循环需要微生物的代谢活动来进行，如土壤中的微生物能将动植物腐败后的有机氮化物转化为无机氮化物、固氮菌能固定空气中的游离氮，以供植物生长需要，而有些植物又是人和动物的必需食物。因而，没有微生物，植物就不能进行新陈代谢，而人类和动物也将难以生存。

微生物与人类生产及生活有着密切关系。在农业方面,利用微生物制造菌肥、植物生长激素、杀虫剂等;在工业方面,微生物用于食品、酿造、皮革、化工、石油、纺织、冶金、工业废物处理等行业;在医药方面,利用微生物代谢可生产抗生素、维生素、辅酶、ATP 等;在环境保护方面,利用微生物可降解塑料、甲苯等有机物,在污水中分解酚、有机磷、氰化物,还原水中汞、砷等有毒物质。在基因工程领域,用微生物作为研究对象或模式生物,揭示基因表达及调控的奥秘,利用微生物制备限制性核酸内切酶等工具酶和载体系统,可定向创建工程菌,并生产人类需要的生物制剂,如胰岛素、干扰素等。

正常情况下,寄居在人和动物的体表及腔道如呼吸道、消化道中的微生物是无害的,甚至是有益的,称为正常微生物丛或正常菌群。但也有少数微生物可引起人类或动、植物的疾病,这些具有致病性的微生物称为病原微生物(pathogenic microorganism)或致病性微生物,如引起人类伤寒、痢疾、结核、破伤风的细菌,引起人类麻疹、肝炎、艾滋病的病毒等,引起禽类的禽流感及牛炭疽、植物的小麦赤霉病、大豆病毒病等。有些微生物,正常情况下不致病,只在特定条件下致病,这类微生物称为条件致病微生物或机会致病微生物,如普通大肠埃希菌在肠道不致病,但离开肠道进入泌尿道或腹腔中就可引起感染。对人和动物均致病的微生物称人兽共患病原微生物,此类微生物所引起的疾病,称人兽共患病。如狂犬病病毒引起的狂犬病为人兽共患病。因此,保持身体健康一部分也意味着维持人体和共生菌之间的微妙平衡,而达到一种互利的关系。

三、微生物学和医学微生物学

微生物学(microbiology)是生命科学中的一门重要学科,主要研究微生物的种类、分布、基本结构、代谢、生长繁殖、遗传变异以及与人类、动植物、自然界等相互关系的一门学科。随着微生物学研究的深入,又形成了许多分支,如微生物生理学、微生物生态学、微生物遗传学、微生物基因组学等;按研究对象分为细菌学、病毒学、真菌学;按研究领域分为农业微生物学、工业微生物学、食品微生物学、医学微生物学等。

医学微生物学(medical microbiology)是微生物学的一个分支,是基础医学中的一门重要学科,它是研究病原微生物的生物学性状、致病性与免疫性、微生物学检查方法、防治原则等的一门学科。学习医学微生物学的目的在于掌握和运用微生物学的基本知识、基本理论和基本技能,为学习其他基础医学、临床医学及预防医学打下坚实基础,并有助于控制和消灭传染性疾病和与之有关的免疫性疾病,达到保障和提高人类健康水平的目的。

四、医学微生物学发展简史

医学微生物学是人类在长期对传染性疾病病原性质的认识和疾病防治过程中总结出来的一门科学,经历了漫长的历史过程,大致可分为 3 个时期。

(一) 经验微生物学时期

古代人类虽未观察到微生物,但早已将微生物学知识应用于工农业生产、生活和疾病防治中,公元前两千多年的夏禹时代,就有仪狄酿酒的记载。北魏(386—534)贾思勰《齐民要术》一书中,详细记载了制醋方法。长期以来民间常用的盐腌、糖渍、烟熏、风干等保存食物的方法,实际上正是通过抑制微生物的生长而防止食物的腐烂变质。关于传染病的发生与流行,11世纪时,北宋末年刘真人就有肺痨由虫引起之说。意大利Fracastoro(1483—1553)认为传染病的传播有直接、间接和通过空气等数种途径。奥地利Plenciz(1705—1786)认为传染病的病因是活的物体,每种传染病由独特的活物体所引起。18世纪清代乾隆年间,我国师道南在《天愚集》鼠死行篇中生动地描述了当时鼠疫猖獗流行的凄惨景况,同时也正确地指出了鼠疫的流行环节。在预防医学方面,我国自古就有将水煮沸后饮用的习惯。明代李时珍《本草纲目》中指出,对患者的衣服蒸洗过再穿就不会感染到疾病,表明已有消毒的记载。大量古书表明,我国在明隆庆年间(1567—1572)就已广泛应用人痘来预防天花,并先后传至俄国、朝鲜、日本、土耳其、英国等国家,这是我国对预防医学的一大贡献。

（二）实验微生物学时期

1. 微生物的发现　1676年,荷兰人列文虎克(Antony Van Leeuwenhoek,1632—1723)采用自制能放大266倍的原始显微镜,从污水、牙垢、粪便中首次观察并描述了各种形态的微生物,证实了微生物在自然界中的客观存在,为微生物学的发展奠定了基础。但微生物与疾病的关系却长期没有得到认识,微生物研究停滞在形态描述上。

2. 微生物的生理学时期　19世纪60年代,法国科学家巴斯德(Louis Pasteur,1822—1895)首先实验证明有机物质发酵和腐败是由微生物引起,而酒类变质是因污染了杂菌所致。为防止酒类发酵,成功创用的加温(62℃,30分钟)处理法,就是至今仍沿用于酒类和牛奶的巴氏消毒法。英国外科医生李斯特(Joseph Lister,1827—1912)创用石炭酸喷洒手术室和煮沸手术用具,以防止术后感染,为防腐、消毒以及无菌操作奠定基础。德国学者郭霍(Robert Koch,1843—1910)创用固体培养基,将细菌从环境或患者排泄物等标本中分离成为纯培养,利于对各种细菌的特性分别研究;他还创用了染色方法和实验动物感染,为发现多种传染病的病原菌提供实验手段。

3. 病毒的发现　1892年俄国学者伊凡诺夫斯基(Dmitrii Ivanowski,1864—1920)发现了第一个病毒即烟草花叶病毒。1897年Loeffler和Frosch发现动物口蹄疫病毒。1901年美国学者Walter-Reed首先分离出对人类致病的黄热病毒。细菌病毒(噬菌体)是在1915年和1917年分别由英国学者Twort和加拿大学者Herelle各自独立发现,以后相继分离出许多对人类和动、植物致病的病毒。

4. 免疫学的兴起　18世纪末,英国医师琴纳(Edward Jenner,1749—1823)创用牛痘预防天花;随后巴斯德研制鸡霍乱、炭疽和狂犬病疫苗成功,为免疫学和预防医学开辟了途径。德国学者Behring和日本学者北里于1890年发现白喉抗毒素。Behring在1891年用此动物免疫血清成功地治愈一名白喉女孩,此为第一个被动免疫治疗的病例。自此,引起科学家从血清中寻找杀菌物质,导致血清学的发展。

5. 抗微生物药物的发明　1910年德国化学家Paul Ehrlich合成砷凡纳明来治疗梅毒,开创了用化学药物治疗微生物疾病的时代。1929年英国细菌学家弗莱明(Alexander Fleming,1881—1955)发现青霉素,1940年弗洛瑞(H.W.Florey)将青霉素提纯并应用于临床;此后人们又合成多种的抗生素和化学合成抗菌药物,并证明很多中药有抗菌作用。由于抗菌药物的应用,使很多由微生物感染引起的疾病得以控制。

（三）现代微生物学时期

1. 新病原微生物的发现　自1973年以来,新发现的病原微生物已有30多种,其中主要的有军团菌,弯曲菌,幽门螺杆菌,霍乱弧菌 O139 血清群,大肠埃希菌 O157：H7 血清型,肺炎衣原体,伯氏疏螺旋,人类免疫缺陷病毒,SARS 冠状病毒,人类疱疹病毒 6、7、8 型,丙、丁、戊、己、庚型肝炎病毒,轮状病毒,汉坦病毒,埃博拉病毒,类病毒(viroid)、拟病毒(virusoid)、亚病毒(subvirus)和朊粒(prion)等。

2. 微生物基因组研究　对病原微生物致病机制的认识可深入到分子水平和基因水平。迄今已经完成大量细菌、病毒等微生物的基因测序工作,进一步明确其与宿主间的相互关系,为诊断和防治微生物感染性疾病提供新的科学依据。

3. 微生物致病机制研究　人们利用分子生物学等一些先进技术,对病原微生物的致病机制的研究深入到分子和基因水平,同时进一步明确了宿主体内微生态平衡的重要性。

4. 检测技术　分子生物学技术在微生物分类、新种类鉴定和流行病学中应用尤为重要。临床微生物学检验中,快速诊断方法发展较快。免疫荧光、放射核素和酶(ELISA)三大标记技术中,以 ELISA 快速测定微生物抗原技术较为普遍。放射核素标记因有辐射危害,已逐渐为地高辛、光敏生物素等非放射性物质标记所替代。细菌检验中的微量化和自动化,也是微生物学诊断中的发展方向。

5. 防治方法　疫苗的发展经历了灭活疫苗、减毒活疫苗、亚单位疫苗、基因工程疫苗,1993 年 Ulmer 等开创的核酸疫苗被誉为疫苗学的新纪元,具有广阔的发展前景,其种类趋于多联疫苗、黏膜疫苗、缓释疫苗等多样化。由于病原菌多重耐药株随着出现,给治疗带来很大困难,不断对老药修饰改造和新抗菌药物的研制,但仍不能逆转耐药性这一根本问题。近年来,应用生物工程产生大批量干扰素、IL-2 等细胞因子,在治疗某些病毒性疾病中,取得一定效果。

虽然医学微生物学领域的研究取得了巨大成就,但是人们仍然面临感染性疾病的威胁,因此感染性疾病的病原学研究、致病机制研究、抗感染免疫的分子机制研究、临床快速诊断技术的开发、新型疫苗的研究、抗感染药物研发等任重而道远。

(田维珍)

课件
08章PPT

第八章

细菌的形态与结构

扫一扫
知重点

 学习要点

1. 革兰阳性菌和革兰阴性菌细胞壁的异同,L型细菌及其意义。

2. 细菌基本结构、特殊结构的种类、功能及医学意义。

3. 革兰染色的方法及医学意义。

细菌(bacterium)是原核生物界的一种单细胞微生物。广义的细菌泛指各种原核细胞型微生物。学习细菌的形态、结构对研究细菌的生命活动规律、致病性和免疫性,以及鉴别细菌、诊断和防治传染病等均有重要的意义。

第一节　细菌的大小与形态

一、细菌的大小

细菌个体微小,测量单位用微米(μm),观察细菌形态、大小最常用光学显微镜,放大 1000 倍左右才能看清。不同种类的细菌大小不一,多数球菌直径约为 1μm,中等大小杆菌长 $2\sim3\mu$m,宽 $0.3\sim0.5\mu$m。

二、细菌的形态

细菌按其外形,主要分球菌、杆菌和螺形菌三大类(图 8-1)。

1. 球菌　单个菌体呈球形或近似球形,依其分裂平面和分裂后排列的方式不同,可分为:①双球菌:沿一个平面分裂,分裂后的菌体成双排列,如脑膜炎奈瑟菌;②链球菌:沿一个平面分裂,分裂后多个菌体排列成链状,如乙型溶血性链球菌;③葡萄球菌:沿多个不规则的平面分裂,分裂后菌体堆积成葡萄状,如金黄色葡萄球菌。另外,还有四联球菌、八叠球菌等。

2. 杆菌　菌体呈杆状或近似杆状。不同种类杆菌的长短、粗细及形态很不一致,大多呈直杆状,有的菌体稍弯,有的两端钝圆或平齐,有的末端膨大呈棒状。大多数杆菌为分散排列,有的呈链状排列,如炭疽芽胞杆菌;有的呈分枝状排列,称为分枝杆菌,如结核分枝杆菌。

图 8-1 细菌的基本形态

3. 螺形菌 菌体呈弯曲状,可分为 3 类。

(1) 弧菌:菌体长 2~3μm,只有一个弯曲,呈弧状或逗点状,如霍乱弧菌。

(2) 螺菌:菌体有数个弯曲,但菌体较硬,如鼠咬热螺菌。

(3) 螺杆菌及弯曲菌:菌体细长弯曲柔软,可见弯曲呈 S 形或海鸥状,如幽门螺杆菌、空肠弯曲菌等。

细菌形态可受各种理化因素的影响,一般来说,在生长条件适宜时培养 8~18 小时的细菌形态较为典型;细菌衰老时或有不利于细菌生长的物质(如药物、抗生素、抗体、过酸、过高的盐分等)时,细菌常常出现不规则的形态,表现为多形性,呈梨形、气球状或丝状等,称为衰退型,不易识别。观察细菌形态和大小特征时,应注意来自机体或环境中各种因素所导致的细菌形态变化。

第二节 细菌的结构

细菌虽小,仍具有一定的细胞结构。其基本结构有细胞壁、细胞膜、细胞质和核质。某些细菌还有特殊结构——荚膜、鞭毛、菌毛和芽胞(图 8-2)。

图 8-2 细菌细胞结构模式图

一、基本结构

(一) 细胞壁

细胞壁位于细菌细胞的最外层,包绕在细胞膜的周围。是一种膜状结构,组成较复杂,因不同细菌而异。用革兰染色法可将细菌分为两大类,即革兰阳性(G⁺)菌和革兰阴性(G⁻)菌。两类细菌细胞壁的共有组分为肽聚糖,但分别拥有各自的特殊组分。

1. 肽聚糖 细菌细胞壁的化学组成较复杂,并随种类不同而异,其基本成分为肽聚糖,又称为黏肽或胞壁质,G⁺菌的肽聚糖由聚糖骨架、四肽侧链和五肽交联桥三部分组成,G⁻菌的肽聚糖仅由聚糖骨架和四肽侧链两部分组成。聚糖骨架由 N-乙酰葡糖胺和 N-乙酰胞壁酸交替间隔排列,经 β-1,4 糖苷键连接而成,四肽侧链连接在 N-乙酰胞壁酸上。交联桥与四肽侧链的组成及连接方式因菌种而异,如金黄色葡萄球菌的四肽侧链由 L-丙氨酸、D-谷氨酸、L-赖氨酸和 D-丙氨酸依序构成。第三位的 L-赖氨酸通过由 5 个甘氨酸组成的五肽交联桥连接到相邻四肽链第四位的 D-丙氨酸上,从而构成机械强度十分坚韧的三维立体框架结构(图 8-3)。大肠埃希菌四肽侧链中第三位的氨基酸为二氨基庚二酸(DAP),DAP 与相邻四肽侧链末端的 D-丙氨酸直接连接,没有五肽交联桥,形成较疏松的二维单层平面网状结构(图 8-4)。

图 8-3 金黄色葡萄球菌细胞壁的肽聚糖结构
M:N-乙酰胞壁酸 G:N-乙酰葡糖胺 O:β-1,4 糖苷键 a:L-丙氨酸 b:D-谷氨酸 c:L-赖氨酸 d:D-丙氨酸 x:甘氨酸

图 8-4 大肠埃希菌细胞壁的肽聚糖结构

2. 革兰阳性菌细胞壁特殊组分 G⁺菌的细胞壁较厚(20~80nm),除含有 15~50层肽聚糖结构外,大多数尚含有大量的磷壁酸,少数是磷壁醛酸,约占细胞壁干重的50%。

磷壁酸是革兰阳性菌特有,系核糖醇或甘油醇残基经由磷酸二酯键互相连接而成的衍生物。包括:

(1)壁磷壁酸:它与细胞壁中肽聚糖分子的 N-乙酰胞壁酸发生共价结合,可用稀

酸或稀碱进行提取,其含量有时可达壁重的50%(或细胞干重的10%),含量多少与培养基成分密切相关。壁磷壁酸一端通过磷脂与肽聚糖上的胞壁酸共价结合,另一端伸出细胞壁游离于外。膜磷壁酸一端与细胞膜外层上的糖脂共价结合,另一端穿越肽聚糖层伸出细胞壁表面呈游离状态。磷壁醛酸与磷壁酸相似,仅其结构中以糖醛酸代替磷酸。

壁磷壁酸与脂磷壁酸共同组成带负电荷的网状多聚物或基质,使得 G^+ 菌的细胞壁具有良好的坚韧性、通透性及静电性能。磷壁酸也具有抗原性及黏附素活性。

(2) 膜磷壁酸:又称脂磷壁酸,一端由甘油磷酸链分子与细胞膜上的磷脂进行共价结合,另一端均游离于细胞壁外。它的含量与培养条件关系不大,可用45%热酚水提取,也可用热水从脱脂的冻干细菌中提取。磷壁酸抗原性很强,是革兰阳性菌的重要表面抗原;在调节离子通过黏液层中起作用;也可能与某些酶的活性有关。

此外,某些革兰阳性菌细胞壁表面尚有一些特殊的表面蛋白质,如金黄色葡萄球菌的 A 蛋白、A 群链球菌的 M 蛋白等。而大多数革兰阳性菌细胞壁中蛋白质含量较少。

3. 革兰阴性菌细胞壁特殊组分　G^- 菌细胞壁较薄(10~15nm),但结构较复杂。除含有 1~2 层的肽聚糖结构外,尚有其特殊组分外膜,约占细胞壁干重的80%。

外膜由脂蛋白、脂质双层和脂多糖三部分组成。脂蛋白位于肽聚糖层和脂质双层之间,其蛋白质部分与肽聚糖侧链的二氨基庚二酸相连,其脂质成分与脂质双层非共价结合,使外膜和肽聚糖层构成一个整体。脂质双层的结构类似细胞膜,双层内镶嵌着多种蛋白质称为外膜蛋白,其中有的为孔蛋白,如大肠埃希菌的 OmpF、OmpC,允许水溶性分子(分子量≤600)通过;有的为诱导性或去阻遏蛋白质,参与特殊物质的扩散过程;有的为噬菌体、性菌毛或细菌素的受体。由脂质双层向细胞外伸出的是脂多糖(LPS)。LPS 由脂质 A、核心多糖和特异多糖三部分组成,即 G^- 菌的内毒素。

(1) 脂质 A:由 β-1,6 糖苷键相连的 D- 氨基葡萄糖双糖组成的基本骨架,双糖骨架的游离羟基和氨基可携带多种长链脂肪酸和磷酸基团。不同种属细菌的脂质 A 骨架基本一致,其主要差别是脂肪酸的种类和磷酸基团的取代不尽相同,其中 β- 羟基豆蔻酸是肠道菌所共有的。脂质 A 是内毒素的毒性和生物学活性的主要组分,无种属特异性,故不同细菌产生的内毒素的毒性作用均相似。

(2) 核心多糖:位于脂质 A 的外层,由己糖(葡萄糖、半乳糖等)、庚糖、2- 酮基 -3-脱氧辛酸(KDO)、磷酸乙醇胺等组成。经 KDO 与脂质 A 共价联结。核心多糖有属特异性,同一属细菌的核心多糖相同。

(3) 特异多糖:是脂多糖的最外层,由数个至数十个寡聚糖(3~5 个单糖)重复单位所构成的多糖链。特异多糖即革兰阴性菌的菌体抗原(O 抗原),具有种特异性,因其多糖中单糖的种类、位置、排列和空间构型各不相同所致。特异多糖的缺失,细菌从光滑型(S)变为粗糙型(R)。

此外,少数革兰阴性菌(脑膜炎奈瑟菌、淋病奈瑟菌、流感嗜血杆菌)的 LPS 结构不典型,其外膜糖脂含有短链分枝状聚糖组分(与粗糙型肠道菌的 LPS 相似),称为脂寡糖(LOS)。它与哺乳动物细胞膜的鞘糖脂成分非常相似,从而使这些细菌逃避宿主免疫细胞的识别。LOS 作为重要的毒力因子受到关注。

在 G⁻ 菌的细胞膜和外膜的脂质双层之间有一空隙,约占细胞体积的 20%~40%,称为周浆间隙。该间隙含有多种水解酶,例如蛋白酶、核酸酶、碳水化合物降解酶及作为毒力因子的胶原酶、透明质酸酶和 β- 内酰胺酶等,在细菌获得营养、解除有害物质毒性等方面有重要作用。

G⁺ 和 G⁻ 菌细胞壁结构显著不同(表 8-1,图 8-5),导致这两类细菌在染色性、抗原性、致病性及对药物的敏感性等方面有很大差异。

表 8-1　革兰阳性菌与革兰阴性菌细胞壁结构比较

细胞壁	革兰阳性菌	革兰阴性菌
强度	较坚韧	较疏松
厚度	20~80nm	10~15nm
肽聚糖层数	可达 50 层	1~2 层
肽聚糖含量	占细胞干重的 50%~80%	占细胞干重的 20%~50%
糖类含量	约 45%	15%~20%
脂类含量	1%~4%	11%~22%
磷壁酸	+	−
外膜	−	+

此外,某些细菌(如分枝杆菌)细胞壁含有丰富脂质,这与上述 G⁺ 和 G⁻ 菌细胞壁结构显著不同,因此这类细菌具有特殊的生物学性状和致病特点。

4. 细胞壁的主要功能及相关的医学意义

(1) 保护细菌和维持菌体形态:细菌细胞壁坚韧而富弹性,其主要功能是维持菌体固有的形态,并保护细菌抵抗低渗环境。细菌细胞质内有高浓度的无机盐和大分子营养物质,其渗透压高达 506.6~2533.1kPa(5~25 个大气压)。由于细胞壁的保护作用,使细菌能承受内部巨大的渗透压而不会破裂,并能在相对低渗的环境下生存。

(2) 物质交换:细胞壁上有许多小孔以及特定的转运蛋白,可参与菌体内外的物质交换。

(3) 与致病性有关:乙型溶血性链球菌表面的 M 蛋白与 LTA 结合,在细菌表面形成微纤维,可介导菌体与宿主细胞黏附,是该菌重要的致病物质。金黄色葡萄球菌的 A 蛋白和乙型溶血性链球菌的 M 蛋白具有对抗免疫细胞的吞噬功能。磷壁酸和 LPS 具有抗原性,可以诱发机体的免疫应答。LPS 是内毒素,可使机体发热,白细胞增加,严重时可致休克死亡。

(4) 与耐药性有关:G⁺ 菌肽聚糖缺失可使作用于细胞壁的抗菌药物失效(见 L 型细菌);G⁻ 菌外膜通透性的降低阻止某些抗菌药物进入和外膜主动外排(泵出)抗菌药物,成为细菌重要的耐药机制。

图 8-5　细菌的细胞壁结构示意图

（5）与静电性有关：磷壁酸和 LPS 均带负电荷，能与 Mg^{2+} 等双价离子结合，有助于维持菌体内离子的平衡，调节细菌生理代谢。但 G^+ 菌磷壁酸带更多的负电荷，故等电点更低（G^+ 菌等电点为 pH2~3，G^- 菌为 pH4~5），故更易与带正电荷的碱性染料结晶紫结合，被染成紫色。

（6）其他：G^+ 菌的磷壁酸是重要表面抗原，与血清型分类有关。LPS 也可增强机体非特异性抵抗力，并有抗肿瘤等有益作用。

5. 细菌细胞壁缺陷型（细菌 L 型） 细菌细胞壁的肽聚糖结构受到理化或生物因素的直接破坏或合成被抑制，这种细胞壁受损的细菌一般在普通环境中不能耐受菌体内的高渗透压而胀裂死亡。但在高渗环境下，它们仍可存活者称细菌细胞壁缺陷型。

细菌 L 型（图 8-6）在体内或体外、人工诱导或自然情况下均可形成，诱发因素很多，如溶菌酶、溶葡萄球菌素和青霉素等。其中溶菌酶和溶葡萄球菌素能裂解肽聚糖中 N- 乙酰葡糖胺和 N- 乙酰胞壁酸之间的 β-1,4 糖苷键，破坏聚糖骨架。青霉素能与细菌竞争合成肽聚糖过程中所需的转肽酶，抑制四肽侧链上 D- 丙氨酸与五肽桥之间的联结，使细菌不能合成完整的肽聚糖。人与动物细胞无细胞壁，也无肽聚糖结构，故溶菌酶和青霉素对人体细胞无破坏作用。

图 8-6 葡萄球菌 L 型
A. 临床标本分出的丝状 L 型菌落（扫描电镜 ×10 000） B. 丝状 L 型菌落回复后（扫描电镜 ×10 000）

（1）L 菌分型：①原生质体：G^+ 菌细胞壁缺失后，原生质仅被一层细胞膜包住，称为原生质体；②原生质球：G^- 菌肽聚糖层受损后尚有外膜保护，称为原生质球。支原体是天然缺乏细胞壁的微生物，与细菌 L 型不同。

（2）L 菌的分布：此型细菌分布极广，可以说凡有细菌存在之处，如土壤、河水、动物器官及人体组织等，便有 L 菌的存在；病原微生物的 L 菌保存着一定的毒力，具有致病性。已经发现一些真菌和螺旋体也会变成 L 菌。

知识链接

L菌名称的由来

1935年英国学者Klieneberger在研究鼠咬热的病原体念珠状链杆菌时,意外地发现了一种肉眼可见的微小菌落,其菌体呈高度多形性,认为是该菌的一个变种;因为该变种是在Lister医学研究所内发现的,即取其第一个字母以命名,故称为L菌。L菌也称细菌L型,其可见的英文名称就有5个之多,即L-form、L-phase、L-organism、L-phase variant和Cellwall deficient bacteria,以前者为常见。

(3)L菌的形成:L型细菌的形成与细菌生存环境的改变和人工诱导作用有关。人工诱导细菌变成L型细菌的因素如下:①抗生素,如青霉素、先锋霉素、万古霉素等;②酶类,如溶菌酶、脂酶;③机体的一些免疫因素,如抗体、补体、吞噬细胞;④物理因素,如紫外线;⑤化学因素,如去氧胆酸盐。

(4)多形性:细菌L型的形态因缺失细胞壁呈高度多形性,大小不一,有球形、杆状和丝状等。着色不匀,无论其原为革兰阳性或阴性菌,形成L菌大多染成革兰阴性。细菌L型难以培养,其营养要求基本与原菌相似,但需在高渗低琼脂含血清的培养基中生长。细菌L型生长繁殖较原菌缓慢,一般培养2~7天后在软琼脂平板上形成中间较厚、四周较薄的荷包蛋样细小菌落,也有的长成颗粒状或丝状菌落。细菌L型在液体培养基中生长后呈较疏松的絮状颗粒,沉于管底,培养液则澄清。

(5)致病力:某些L菌仍有一定的致病力,通常引起慢性感染,如尿路感染、骨髓炎、心内膜炎等,并常在使用作用于细胞壁的抗菌药物(β-内酰胺类抗生素等)治疗过程中发生。临床上遇有症状明显而标本常规细菌培养阴性者,应考虑细菌L型感染的可能性,宜作L菌的专门分离培养,并更换抗菌药物。

拓展阅读

(二)细胞膜

细胞膜是位于细胞壁内、细胞质外的一层柔软而有弹性的生物膜,厚约7.5nm,占细胞干重的10%~30%。细菌细胞膜结构与真核细胞膜基本相同,由磷脂和多种蛋白质组成,但不含胆固醇,细菌细胞膜是细菌赖以生存的重要结构之一,其主要功能如下:

1. 物质转运 细菌细胞膜形成疏水性屏障,允许水和某些小分子物质被动性扩散、特异性营养物质的选择性进入和废物的排出,以及透性酶参与营养物质的主动摄取过程。

2. 呼吸和分泌 因细菌无线粒体结构,参与细胞氧化呼吸的细胞色素、组成呼吸链的其他酶类及三羧酸循环的某些酶均定位于细胞膜表面。因此,细菌细胞膜类似于真核细胞的线粒体,在细胞呼吸和能量代谢中发挥重要作用。

细菌的分泌系统是一种贯穿细菌胞膜的特殊结构,由不同的膜镶嵌蛋白构成。其分泌的底物主要为蛋白质(如蛋白酶、溶血素、毒素等)和DNA,可分布于细菌表面,或释放到细菌的外环境中,或注入宿主细胞内,参与细菌的各种重要生命活动和致病作用。如通过分泌系统,细菌可将某些胞外酶分泌至胞外,消化营养物质,便于自身吸收利用;有些细菌蛋白可分泌到细胞膜外,参与菌毛和鞭毛的生物合成;而分泌到细胞外的细菌毒素及毒性酶类,则参与细菌的致病过程。根据细菌分泌系统的结构和功能不同,目前确认的有 I～Ⅶ型分泌系统。

3. 生物合成 细胞膜含有多种酶类,参与细胞结构(如肽聚糖、磷脂、鞭毛和荚膜等)的合成。其中与肽聚糖合成有关的酶类(转肽酶或转糖基酶),是青霉素作用的主要靶位,称为青霉素结合蛋白(PBP),与细菌的耐药性形成有关。

4. 参与细菌分裂 细菌部分细胞膜内陷、折叠、卷曲形成的囊状物,称为中介体。中介体多见于革兰阳性细菌,常位于菌体侧面(侧中介体)或靠近中部(横隔中介体),可有一个或多个。中介体一端连在细胞膜上,另一端与核质相连,细胞分裂时中介体亦一分为二,各携一套核质进入子代细胞,有类似真核细胞纺锤丝的作用。中介体的形成,有效地扩大了细胞膜面积,相应地增加了酶的含量和能量的产生,其功能类似于真核细胞的线粒体,故亦称拟线粒体。

(三) 细胞质

细胞质又称细胞浆,是细胞膜内的胶状物质,由水、蛋白质、脂类、核酸及少量糖和无机盐组成,其中还含有许多重要的超微结构。

(1) 核糖体:又称核蛋白体,是细菌蛋白质合成的场所,其化学成分为 RNA 和蛋白质。有些抗生素,如链霉素或红霉素能分别与细菌核糖体结合,干扰细菌蛋白质的合成,抑制细菌的生长繁殖。

(2) 质粒:是细菌染色体以外的微小遗传物质,存在于细胞质中,为闭环双链 DNA,带有遗传信息,能控制细菌某些特定遗传性状,并能在细胞质中自我复制,传给子代,也可通过接合或其他方式传递给其他无质粒细菌。医学上重要的质粒有决定细菌耐药性的 R 因子、决定细菌性菌毛的 F 因子等。

(3) 胞质颗粒:细菌细胞质中含有许多颗粒,大多为贮存的营养物质,包括多糖、脂类和多偏磷酸盐等。较为常见的有白喉棒状杆菌的异染颗粒(主要成分是 RNA 和多偏磷酸盐),位于菌体两端,有助于白喉棒状杆菌鉴定。

(四) 核质

细菌是原核细胞,不具成形的核。细菌的遗传物质称为核质或拟核,集中于细胞质的某一区域,多在菌体中央,无核膜、核仁和有丝分裂器,因其功能与真核细胞的染色体相似,亦称之为细菌的染色体。

细菌核质为单倍体,大多数细菌的核质由单一的密闭环状 DNA 分子反复回旋卷曲盘绕,形成松散网状结构,相当于一条染色体,附着在横隔中介体或细菌膜上。序列分析证实大肠埃希菌 K-12MG1655 的染色体 DNA 全长 4639kb,有 4289 个开放阅读框架(ORF)。但也发现某些细菌有两个不同的染色体,例如,霍乱弧菌和羊布鲁氏菌有两个不同的染色体,个别细菌甚至有 3 个或 4 个不同的染色体,而某些疏螺旋体的染色体则为线性 dsDNA 分子。与真核细胞染色体相比,细菌的染色体有显著的特点:①DNA 基因数目少,编码区连续,无内含子;②绝大多数编码蛋白质的结构基因保持单拷贝形式,很少有重复序列,但编码 rRNA 的基因通常是多拷贝,以便能装备大量的核糖体满足细菌的迅速生长繁殖;③没有核膜,DNA 转录过程中核糖体就可以与 mRNA 结合,使转录和翻译相偶联同步。

二、特殊结构

（一）荚膜

某些细菌在其细胞壁外包绕一层黏液性物质，为多糖或蛋白质的多聚体，用理化方法去除后并不影响菌细胞的生命活动。凡黏液性物质牢固地与细胞壁结合，厚度≥0.2μm，边界明显者称为荚膜或大荚膜；厚度<0.2μm者称为微荚膜，如伤寒沙门菌的 Vi 抗原、大肠埃希菌的 K 抗原等。若黏液性物质疏松地附着于菌细胞表面，边界不明显且易被洗脱者称为黏液层。荚膜是细菌致病重要的毒力因子，也是鉴别细菌的重要标志。

1. 荚膜的化学组成　大多数细菌的荚膜是多糖，但炭疽芽胞杆菌、鼠疫耶尔森菌等少数菌的荚膜为多肽。由多糖组成的荚膜和黏液层称为糖萼。荚膜多糖为高度水合分子，含水量95%以上，与菌细胞表面的磷脂或脂质 A 共价结合。多糖分子组成和构型的多样化使其结构极为复杂，成为血清学分型的基础。例如肺炎链球菌的荚膜多糖物质的抗原至少可分成 85 个血清型。荚膜与同型抗血清结合发生反应后即逐渐增大，出现荚膜肿胀反应，可借此将细菌定型。

荚膜对一般碱性染料亲和力低，不易着色，普通染色只能见到菌体周围有未着色的透明圈（图 8-7）。如用墨汁负染，则荚膜显现更为清楚。用特殊染色法可将荚膜染成与菌体不同的颜色。

荚膜的形成受遗传的控制和环境条件的影响。一般在动物体内或含有血清或糖的培养基中容易形成荚膜，在普通培养基上或连续传代则易消失。有荚膜的细菌在固体培养基上形成黏液（M）型或光滑（S）型菌落，失去荚膜后其菌落变为粗糙（R）型。

2. 荚膜的功能　荚膜和微荚膜具有相同的功能。

图 8-7　细菌的荚膜（透射电镜 ×42 000）

（1）抗吞噬作用：荚膜具有保护细菌抵抗宿主吞噬细胞的吞噬和消化的作用，增强细菌的侵袭力，因而荚膜是病原菌的重要毒力因子。荚膜多糖亲水和带负电荷，与吞噬细胞膜有静电排斥力，故能阻滞表面吞噬活性。例如肺炎链球菌，有荚膜株数个菌就可使实验小鼠致死，无荚膜株则需上亿个菌才能使小鼠死亡。

（2）黏附作用：荚膜多糖可使细菌彼此粘连，也可黏附于组织细胞或无生命物体表面，参与生物被膜的形成，是引起感染的重要因素。变异链球菌依靠荚膜将其固定在牙齿表面，利用口腔中的蔗糖产生大量的乳酸，积聚在附着部位形成生物被膜，导致牙齿珐琅质的破坏，发生龋齿。有些具有荚膜细菌（例如铜绿假单胞菌），在住院患者的各种导管内黏附定居形成生物被膜，是医院内感染发生的重要因素。

（3）抗有害物质的损伤作用：荚膜处于菌细胞的最外层，有保护菌体避免和减少受溶菌酶、补体、抗体和抗菌药物等有害物质的损伤作用。

（二）鞭毛

许多细菌,包括所有的弧菌和螺菌,约半数的杆菌和个别球菌,在菌体上附有细长并呈波状弯曲的丝状物,少者仅 1~2 根,多者达数百根。这些丝状物称为鞭毛,是细菌的运动器官。鞭毛长 5~20μm,直径 12~30nm,需用电子显微镜观察,或经特殊染色法使鞭毛增粗后才能在普通光学显微镜下看到。根据数量和部位,可将鞭毛菌分成 4 类(图 8-8):①单毛菌:只有一根鞭毛,位于菌体一端,如霍乱弧菌;②双毛菌:菌体两端各有一根鞭毛,如空肠弯曲菌;③丛毛菌:菌体一端或两端有一束鞭毛,如铜绿假单胞菌;④周毛菌:菌体周身遍布许多鞭毛,如伤寒沙门菌。

单鞭毛　双鞭毛　　丛鞭毛　　　　周鞭毛

图 8-8　细菌鞭毛的类型模式

1. 鞭毛的结构　鞭毛自细胞膜长出,游离于菌细胞外,由基础小体、钩状体和丝状体 3 个部分组成。

鞭毛是从尖端生长,在菌体内形成的鞭毛蛋白分子不断地添加到鞭毛的末端。若用机械方法去除鞭毛,新的鞭毛很快合成,3~6 分钟内恢复动力。各菌种的鞭毛蛋白结构不同,具有高度的抗原性,称为鞭毛(H)抗原。

2. 鞭毛的功能

(1) 为细菌的运动器官:具有鞭毛的细菌在液体环境中能主动、自由游动,速度迅速,如单鞭毛的霍乱弧菌每秒移动可达 55μm,周毛菌移动较慢,每秒 25~30μm。细菌的运动有化学趋向性,常向营养物质处前进,而逃离有害物质。

(2) 有些细菌鞭毛与致病性有关:例如霍乱弧菌、空肠弯曲菌等通过活泼的鞭毛运动穿透小肠黏膜表面覆盖的黏液层,使菌体黏附于肠黏膜上皮细胞,产生毒性物质导致病变发生。

(3) 细菌鉴定和分类:根据细菌能否运动(有无动力),鞭毛的数量、部位和特异的抗原性,可用于鉴定细菌和进行细菌分类。

（三）菌毛

许多 G⁻ 菌和少数 G⁺ 菌的菌体表面存在着一种直的、比鞭毛更细、更短的丝状物,称为菌毛。菌毛由结构蛋白亚单位菌毛蛋白组成,螺旋状排列成圆柱体,新形成的菌毛蛋白分子插入菌毛的基底部。菌毛蛋白具有抗原性,其编码基因位于细菌的染色体或质粒上。菌毛在普通光学显微镜下看不到,必须用电子显微镜观察。

根据功能不同,菌毛可分为普通菌毛和性菌毛两类。

1. 普通菌毛　长 0.2~2μm,直径 3~8nm。遍布菌细胞表面,每菌可达数百根。这类菌毛是细菌的黏附结构,能与宿主细胞表面的特异性受体结合,是细菌感染的第一步。因此,菌毛与细菌的致病性密切相关。菌毛的受体常为糖蛋白或糖脂,与菌毛结合的特异性决定了宿主的易感部位。同样,如果红细胞表面具有菌毛受体的相似成分,不同的菌毛就会引起不同类型的红细胞凝集,称为血凝(HA),借此鉴定菌毛。例如大肠埃希菌的 I 型菌毛可黏附于肠道和尿道黏膜上皮细胞表面,也能凝集豚鼠红细胞,但可被 D- 甘露糖所抑制,称为甘露糖敏感性血凝(MSHA)。致肾盂肾炎大肠埃希菌(UPEC)的 P 菌毛,常黏附于肾脏的集合管和肾盂,还能凝集 P 血型阳性红细胞,且不被甘露糖所抑制,故称为甘露糖抗性血凝(MRHA)。UPEC 是上行性尿路感染的重要致病菌。有些细菌的普通菌毛是由质粒编码的,而另一些细菌的普通菌毛则由染色体控制。例如,肠产毒素性大肠埃希菌(ETEC)的定植因子是一种特殊类型的菌毛(CFA/I,CFA/II),黏附于小肠黏膜细胞,编码定植因子和肠毒素的基因均位于可接合传递质粒上,是该菌重要毒力因子。霍乱弧菌、肠致病性大肠埃希菌(EPEC)和淋病奈瑟菌的菌毛都属于 IV 型菌毛,由染色体控制,在所致的肠道或泌尿生殖道感染中起到关键作用。有菌毛的菌株可抵抗肠蠕动或尿液的冲洗作用而有利于定居,一旦丧失菌毛,其致病力亦随之消失。

2. 性菌毛　仅见于少数 G^- 菌。数量少,一个菌只有 1~4 根。比普通菌毛长而粗,中空呈管状。性菌毛由一种称为致育因子的质粒编码,故性菌毛又称 F 菌毛。带有性菌毛的细菌称为 F^+ 菌,无性菌毛者称为 F^- 菌。当 F^+ 菌与 F^- 菌相遇时,F^+ 菌的性菌毛与 F^- 菌相应的性菌毛受体(如外膜蛋白 A)结合,F^+ 菌体内的质粒或染色体 DNA可通过中空的性菌毛进入 F^- 菌体内,这个过程称为接合。细菌的致育性(编码性菌毛的能力)、毒力和耐药性等性状可通过此方式传递。此外,性菌毛也是某些噬菌体吸附于菌细胞的受体。

质粒动画

(四) 芽胞

某些细菌在一定的环境条件下,胞质脱水浓缩,在菌体内部形成一个圆形或卵圆形小体,是细菌的休眠形式,称为芽胞。产生芽胞的细菌都是 G^+ 菌,芽胞杆菌属(炭疽芽胞杆菌等)和梭菌属(破伤风梭菌等)是主要形成芽胞的细菌。

1. 芽胞的形成与发芽　细菌芽胞的形成受遗传因素的控制和环境因素的影响。芽胞一般只是在动物体外对细菌不良的环境条件下形成,其形成条件因菌种而异。如炭疽芽胞杆菌在有氧下形成,而破伤风梭菌则相反。营养缺乏尤其是 C、N、P 元素不足时,细菌生长繁殖减速,可启动芽胞形成的基因。

成熟的芽胞具有多层膜结构,由内向外依次是核心、内膜、芽胞壁、皮质、外膜、芽胞壳和芽胞外衣。芽胞带有完整的核质、酶系统和合成菌体组分的结构,能保存细菌的全部生命必需物质。芽胞形成后,细菌即失去繁殖的能力,菌体即成为空壳,有些芽胞可从菌体脱落游离。一个细菌只形成一个芽胞,一个芽胞发芽也只生成一个菌体,细菌数量并未增加,故芽胞不是细菌的繁殖方式。与芽胞相比,未形成芽胞而具有繁殖能力的菌体称为繁殖体。芽胞形成后,若在机械力、热或 pH 改变等刺激作用下,破坏其芽胞壳,并供给水分和营养,芽胞可发芽,形成新的菌体。

芽胞壁厚,折光性强,不易着色。染色时需经媒染、加热等处理。芽胞的大小、形状、位置等随菌种而异,有重要的鉴别价值(图 8-9)。例如炭疽芽胞杆菌的芽胞为卵圆形,比菌体小,位于菌体中央;破伤风梭菌芽胞正圆形,比菌体大,位于顶端,状如鼓槌;肉毒梭菌芽胞亦比菌体大,位于次极端。

图 8-9　细菌芽胞的形态、大小和位置

2. 芽胞的功能及其医学意义

(1) 抵抗力强：细菌的芽胞对热力、干燥、辐射和化学消毒剂等理化因素均有强大的抵抗力。一般细菌繁殖体在 80℃ 水中迅速死亡，而有的细菌芽胞可耐 100℃ 沸水数小时。被炭疽芽胞杆菌芽胞污染的草原，传染性可保持 20~30 年。细菌芽胞抵抗力强与其特殊的结构和组成有关。芽胞含水量少(约为繁殖体的 40%)，蛋白质不易受热变性，芽胞具有多层致密的厚膜，理化因素不易透入；芽胞的核心和皮质中含有吡啶二羧酸(DPA)，DPA 与钙结合生成的盐能提高芽胞中各种酶的热稳定性。芽胞形成过程中很快合成 DPA，同时也获得耐热性；芽胞发芽时，DPA 从芽胞内渗出，其耐热性亦随之丧失。

(2) 杀死细菌的芽胞是作为判断灭菌效果的指标：被芽胞污染的用具、敷料、手术器械等，用一般方法不易将其杀死，杀灭芽胞最可靠的方法是压力蒸汽灭菌法，进行压力蒸汽灭菌时，应以芽胞是否被杀死作为判断灭菌效果的指标。

(3) 细菌芽胞是某些外源性感染的重要来源：人类有 4 种严重的疾病是由能形成芽胞的细菌引起的。这些细菌是厌氧芽胞梭菌中的产气荚膜梭菌、破伤风芽胞梭菌和肉毒梭菌等，需氧芽胞杆菌中的炭疽芽胞杆菌。这些细菌的芽胞并不直接引起疾病，仅当芽胞发芽成为繁殖体后，才能迅速大量繁殖而致病，可分别引起气性坏疽、破伤风、食物中毒和人兽共患的炭疽病。

第三节 细菌形态学检查法

一、不染色标本检查法

将未经染色的标本直接放在显微镜下检查，可观察细菌的动力等生活状态。常用压滴法或悬滴法，用暗视野显微镜或相差显微镜观察

二、染色标本检查法

细菌菌体微小、半透明，经染色后才能观察清楚。最常用的染色剂是盐类，其中碱性染色剂由有色的阳离子和无色的阴离子组成，酸性染色剂由有色的阴离子和无色的阳离子组成。细菌细胞富含核酸，可与带正电荷的碱性染色剂结合，酸性染色剂不能使细菌着色，但可使背景着色形成反差，称为负染。

染色法分为单染法和复染法。单染法是用一种染料染色，把所有细菌染成一种颜色。复染法是用两种以上的染料染色，可以对细菌进行分类。最常用最重要的分类鉴别染色法是革兰染色法(Gram stain)。该法由丹麦细菌学家革兰于 1884 年创建。此染色法是标本固定后，先用碱性的结晶紫染料初染，再加碘液媒染，使之生成结晶紫-碘复合物。此时不同细菌均被染成深紫色，然后用 95% 乙醇溶液脱色，最后用稀释复红或沙黄复染。此法可将细菌分为两大类：不被乙醇脱色仍保留紫色者为革兰阳性菌；被乙醇脱色后，复染成红色者为革兰阴性菌。革兰染色法在鉴别细菌、选择抗菌药物、研究细菌致病性等方面都有极其重要的意义。复染色法中尚有抗酸染色等方法。根据细菌结构及组成不同，对染料亲和力也各不相同，采用特殊的染色方法可分辨不同的菌体结构，如荚膜染色法、鞭毛染色法、芽胞染色法、核染色法、异染颗

粒染色法等。

（张丹丹）

 复习思考题

1. 细菌细胞壁的主要功能是什么？简述革兰阳性菌与革兰阴性菌细胞壁的主要区别。

2. 简述肽聚糖的主要结构及青霉素、溶菌酶对其破坏的作用机制。

3. 回答革兰染色的主要步骤、判定结果及医学意义。

课件
09章PPT

第九章

细菌的生长繁殖与代谢

扫一扫
知重点

学习要点

1. 细菌的化学组成和物理性状。
2. 细菌的合成代谢产物及意义。
3. 细菌生长繁殖的条件、方式、速度和规律。
4. 细菌在培养基中的生长现象。

第一节 细菌的生长繁殖

一、细菌营养类型

(一)细菌的化学组成

细菌与其他生物细胞相似,主要含有水、无机盐、蛋白质、糖类、脂质和核酸等。水约占菌体重量的 80%,其他成分仅占 20%。除上述物质外,细菌还含有一些特殊成分,如肽聚糖、磷壁酸、二氨基庚二酸和吡啶二羧酸等。细菌的组成成分中除核酸相对稳定外,其他化学成分的含量常因菌种、菌龄的不同以及环境条件的改变而有所差别。

(二)细菌的物理性状

1. 带电现象 细菌的蛋白质和其他生物细胞的蛋白质相似,具有两性游离的性质。革兰阳性菌等电点低,pH 为 2~3。革兰阴性菌的等电点稍高,pH 为 4~5。在中性或弱碱性环境中,其 pH 高于细菌的等电点,细菌均带负电荷,并且革兰阳性菌所带负电荷多于革兰阴性菌。细菌的带电现象与细菌的染色反应、凝集反应、抑菌和杀菌作用有密切关系。

2. 表面积 细菌体积虽小,但单位体积的表面积远比其他生物细胞要大,这样有利于菌体内外物质的交换,故细菌生长繁殖迅速。

3. 光学性质 细菌细胞为半透明体,当光线照射在菌体上,一部分被吸收,另一部分被折射,故细菌悬液呈混浊状态。菌数越多,浊度越大,故可用比浊法估测液体中细菌的数量。

4. 半透性与渗透压 细菌的细胞壁和细胞膜都具有半透膜性质,可允许水分子通过,而对其他物质则有选择性透过作用。细菌吸取营养和排出代谢产物,均有赖于这种透过作用。由于半透性的存在,使得细菌细胞内营养物质和无机盐浓度大大高于细胞外,因此,在细胞内形成较高的渗透压。因细菌具有坚韧的细胞壁,能耐受菌体内的高渗透压,并能保护细菌在低渗透压环境中不致膨胀破裂。

(三) 细菌的营养物质

细菌的营养物质主要有水、碳源、氮源、无机盐和生长因子五类。

1. 水 水是细菌菌体重要组成,其生理功能是:①作为细胞的组成成分,如结合水;②为细胞代谢提供液体介质,如营养物质的运输、分解及代谢废物的排泄;③有效降低细胞内的温度,为细胞内各种氧化还原反应提供适宜的温度,使酶的活性得到正常发挥。

2. 碳源 各种含碳的无机或有机物,如CO_2、碳酸盐、糖、脂肪等都能被细菌吸收和利用,合成菌体组分和作为获得能量的主要来源。病原菌主要从糖类获得碳。

3. 氮源 用于合成菌体的结构蛋白、功能蛋白与核酸等。致病菌主要从氨基酸、蛋白胨等有机氮化物中获得氮。

4. 无机盐 细菌所需要的无机盐主要是钾、钠、钙、镁、硫、铁、氯等。各类无机盐的作用如下:①构成菌体的成分;②作为酶的组成部分,维持酶的活性;③参与能量的储存和转化;④调节菌体内外的渗透压;⑤某些元素与细菌致病作用有关。

5. 生长因子 生长因子是指某些细菌在生长过程中所必需,而自身不能合成的一类物质,通常为有机化合物,包括维生素、嘌呤、某些氨基酸、嘧啶等。前两类主要是构成辅酶和核酸,少数氨基酸的供给是因为某些细菌缺乏合成该氨基酸的酶。少数细菌还需特殊的生长因子,如流感嗜血杆菌需要 V、X 两种因子。

(四) 细菌营养类型

根据细菌生长所需要的碳源物质的性质,可将微生物分成自养型与异养型两大类,病原菌都是异养型。又可以根据细菌生长所需能量来源的不同进行分类,可分成化能营养型与光能营养型。还可根据其生长时能量代谢过程中供氢体性质的不同来分类,将微生物分成有机营养型和无机营养型。

综合起来,可将微生物营养类型划分为 4 种基本类型,即化能有机营养型、化能无机营养型、光能无机营养型、光能有机营养型等。

二、细菌生长繁殖的条件、方式和速度

(一) 细菌生长繁殖的基本条件

1. 充足的营养物质 细菌在机体内生长繁殖,或在体外人工培养,必须有充足的营养物质才能为其新陈代谢及生长繁殖提供必需的原料和足够的能量。

2. 适宜的温度 病原菌的最适生长温度37℃,与人的体温一致,称为嗜温菌。个别细菌如鼠疫杆菌在 28~30℃的条件下生长最好。

3. 适宜的酸碱度 多数病原菌最适 pH 范围为中性或弱碱性(pH7.2~7.6)。人类血液、组织液 pH 为 7.4,细菌极易生存。胃液偏酸,绝大多数细菌可被杀死。个别细菌在碱性条件下生长良好,如霍乱弧菌在 pH8.4~9.2 时生长最好;也有的细菌最适 pH偏酸,如结核分枝杆菌在 pH6.5~6.8 时最为适宜。

4. 必要的气体环境 病原菌生长繁殖时需要的气体主要是 O_2 和 CO_2。

根据细菌生长与氧气的关系将其分为 4 种类型：

(1) 需氧菌：具有完善的呼吸酶系统，需要分子氧作为受氢体以完成需氧呼吸，仅能在有氧环境下生长，如结核分枝杆菌、霍乱弧菌。

(2) 微需氧：在低氧压(5%~6%)生长最好，氧浓度大于 10% 对其有抑制作用，如空肠弯曲菌、幽门螺杆菌。

(3) 兼性厌氧菌：兼有需氧呼吸和无氧发酵两种功能，所以在有氧或无氧环境中都能生长。大多数病原菌属于此类菌。

(4) 专性厌氧菌：缺乏完善的呼吸酶系统，氧对其生长有毒害作用，只能在无氧环境下生长。如破伤风梭菌、脆弱类杆菌。

有些细菌(如脑膜炎奈瑟菌、淋病奈瑟菌、牛布鲁菌等)在初次分离培养时，需提供较高浓度的 CO_2(5%~10%)，否则生长很差甚至不能生长。

(二) 细菌生长繁殖的方式与速度

细菌生长繁殖的方式为二分裂法。

细菌分裂一代所需时间随细菌种类不同而异。在适宜的人工培养条件下，多数细菌繁殖速度极快，每 20~30 分钟分裂一次（称为一代），经过 18~24 小时，就能在培养基上形成肉眼可见的菌落。也有少数细菌生长速度缓慢，如结核分枝杆菌需 15~18 小时才分裂一次。

课堂互动

大肠杆菌在合适的生长条件下，12.5~20 分钟便可繁殖一代，每昼夜可繁殖 72 代，由 1 个细菌变成 4 722 366 500 万亿个(重约 4722t)；经 48 小时后，则可产生 2.2×10^{43} 个后代，如此多的细菌的重量约等于 4000 个地球之重。可事实上，并不是这样。那么，细菌是怎样生长繁殖的？有什么规律吗？

(三) 细菌生长繁殖的规律

将一定数量的细菌接种于适宜的液体培养基中，连续定时取样检查活菌数，可发现其生长繁殖过程的规律性。以培养时间为横坐标，培养物中活菌数的对数为纵坐标，可绘制出一条细菌生长曲线(图 9-1)。根据这条生长曲线，细菌的群体生长繁殖可分为 4 期。

1. 迟缓期 为最初培养的 1~4 小时，是细菌进入新环境后的短暂适应期。该期菌体增大，代谢活跃，积累了足够的酶、辅酶和中间代谢产物，但分裂迟缓，菌数增长不明显。

2. 对数期 细菌在该期活菌数以恒定的几何级数迅速增

①~② 迟缓期
②~③ 对数生长期
③~④ 稳定期
④~⑤ 衰退期

图 9-1 细菌的生长曲线

长,一般可持续 8~10 小时。此期细菌大小、形态、染色性、生理活性等都较典型,对外界环境因素(如抗生素)的作用比较敏感,研究细菌的生物学性状一般选用此期。

3. 稳定期　此期细菌增殖数与死亡数渐趋平衡。细菌形态、染色、生物活性可出现改变,可产生相应的代谢产物如外毒素、内毒素、抗生素以及形成芽胞等。稳定期在接种后的 10~18 小时。

4. 衰退期　细菌的繁殖速度从减慢到停止,死亡菌数超过活菌数。该期细菌形态发生显著变化,出现菌体变形,肿胀或自溶,难以辨认,染色性也可发生改变。

第二节　细菌的人工培养

根据细菌的生理需要和繁殖规律,可用人工方法为细菌提供营养物质和适宜的环境条件,使细菌在短时间内大量繁殖,称为细菌的人工培养。

一、培养基及分类

培养基是人工配制的适合细菌生长繁殖的营养基质。培养基按物理性状,可分为液体、半固体及固体培养基 3 种。

按用途可分为以下几类:

1. 基础培养基　基础培养基含有细菌生长繁殖所需的基本营养物质,可供大多数细菌生长。

2. 营养培养基　在基础培养基内加入某些特殊的营养物质,以满足营养要求较高的细菌生长。特殊的营养物质有血液、血清、酵母浸膏等。

3. 鉴别培养基　是检查细菌生化反应的培养基,常用于细菌的鉴定和分类。如在培养基中加入某种糖类及指示剂,可鉴别细菌分解糖的能力。

4. 选择培养基　用于在混杂的标本中分离出目的菌株的培养基。在培养基中加入某种化学物质,使之抑制某些细菌生长,而有利于另一些细菌生长,从而将后者从混杂的标本中分离出来。

5. 厌氧培养基　专供厌氧菌分离、培养和鉴别用的培养基,称为厌氧培养基。

二、细菌在培养基中的生长现象

细菌在培养基中的生长现象,因细菌种类和培养基性质不同而异,故依据细菌的某些特征有助于鉴定细菌。

1. 细菌在液体培养基中的生长现象　将细菌接种在液体培养基中,经 37℃培养18~24 小时,在液体中可出现:①均匀浑浊生长多数细菌呈此现象,如葡萄球菌;②菌膜生长观察时勿摇动,以防菌膜下沉管底而误认为是沉淀生长,如枯草杆菌;③沉淀生长细菌沉积于管底,底层以上液体透明,如链球菌。

2. 细菌在半固体培养基中的生长现象　用穿刺接种法将细菌接种在半固体培养基中,因其琼脂含量少,硬度低,有鞭毛的细菌能运动,可由穿刺线向四周扩散呈放射状或云雾状生长;无鞭毛的细菌则沿着穿刺线生长。半固体培养基主要用于检查细菌的动力。

3. 细菌在固体培养基上的生长现象 细菌划线接种在固体培养基表面,经37℃ 18~24 小时培养由单个细菌繁殖而成的肉眼可见的细菌集团称为菌落。多个菌落融合成片称为菌苔。在一般情况下,一个菌落是由一个细菌繁殖的后代堆积而成,是同种的纯菌,故常用于纯化菌种。不同细菌形成的菌落,其大小、形状、色泽、边缘、透明度、湿润度及在血平板上的溶血情况等都有不同,可以依据菌落特征对细菌进行初步分类、鉴定(图 9-2)。

隆起状　　凸圆状　　凹面状　　露滴状

圆形　　不整形　　树枝状　　丝状

图 9-2　细菌的菌落形态示意图

三、人工培养细菌的意义

细菌培养对疾病的诊断、预防、治疗和科学研究等多方面都具有重要的作用。

1. 感染性疾病的病原学诊断 取患者标本,进行细菌分离培养、鉴定和药物敏感试验,是诊断感染性疾病最可靠的依据,同时也可指导临床治疗用药。

2. 细菌学研究 研究细菌的生理、遗传变异、致病性、免疫性和耐药性等,均需人工培养细菌。人工培养细菌还是人类发现尚不知道的新致病菌的先决条件之一。

3. 生物制品的制备 将分离培养出来的纯种细菌,制成诊断菌液,供传染病诊断使用。制备疫苗、类毒素以供预防传染病使用。将制备的疫苗或类毒素注入动物体内,获取免疫血清或抗毒素,用于传染病治疗。上述制备的制剂统称生物制品,在医学上有广泛用途。

第三节　细菌的新陈代谢产物

一、细菌的分解代谢产物及生化反应

由于不同细菌细胞内的酶系统不完全相同,对同一营养物质的代谢途径和代谢产物也不相同。利用生物化学方法检测细菌代谢产物的试验,称为细菌的生化反应。医学上通常利用生化反应试验对细菌进行鉴定。

下面简要介绍几种临床常用于鉴别细菌的生化反应试验。

1. 糖发酵试验 不同细菌分解糖类的能力和代谢产物不同,例如,大肠埃希菌能分解葡萄糖和乳糖产酸产气,伤寒沙门菌只能分解葡萄糖产酸不产气,而不分解乳糖。

2. 靛基质试验 大肠埃希菌、变形杆菌、霍乱弧菌等含有色氨酸酶,能分解色氨酸产生靛基质(又称吲哚),加入试剂对二甲基氨基苯甲醛后,生成玫瑰靛基质呈红色,为靛基质试验阳性。伤寒沙门菌则无色氨酸酶,靛基质试验阴性。

3. 硫化氢试验 乙型副伤寒沙门菌、变形杆菌等能分解胱氨酸产生硫化氢,硫化氢与培养基中的醋酸铅或硫酸亚铁,形成黑色的硫化铅或硫化铁沉淀,为硫化氢试验阳性。志贺菌则硫化氢试验阴性。

4. 甲基红试验 大肠埃希菌与产气肠杆菌都能分解葡萄糖产生丙酮酸。但在产

气肠杆菌培养液中,2个分子丙酮酸转变为1个分子中性的乙酰甲基甲醇;而大肠埃希菌培养液中仍以2个分子丙酮酸形式存在,酸性较强,在pH≤4.5时,当加入甲基红指示剂时,溶液呈红色,为甲基红试验阳性。

5. VP试验　产气肠杆菌培养液中生成的乙酰甲基甲醇,在碱性溶液中可被空气中的氧所氧化生成二乙酰。二乙酰与培养基中含胍基的化合物发生反应,生成红色化合物,为VP试验阳性。

6. 枸橼酸盐利用试验　产气肠杆菌能利用枸橼酸盐作为唯一碳源,使含有枸橼酸盐的培养基由绿色变为深蓝色,为枸橼酸盐利用试验阳性。

7. 尿素酶试验　幽门螺杆菌具有尿素酶,能分解尿素产生氨,加酚红指示剂后呈红色,为尿素酶试验阳性。

以上靛基质(I)、甲基红(M)、VP(V)、枸橼酸盐利用(C)4种生化反应试验常用于鉴定肠道杆菌,合称为IMViC试验。例如,大肠埃希菌与产气肠杆菌在形态上和糖发酵试验无法鉴别,但通过IMViC试验可以鉴别:前者结果为"++--",后者为"--++"。

在现代的临床细菌学检验中,根据鉴定的细菌不同,选择不同系列的生化指标,依照试验结果的阳性或阴性选取数值,组成鉴定码,形成以细菌生化反应为基础的各种数值编码鉴定系统(如API系统等)。当今,许多临床医学检验室也较为普遍地使用全自动或半自动的细菌鉴定与药物敏感试验分析系统,实施对临床标本的病原学的快速诊断。

二、细菌的合成代谢产物及其意义

细菌在合成代谢中除了合成菌体自身成分外,还可合成一些与医学有关的特殊产物,这些产物有的与细菌致病性有关,有的可用于鉴别细菌或防治疾病,还有的在制药工业上有重要价值。

1. 热原质　热原质是细菌合成的一种注入人体或动物体内能引起发热反应的物质。革兰阴性菌的热原质是细菌细胞壁的脂多糖,为细菌内毒素的主要成分;革兰阳性菌的热原质也是一种多糖类物质。热原质耐高温,高压蒸气灭菌(121.3℃、20分钟)不被破坏,必须以250℃高温干烤处理,或用强酸、强碱、强氧化剂煮沸0.5小时才可破坏。热原质污染是制药和制备生物制品时必须严格预防的问题,因此制备注射用药液时应严格无菌操作,防止细菌污染,必须用无热原质的蒸馏水配制。

知识链接

热原质与输液反应

　　临床上在进行静脉滴注大量输液时,如果药液中含有热原质,患者会在0.5~1小时内出现寒颤、高热、出汗、昏晕、呕吐等症状,高热时体温可达40℃,严重者甚至可休克,这种现象称为热原反应。引起热原反应的主要原因是注射液或输液器中污染的热原质所引起的。热原质的致热量因菌种而异,如革兰阴性杆菌致热能力最强;由于注射途径不同,引起发热的程度也有差异。山莨菪碱(654-2)具有用药量小,作用迅速,无明显副作用的优点,是目前临床防治热原反应的理想药物。

2. 毒素和侵袭性酶毒素 毒素和侵袭性酶毒素是致病菌产生的对机体有毒害作用的物质,有内毒素和外毒素两种。某些细菌还能产生具有侵袭性的胞外酶,来增强致病菌的侵袭力。

3. 抗生素 抗生素是某些微生物在代谢过程中产生的能选择性抑制或杀灭其他生物细胞的化学物质,在医学上主要用于细菌、真菌引起的感染性疾病的治疗。

4. 细菌素 细菌素是由某些细菌产生的对有亲缘关系的细菌具有一定抗菌作用的蛋白质。细菌素的抗菌谱很窄,仅能杀死与该细菌素产生菌亲缘关系密切的细菌。细菌素具有种和型的特异性,可用于细菌分型和流行病学的调查等。细菌素尚未用于治疗。

5. 色素 某些细菌在适宜的条件下,能产生不同颜色水溶性或脂溶性的色素。前者如铜绿假单胞菌产生的水溶性色素可使培养基或感染的脓汁呈绿色;后者如金黄色葡萄球菌产生的脂溶性色素,可使血平板生长的菌落呈金黄色,培养基不显色。细菌的色素有助于细菌的鉴别。

6. 维生素 某些细菌能合成维生素,产生后除供自身需要还可分泌到周围环境中。如大肠埃希菌在肠道内合成维生素 B_6、维生素 B_{12}、维生素 K 等,供人体利用。

第四节 细菌的分类和命名

一、细菌的分类原则

细菌的分类(classification)层次与其他生物一样,也是按界、门、纲、目、科、属、种进行分类的。在细菌分类中常用属(genera)和种(species)进行分类。种是细菌的基本分类单位。此外还有群、型和株。细菌的分类方法有按生物学特性分类法、遗传学分类法等。20 世纪 60 年代以前,国际上许多细菌学家都曾提出过一些不同的细菌分类系统,但自 20 世纪 70 年代以来,伯杰分类系统逐渐得到公认,《伯杰鉴定细菌学手册》成为对细菌分类鉴定的主要参考书。

二、细菌命名法

国际公认的细菌命名是按《国际细菌分类命名法典》对细菌命名,即生物双名法(又称拉丁文双命名法)。它的命名法则是:属名在前,用名词,首字母大写;种名在后,用形容词,均用小写。

(李国利)

复习思考题

1. 简述细菌生长繁殖的条件。
2. 试述细菌的繁殖规律。
3. 试述细菌的合成代谢产物及意义。

第十章

细菌的分布与消毒灭菌

 学习要点

1. 细菌在自然界和人体的分布。
2. 消毒灭菌的常用术语。
3. 物理消毒灭菌法。
4. 化学消毒灭菌法。

细菌极易受环境因素的影响,当环境适宜时可快速繁殖,若环境变化剧烈则可引起其代谢障碍、生长抑制甚至死亡。在临床实践中可采用多种方法抑制或杀灭环境中的病原微生物,以达到防止微生物污染或病原微生物传播的目的。

第一节　细菌的分布

细菌在自然界分布广泛,土壤、水、空气、动植物、各种物体、人的体表以及与外界相通的腔道等都存在着不同种类和数量的细菌。这些细菌大多数对人类无害,但有少数能引起人类发生疾病,称为病原菌。

一、细菌在自然界中的分布

土壤中含有细菌生长繁殖所必需的条件,所以土壤中的细菌种类繁多、数量庞大。土壤中的病原菌主要来源于患传染病的人和动物的排泄物或尸体,因此,对有传染性的动物排泄物和动物尸体应进行无害化处理。病原菌的繁殖体在土壤中很容易死亡,但一些能形成芽胞的细菌,如破伤风梭菌、产气荚膜梭菌、炭疽芽胞杆菌等,在土壤中可存活几年甚至几十年,可引起伤口感染。

水是细菌生存的天然环境,不同的水源含有的细菌种类和数量各异。水中的病原菌主要来源于土壤、垃圾以及人畜的排泄物,可含有伤寒沙门菌、痢疾志贺菌、霍乱弧菌等。水源污染可引起多种消化道传染病流行,因此,保护水源,加强人畜粪便的管理,对预防和控制消化道传染病有重要意义。

空气中缺乏营养物质与水分,且受日光照射,细菌不易繁殖。但由于人和动物呼吸道及口腔中的细菌可随唾液、飞沫散布到空气中,土壤中的细菌可随尘埃飞扬到空气中,因此空气中也可存在一定的细菌。在人口密集、空气不流通的公共场所,空气中细菌的种类和数量会显著增多。空气中常见的病原菌有金黄色葡萄球菌、结核分枝杆菌、肺炎链球菌和脑膜炎奈瑟菌等,可引起伤口或呼吸道感染。空气中的细菌还可造成医疗器械、生物制品及培养基等污染。因此,医院的手术室、病房、制剂室、实验室等场所要定期进行空气消毒,医护人员需严格遵守无菌操作技术,以防止疾病的传播和手术后感染。

二、细菌在正常人体的分布

正常人的体表以及与外界相通的腔道中,如皮肤、口腔、鼻咽腔、肠道、泌尿生殖道等都存在着不同种类和数量的微生物(表 10-1)。正常人体的血液、内脏、骨髓、肌肉、神经等部位则是无菌的。

表 10-1　人体常见正常菌群

部位	主要菌类
皮肤	葡萄球菌、类白喉棒状杆菌、铜绿假单胞菌、丙酸杆菌、白假丝酵母菌、非致病分枝杆菌
口腔	葡萄球菌、甲型和丙型链球菌、肺炎球菌、奈瑟菌、乳杆菌、类白喉棒状杆菌、放线菌、螺旋体、白假丝酵母菌、梭菌
鼻咽腔	葡萄球菌、甲型和丙型链球菌、肺炎链球菌、奈瑟菌、类杆菌
外耳道	葡萄球菌、类白喉棒状杆菌、铜绿假单胞菌、非致病性分枝杆菌
眼结膜	葡萄球菌、干燥棒状杆菌、奈瑟菌
胃	幽门螺杆菌
肠道	大肠埃希菌、产气肠杆菌、变形杆菌、铜绿假单胞菌、葡萄球菌、肠球菌、类杆菌、产气荚膜梭菌、破伤风梭菌、双歧杆菌、真菌、乳杆菌、白假丝酵母菌
尿道	葡萄球菌、类白喉棒状杆菌、非致病性分枝杆菌
阴道	乳酸杆菌、大肠埃希菌、类白喉棒状杆菌、白假丝酵母菌

拓展阅读

三、人体正常菌群及其意义

正常人的体表以及与外界相通的腔道中存在着不同种类和一定数量的细菌,这些细菌在正常情况下对人体有益无害,称为正常菌群。

知识链接

人体正常菌群的重量有多少

正常人体表及与外界相通的腔道中栖居着种类繁多、数量庞大的微生物。一个健康人由 10^{13} 个人体细胞组成,而定植的原核细胞可达 10^{14} 个,人体自身细胞只占栖居在体表和体内的微生物细胞的 10%。按重量算,人体携带的微生物总重量约为 1271g,其中肠道携带的约 1000g,皮肤携带的约 200g,阴道携带的约 29g,肺携带的约 20g,鼻携带的约 20g,口腔携带的约 20g,眼携带的约 1g。人体携带的微生物主要分布在肠道,肠道的微生物重量占人体总微生物重量的 78.67%,粪便重量的 33%~40% 是微生物。

（一）正常菌群的生理作用

1. 生物拮抗作用　正常菌群可与致病微生物之间进行营养竞争或产生抗菌代谢产物抵抗致病菌,使之不能定植或被杀死。如肠道中大肠埃希菌产生的大肠菌素可抑制痢疾志贺菌的生长。

2. 营养作用　正常菌群可参与宿主细胞的物质代谢、营养转化和合成。如大肠埃希菌、乳链球菌等能合成维生素 B、维生素 K 等供人体利用;双歧杆菌和乳酸菌等可合成烟酸、叶酸及维生素 B 等供人体利用。

3. 免疫作用　正常菌群具有免疫原性和促免疫细胞分裂的作用,可促进机体免疫系统的发育成熟;正常菌群还能刺激机体产生抗体,进而限制了正常菌群本身对宿主的危害,同时能抑制和杀灭具有交叉抗原的病原菌。

4. 抗衰老与抑癌作用　肠道正常菌群中的双歧杆菌和乳杆菌具有抗衰老作用,其作用机制可能与其产生超氧化物歧化酶有关;此外,双歧杆菌和乳杆菌还具有一定的抑制肿瘤发生的作用,其机制可能与激活巨噬细胞和降解某些致癌物质有关。

（二）条件致病菌

寄居在人体的正常菌群通常情况下是不致病的,但在某些特定条件下,正常菌群与宿主之间的生态平衡被破坏,则可引起疾病发生。这些在正常情况下不致病,在特定条件下能引起疾病的细菌称为条件致病菌或机会致病菌。

正常菌群致病的特定条件主要包括:①机体免疫功能低下:如使用免疫抑制剂、慢性消耗性疾病、大面积烧伤等可造成机体免疫功能低下,正常菌群中的某些细菌可引起自身感染而出现各种疾病;②细菌寄居部位发生变迁:如外伤或手术、留置导尿管等医疗措施介入,使体表以及与外界相通腔道里的正常菌群进入肌肉、血液、内脏或泌尿道等,引起相应部位的感染;③不适当的抗菌药物治疗:如长期使用广谱抗生素所导致的菌群失调。

（三）菌群失调和菌群失调症

由于某种原因如长期大量使用抗生素可使正常菌群的种类、数量和比例发生较大幅度的改变,导致微生态失去平衡,称为菌群失调。由于严重菌群失调而引起的疾病,则称为菌群失调症。临床上,菌群失调往往是抗菌药物治疗原有感染性疾病过程中产生的另一种新感染,所以又称为二重感染。引起二重感染的常见细菌有金黄色葡萄球菌、革兰阴性杆菌、白假丝酵母菌等,常表现为肠炎、鹅口疮、肺炎、尿路感染或败血症等。

课堂互动
肠道菌群失调可引起肥胖症发生,请问其可能原因是什么? 该如何诊治?

正常菌群与
菌群失调症

第二节　消毒与灭菌

细菌的生命活动与环境有着密切的关系,适宜的环境能促进细菌生长繁殖,反之则可抑制细菌生长甚至杀灭细菌。掌握细菌与外界环境的关系,利用对细菌的不利因素进行消毒灭菌,对于医疗护理、外科手术、微生物学实验、控制及消灭传染病等具有重要的意义。

消毒灭菌常用术语有:

1. 灭菌　彻底杀灭物体上所有微生物(包括细菌芽胞)的方法。

2. 消毒　杀死物体上病原微生物繁殖体(不包括细菌芽胞)的方法。化学消毒剂和紫外线等常用于临床消毒。

3. 抑菌　抑制人体内部或外部微生物生长繁殖的方法。常用化学药物,称为抑菌剂。

4. 防腐　防止或抑制微生物生长繁殖的方法。微生物的数量减少,不会全部死亡。许多化学药品在高浓度时为消毒剂,低浓度时为防腐剂。低温也是一种有效的防腐方法,常用于生物制品的保存。

5. 无菌和无菌操作　物体中不含活的微生物称无菌。防止微生物进入机体或其他物品的各种操作技术称为无菌操作。

一、物理消毒灭菌法

可用于消毒灭菌的物理方法主要有加热、紫外线照射、电离辐射、超声波、滤过除菌、干燥和低温等。其中有的方法可达到灭菌效果,而有的方法只可达到消毒效果。

(一) 热力消毒灭菌法

本法利用高温使菌体蛋白质凝固、变性、酶失活,引起细菌死亡,包括湿热及干热两大类消毒灭菌法。在同温同时间下,湿热灭菌的效果好于干热,因为湿热时细菌蛋白质吸收水分,容易变性;湿热热透性比干热强;湿热的水蒸气变为同温水时可释放出大量潜热。

在临床实践中要依据实际需要选择灭菌的方法(表10-2)。临床应用最多的是高压蒸汽灭菌法。

表 10-2　常用热力消毒灭菌法

方法	条件	常见用途	效果
湿热			
煮沸法	100℃,5~10 分钟	餐具、饮水	消毒
	100℃,1 小时以上	注射器、接生器械等	灭菌
流通蒸汽法	100℃蒸汽,15~30 分钟	糖类、血清培养基等	消毒
间歇灭菌法	方法同上,每天 1 次,连续 3 天	同上	灭菌
高压蒸汽灭菌法	121.3℃,15~30 分钟	耐高温物品	灭菌
巴氏消毒法	61.1~62.8℃,30 分钟	牛奶、酒类、某些饮料	消毒
	71.7℃,15~30 秒		
干热			
焚烧法	用焚烧炉燃烧	废弃物品和动植物的尸体	灭菌
烧灼法	用火焰烧灼	接种环、试管口、瓶口等	灭菌
干烤法	160~170℃,2 小时	玻璃器皿、某些粉剂药物等	灭菌

（二）辐射杀菌法

1. 紫外线 波长为 200~300nm 的紫外线具有杀菌作用，其中以 265~266nm 菌力最强。紫外线可干扰细菌 DNA 的复制与转录，从而导致细菌变异或死亡。紫外线穿透力较弱，普通玻璃、纸张、尘埃、水蒸气等均能阻挡，故只适用于手术室、病房、实验室等的空气消毒和物品表面的消毒。应用人工紫外线灯进行空气消毒时，有效距离一般不超过 2m，照射时间不少于 30 分钟。杀菌波长的紫外线对人体皮肤、眼睛有损伤作用，使用时应注意防护。

2. 电离辐射 包括高速电子、X 射线和 γ 射线等，具有杀灭细菌的作用。其机制在于这些射线可破坏微生物的分子结构，产生游离自由基，破坏核酸和蛋白质导致微生物死亡。电离辐射具有较高的能量和穿透力，且不使照射的物品温度升高，常用于不耐热的塑料注射器、吸管、导管等的灭菌，亦可用于食品的消毒，而不破坏其营养成分。

3. 微波 是波长为 1~1000mm 左右的电磁波，可穿透玻璃、塑料薄膜与陶瓷等物质，不能穿透金属表面。多用于非金属器械、食品用具及其他医疗用品的消毒。

（三）滤过除菌法

滤过除菌法是用物理阻留的方法将液体或空气中的细菌除去，所用的器具是含有微细小孔的滤菌器，只允许液体或气体通过，而大于孔径的细菌等颗粒不能通过。滤过法主要用于一些不耐高温的血清、毒素、抗生素以及空气等的除菌。滤菌器的种类很多，常用的有薄膜滤菌器、陶瓷滤菌器、石棉滤菌器、玻璃滤菌器等。

（四）超声波杀菌法

频率高于 20 000Hz 的声波不被人耳感受，称为超声波。超声波可裂解多数细菌，革兰阴性菌尤为敏感。因此法费用高，一般用于粉碎细胞，以提取细胞组分或制备抗原等。

（五）干燥与低温抑菌法

有些细菌的繁殖体在空气干燥时会很快死亡，如脑膜炎奈瑟菌等。但有些细菌的抗干燥力较强，如结核分枝杆菌在干痰中可数月不死。芽胞的抵抗力更强，如炭疽芽胞杆菌的芽胞可耐干燥 20 余年。干燥法常用于保存食物，如浓盐或糖渍食品，可使细菌体内水分溢出，使细菌的生命活动停止，从而防止食物变质。

低温可使细菌的新陈代谢减慢，常用作保存细菌菌种。当温度回升至适宜范围时，能恢复生长繁殖。为避免解冻时对细菌的损伤，可在低温状态下真空抽去水分，此法称为冷冻真空干燥法，该法可保存微生物数年至数十年。

二、化学消毒灭菌法

化学消毒灭菌法主要通过化学药物杀灭病原微生物。用于消毒的药品称为消毒剂。一般消毒剂在常用的浓度下只对微生物繁殖体有效，对细菌芽胞则需提高浓度和延长消毒时间。消毒剂选择性较低，对细菌和人体细胞都有毒性作用，故只能外用。在临床实践中，可根据不同目的进行选择。

（一）消毒剂的杀菌机制

1. 促进菌体蛋白质变性或凝固 如酸、碱、醇类、醛类、重金属盐类等。

2. 干扰或破坏细菌的酶系统和代谢 如氧化剂、重金属盐类。

3. 损伤细菌细胞壁或细胞膜　如表面活性剂、酚类等。

(二) 消毒剂的主要种类、作用机制与用途

常用消毒剂的种类、作用机制与用途见表 10-3。

表 10-3　常用消毒剂的种类、作用机制与用途

类别	作用机制	用途
酚类	蛋白变性、损伤细胞膜、灭活酶类	
3%~5% 石炭酸		地面、器具表面消毒
2% 来苏水		皮肤消毒
0.01%~0.05% 洗必泰		术前洗手、阴道冲洗
醇类	蛋白质变性凝固、干扰代谢	
70%~75% 乙醇溶液		皮肤、体温计消毒
氧化剂	氧化作用、蛋白质变性	
0.1% 高锰酸钾溶液		皮肤、蔬菜、水果消毒
3% 过氧化氢溶液		创口、皮肤黏膜消毒
漂白粉		饮水、地面、厕所与排泄物消毒
2.0%~2.5% 碘酒		皮肤消毒
表面活性剂	损伤细胞膜、灭活氧化酶	
0.05%~0.1% 新洁尔灭		手术洗手、手术器械浸泡

(三) 影响消毒灭菌效果的因素

消毒剂的作用效果受环境、微生物种类和数量及消毒剂本身等多种因素的影响。

1. 消毒剂的性质、浓度与作用时间　各种消毒剂的理化性质不同,对微生物的作用大小各有差异。有些消毒剂能杀灭芽胞,有些则只对细菌繁殖体起作用。同种消毒剂在浓度不同时,其消毒效果也不同。绝大多数消毒剂浓度越高消毒效果越好,但醇类例外,如乙醇在 70%~75% 的浓度杀菌力最好。消毒剂在一定浓度下,对细菌的作用时间越长,消毒效果也越好。

2. 微生物的种类和数量　同一消毒剂对不同种类微生物的杀菌效果不同,对同种细菌的繁殖体和芽胞的作用效果也不同。如一般消毒剂对结核分枝杆菌的作用要比对其他细菌繁殖体的作用差,70%~75% 乙醇溶液可杀死一般细菌的繁殖体,但不能杀灭细菌的芽胞。因此,在使用过程中,必须根据消毒对象,选择合适消毒剂。当微生物数量越多,消毒所需时间就越长,微生物污染程度越严重,消毒越困难。

3. 温度和酸碱度　升高温度可增强消毒效果,如 2% 戊二醛杀灭 10^4 个 /ml 炭疽芽胞杆菌,20℃时需 15 分钟,40℃时只要 2 分钟,56℃时仅 1 分钟。消毒剂的杀菌效果还受酸碱度的影响,如新吉尔灭的杀菌作用是 pH 越低,所需杀菌浓度越高,如 pH 为 3 时杀菌浓度比 pH 为 8 时要高 10 倍左右。而酚类消毒剂在酸性溶液中杀菌效果最好。

4. 有机物　环境中有机物质的存在,可减弱其消毒效果。如病原菌与血液、痰液、脓液、食物残渣、粪便等有机物混在一起时,这些有机物可妨碍消毒剂对细菌的穿透作用,从而减弱消毒效果。受有机物影响较大的消毒剂有升汞、季胺盐类消毒剂、

乙醇、次氯酸盐等。在消毒皮肤和器械时,应洗干净后再消毒;对痰液、粪便等的消毒,宜选择受有机物影响较小的消毒剂,如漂白粉。

(许名颖)

 复习思考题

1. 简述正常菌群对人体的意义。
2. 为什么相同温度下湿热灭菌的效果比干热灭菌好?
3. 请说出高压蒸汽灭菌法的作用条件及临床应用。

扫一扫
测一测

课件

11章PPT

扫一扫
知重点

第十一章

细菌的遗传与变异

学习要点

1. 细菌的变异现象。
2. 细菌遗传变异的物质基础。
3. 噬菌体的形态结构、分类及医学意义。
4. 细菌遗传性变异的机制和实际应用。

  遗传与变异是所有生物的共同生命特征,细菌也不例外。所谓遗传是指子代与亲代之间的生物学性状的相似性;变异是指子代与亲代之间或子代与子代之间的性状出现的差异。遗传使得细菌的种属特征保持稳定,变异可使细菌获得新的性状以适应环境的变化。

  细菌的变异分为遗传性变异和非遗传性变异。前者因细菌遗传物质发生改变而引起,可遗传给子代,又称基因型变异;后者是由于外界环境作用引起的暂时变异,其遗传物质未改变,故不能遗传,又称表型变异。

第一节　细菌的变异现象

一、形态结构变异

  细菌的形态和结构受外界环境条件的影响可发生变异。如鼠疫耶尔森菌在高盐培养基中形态可由杆状变为球形、棒状、哑铃状等多种形态;某些细菌在抗生素、抗体、补体和溶菌酶等因素影响下,可失去细胞壁变成 L 型细菌;有鞭毛的变形杆菌接种在含 1% 石炭酸的培养基中可失去鞭毛,称为 H-O 变异;有荚膜的肺炎链球菌在体外培养基多次传代后可失去荚膜;有芽胞的炭疽芽胞杆菌在 42℃培养 10~20 天后可丧失形成芽胞的能力。

二、毒力变异

  细菌毒力的变异包括毒力增强和毒力减弱。如无毒力的白喉棒状杆菌常寄居在咽喉部不致病,当它感染了 β- 棒状噬菌体后,变成溶原性细菌,则获得产生白喉外毒素的能力,引起白喉;Calmette 和 Guerin 曾将有毒的牛型结核分枝杆菌接种在含胆汁、甘油、马铃薯的培养基中经 13 年连续 230 次传代获得了毒力减弱但仍保留免疫原性的变异株,即卡介苗(BCG),现作为减毒活疫苗应用于结核病的预防。

三、耐药性变异

细菌对某种抗菌药物由敏感变为耐药,称为耐药性变异。自抗生素应用以来,细菌对抗菌药物的耐药性不断增长,给临床防治传染病带来了极大的困难,现已成为世界关注的问题。如金黄色葡萄球菌对青霉素的耐药菌株从 1946 年的 14% 上升至目前的 90% 以上。有的细菌还同时表现为对多种抗菌药物耐受,称为多重耐药菌株。更有某些细菌变异后产生对药物的依赖性,如痢疾志贺菌链霉素依赖减毒株,离开链霉素则该细菌不能生长。

拓展阅读

四、菌落变异

细菌菌落主要有光滑(S)型和粗糙(R)型。S 型菌落表面光滑、湿润、边缘整齐。有些细菌经人工培养多次传代后菌落表面变得粗糙、干燥、边缘不整,即从光滑型变为粗糙型,称为 S-R 变异。该变异是由于细菌失去了脂多糖的特异性多糖而引起,变异时不仅菌落特征发生改变,细菌的理化性状、免疫原性、酶活性及毒力等也发生改变,常见于肠道杆菌。一般来说 S 型菌落的细菌致病性强,但有少数细菌如结核分枝杆菌、炭疽芽胞杆菌和鼠疫耶尔森菌的 R 型菌落致病性更强。

细菌的变异现象

第二节 细菌遗传变异的物质基础

细菌的遗传物质是 DNA,DNA 分子是基因的载体,携带着各种遗传信息。细菌基因组是指细菌染色体和染色体以外遗传物质所携带的基因的总称,它决定了细菌所有的特性。细菌遗传变异的物质基础包括细菌的染色体、质粒和转位因子。

一、细菌的染色体

细菌的染色体是单一、裸露的环状双螺旋 DNA 长链,在菌体内盘旋缠绕成丝团状,附着在横膈中介体上或细胞膜上,不含组蛋白。在大肠埃希菌已被证明是双向复制,即双链 DNA 解链后从复制起点开始,在一条模板上按顺时针方向复制连续的大片段,另一条模板上按逆时针方向复制若干断续的小片段,然后再连接成长链。复制全过程约需 20 分钟。

二、质粒

质粒是细菌染色体以外的遗传物质,存在于细胞质中,为闭环双链 DNA 分子。虽然质粒非细菌生命活动所必需,但质粒基因能编码产生很多重要的生物学性状,以利于细菌对环境的适应。

1. 质粒的特征 ①可自我复制;②可自行丢失或经人工处理消除;③可经接合、转导和转化等多种方式在不同细菌间转移;④可编码多种细菌重要的生物学性状(耐药性、致病性、产生细菌素及代谢酶等)。

2. 质粒的种类 ①致育质粒(F 质粒):编码细菌的性菌毛,有 F 质粒的细菌称为雄性菌(F⁺ 菌),能产生性菌毛;无 F 质粒的细菌称为雌性菌(F⁻ 菌),不能产生性菌毛。②耐药质粒:编码细菌对抗菌药物的耐药性,其中 R 质粒是指可通过细菌间的接合方式进行基因传递的接合性耐药质粒。③毒力质粒(Vi 质粒):编码与细菌致病性有关的毒力因子,如致病性大肠埃希菌的肠毒素、破伤风梭菌的痉挛毒素等是由毒力质粒编码产生。④细菌素质粒:编码细菌素,如 Col 质粒编码大肠埃希菌产生大肠菌素,可抑制近缘细菌。⑤代谢质粒:编码与代谢相关的酶类,如沙门菌发酵乳糖的酶类是由代谢质粒编码产生。

三、转位因子

转位因子是细菌基因组中能改变自身位置的一段 DNA 序列,它能在同一染色体上、不同染色体之间、质粒之间或染色体与质粒之间进行移动,又称为跳跃基因。其转位行为主要依赖于自身合成的特异性转座酶。转位因子主要包括插入序列、转座子和转座噬菌体。由于转位因子通过转位作用可改变细菌遗传物质的核苷酸序列,或影响插入点附近的基因表达,因此可改变细菌某些生物学性状,对细菌的变异与进化具有重要意义。

第三节 噬 菌 体

一、概念及生物学性状

1. 噬菌体的概念 噬菌体是感染细菌、真菌、放线菌或螺旋体等微生物的病毒。其分布极为广泛,有严格的宿主细胞寄生性。凡是有细菌等微生物存在的场所,就可能有相应噬菌体存在。

2. 噬菌体的形态结构 噬菌体的形态有蝌蚪形、微球形和细杆形。大多数噬菌体为蝌蚪形,由头部和尾部组成。头部由蛋白质衣壳包绕核酸组成,呈二十面体型;头部与尾部由尾领相连;尾部由蛋白质组成,呈管状,由中空的尾髓和包绕于外侧的尾鞘组成,尾部具有收缩功能,可将头部的核酸注入宿主菌细胞内;尾部末端有尾板、尾刺和尾丝,尾板内可能含有裂解宿主菌细胞壁的溶菌酶;尾丝为吸附器官,能识别宿主菌体表面的特异性受体(图 11-1)。

噬菌体主要由核酸和蛋白质组成。根据核酸类型不同,噬菌体可分成 DNA 噬菌体和 RNA 噬菌体,其中多数噬菌体为 DNA 噬菌体。蛋白质构成噬菌体头部的衣壳和尾部,起保护核酸的作用,并决定噬菌体外形和表面特征。

3. 免疫原性 噬菌体具有免疫原性,能

图 11-1 蝌蚪形噬菌体的形态结构模式图

刺激机体产生相应的特异性抗体。该抗体能抑制相应噬菌体侵袭宿主菌,但对已吸附或进入宿主菌的噬菌体不起作用。

4. 抵抗力 噬菌体对理化因素的抵抗力比一般细菌繁殖体强,在70℃作用30分钟仍不失活,在低温条件下能长期存活。

二、噬菌体与宿主菌的相互关系

根据与宿主菌的相互关系,可将噬菌体分为:

1. 毒性噬菌体 噬菌体进入宿主菌细胞内,复制增殖产生许多子代噬菌体,进而裂解细菌,建立溶菌性周期(裂解周期),称为毒性噬菌体。

2. 温和噬菌体 噬菌体感染细菌后,其基因组与宿主菌的染色体整合,不产生子代噬菌体,也不引起细菌裂解,但噬菌体DNA随细菌基因组的复制而复制,并随细菌的分裂而传给下一代,建立溶原性周期,称为温和噬菌体。整合在细菌染色体上的噬菌体基因组称为前噬菌体,带有前噬菌体的细菌称为溶原性细菌。整合的前噬菌体可偶尔自发地或在某些理化因素诱导下脱离宿主染色体进入溶菌性周期,导致细菌裂解。因此,温和噬菌体存在溶原性周期和溶菌性周期,而毒性噬菌体只有溶菌性周期。

三、噬菌体的应用

1. 细菌的鉴定、分型及检测 噬菌体裂解细菌有种和型的特异性,可用于未知宿主菌的鉴定和分型。如利用伤寒沙门菌Vi噬菌体已将有Vi抗原的伤寒沙门菌分为96个噬菌体型。根据噬菌体的严格寄生性,若从标本中检出某种噬菌体,常提示该标本中有相应细菌存在。

2. 基因工程的工具 噬菌体在基因工程上可作外源基因的载体,将外源基因转入到细菌内进行表达。噬菌体本身基因数量少,结构简单,容易获得大量的突变体,因此成为分子生物学与基因工程的重要研究工具。

3. 细菌性感染的治疗 由于噬菌体对细菌的感染具有种的特异性,不像使用抗生素容易造成耐药性产生和菌群失调,细菌对噬菌体产生耐受的可能性较小,因此可研发为新型抗菌药物。

第四节 细菌遗传性变异的机制

细菌的非遗传变异是由于环境因素引起的表型改变,不遗传给下一代。而细菌的遗传性变异则是由于细菌基因结构发生改变,主要通过基因突变、基因的转移与重组来实现。

一、基因突变

突变是细菌遗传物质的结构发生突然而稳定的改变,所引起的遗传性变异。包括:①点突变:细菌DNA序列的一个或几个碱基置换、插入或缺失而致较少的性状变异;②染色体畸变:大片段DNA的改变,常导致细菌死亡。基因突变是随机和不定向的。基因突变可自发产生也可诱导产生,细菌自发突变的概率极低,每一世代为

$10^{-10} \sim 10^{-6}$。用高温、紫外线、电离辐射等理化因素诱导细菌发生诱发突变,突变率可提高 10~1000 倍。

研究发现,当细菌 DNA 受到损伤时,其细胞会用有效的 DNA 修复系统进行细致的修复,但损伤修复本身也可能出错,造成基因突变,导致细菌变异。

二、基因的转移与重组

细菌以无性二分裂法进行繁殖,子代只从一个亲代获得遗传物质,但细菌除发生基因突变外,还能从其他细菌染色体 DNA、质粒 DNA 或噬菌体基因组中获得外源性遗传物质,从而发生遗传性变异。供体菌 DNA 进入受体菌体内的过程称为基因转移;转移的基因与受体菌 DNA 整合在一起,称为基因重组。基因重组后的菌体,称重组体或重组菌。细菌基因转移和重组的方式有以下几种:

知识链接

肺炎链球菌的转化试验

1982 年 Griffith 首次发现了肺炎链球菌的转化现象。有荚膜的Ⅲ型肺炎链球菌为毒力强的光滑型(S 型)菌落,可致小鼠死亡;无荚膜的Ⅱ型肺炎链球菌为毒力弱的粗糙型(R 型)菌落,不可致小鼠死亡。Griffith 的实验如下:①将ⅡR 型和ⅢS 型肺炎链球菌分别注入小鼠体内,前者存活,后者死亡;从死鼠中可分离出ⅢS 型菌。②将加热灭活的ⅢS 型菌注入小鼠体内,小鼠存活。③将加热灭活的ⅢS 型菌和活的ⅡR 型菌混合注入小鼠体内,小鼠死亡;从死鼠中可分离出ⅢS 型菌。1944 年 Avery 等用ⅢS 型菌的 DNA 代替灭活的ⅢS 型菌重复以上实验得到相同结果,证实ⅡR 型活菌可从ⅢS 型死菌获得编码荚膜的遗传物质,转化为ⅢS 型菌。

1. **转化** 指受体菌直接摄取供体菌裂解后的游离 DNA 片段,并将其整合到自身基因组中,而得到供体菌的某些遗传性状。例如,1982 年 Griffith 做的转化实验表明,活的无荚膜肺炎链球菌(ⅡR)摄取了死的有荚膜肺炎链球菌(ⅢS)的 DNA 片段后可与自身的基因重组并获得了形成荚膜的能力,转变为有荚膜的肺炎链球菌(ⅢS)。

2. **接合** 指遗传物质(主要是质粒 DNA)通过性菌毛由供体菌传递给受体菌,使受体菌获得新的遗传性状的过程。①F 质粒的接合:F⁺ 菌通过性菌毛与 F⁻ 菌结合,并将 F 质粒 DNA 中的一条链传递给 F⁻ 菌,两菌的 DNA 链复制后形成各自完整的 F 质粒,使 F⁻ 菌变为 F⁺ 菌,最后产生两个 F⁺ 菌(图 11-2);②R 质粒的接合:R 质粒可分为接合性和非接合性 R 质粒。接合性 R 质粒由耐药决定因子(r 决定因子)和耐药传递因子(RTF)组成,前者编码耐药性,后者编码性菌毛,因此可通过性菌毛的接合转移 R

质粒						
染色体						
F⁺细菌	F⁻细菌	F⁺细菌	F⁻细菌	F⁺细菌	F⁺细菌	F⁺细菌	F⁺细菌

图 11-2 F 质粒的接合示意图

质粒。非接合性 R 质粒不含有耐药传递因子,不能产生性菌毛,故质粒不能进行接合转移,但可通过转导或转化等方式转移。目前耐药性菌株日益增多,除与耐药性突变有关外,与 R 质粒在细菌间的转移也有很大关系,它可造成细菌耐药性的扩散,给感染性疾病的治疗造成很大的困难。

课堂互动

细菌耐药性的产生已成世界难题,请问为什么细菌容易产生耐药性?

3. 转导　指以噬菌体为载体,将供体菌的 DNA 片段转移到受体菌体内,使受体菌获得新的遗传性状的方式。在噬菌体成熟装配过程中,由于装配错误,误将宿主(供体菌)染色体片段或质粒装入噬菌体内,产生转导噬菌体。当它感染其他细菌时,可将供体菌 DNA 转入受体菌内。任何供体菌 DNA 片段都可被误装入噬菌体,因此称为普遍性转导。温和噬菌体在终止溶原状态时,前噬菌体在脱离时发生偏差,可携带部分原宿主菌(供体菌)的基因一同脱离,经复制、转录和翻译后组装成转导噬菌体,可将供体菌 DNA 转移给受体菌,由于被转导的基因仅限于前噬菌体两侧的供体菌基因,故称为局限性转导。

4. 溶原性转换　指溶原性细菌通过获得噬菌体基因而导致 DNA 结构改变,从而表现出新的遗传性状的过程。例如无毒的白喉棒状杆菌、产气荚膜梭菌、肉毒梭菌、A 群溶血性链球菌均可因噬菌体感染呈溶原状态时产生外毒素。

第五节　细菌变异的实际应用

一、在诊断和防治疾病中的应用

由于细菌可发生形态、结构、染色、生化反应、毒力等多方面的变异,因此在临床细菌学检查中,不仅要熟悉细菌的典型特性,还要了解细菌的变异规律,才能做出正确的诊断。如临床上如要分离培养失去细胞壁的 L 型细菌,须采用含血清的高渗培养基培养;又如能分解乳糖的基因转移给沙门菌,可出现能够分解乳糖的伤寒沙门菌,按常规鉴定易被忽视。由于细菌的耐药性变异,耐药性菌株不断增加,甚至出现多重耐药菌株,给感染性疾病的治疗带来了很大困难。为了提高抗菌药物的疗效,防止耐药菌株扩散,须根据药物敏感试验选择敏感抗生素。利用细菌毒力减弱或失去毒力的变异,可人工制成无毒或减毒的疫苗,用以预防疾病。

二、在致癌物质测定中的应用

一般认为肿瘤的发生是细胞内遗传物质发生了改变,使正常细胞突变为恶性细胞。因此,凡能诱导细菌发生突变的物质也可能诱发人体细胞的突变,是潜在的致癌物质。因此细菌可用于筛选致癌物质。致突变试验常将营养缺陷菌接种在缺乏该营养的培养基上,细菌通常不能生长;当添加诱变剂(可疑致癌物)后,如果细菌能生长,表明细菌营养缺陷基因发生突变,诱变剂可能为致癌物质。

三、在基因工程方面的应用

基因工程是根据细菌可经基因转移与重组而获得新性状的原理设计。主要步骤包括:①将供体细胞的 DNA 上切取一段需要表达的基因,即目的基因;②将目的基因结合在合适的载体(质粒或噬菌体)上;③通过载体将目的基因转移到受体菌(工程菌)内,随着细菌的大量繁殖表达出大量目的基因编码的产物。

目前,通过基因工程已使工程菌能大量生产胰岛素、干扰素、生长激素、白细胞介素和乙肝疫苗等生物制品。基因工程疫苗的研制对疾病的特异性防治也将起到积极的推动作用。

(许名颖)

复习思考题

1. 细菌变异有哪些类型?常见与医学有关的变异现象有哪些?
2. 何谓噬菌体?与宿主菌有何关系?
3. 细菌遗传性变异的物质基础是什么?细菌变异的机制有哪些?

课件
12章PPT

扫一扫
知重点

第十二章

细菌的致病性及抗菌免疫

 学习要点

1. 病原菌的毒力。
2. 病原菌的外毒素和内毒素的特征及区别。
3. 抗菌免疫的方式。
4. 感染的概念、来源、途径及类型,医院内感染的来源及控制措施。
5. 细菌感染的微生物学检查方法。

细菌侵入宿主体内,生长繁殖、释放毒性物质,并与宿主相互作用引起不同程度的病理过程,称为细菌感染(bacterial infection)。能使宿主致病的细菌称为病原菌或致病菌。某些细菌在正常情况下并不致病,但在某些条件改变的情况下可以致病,这类细菌称为条件致病菌(conditioned pathogen)或机会致病菌(opportunistic pathogen)。

病原菌侵入宿主体内后,也激发宿主免疫系统产生一系列免疫应答,以抑制或清除病原菌的破坏作用。感染的结局取决于病原菌的致病性与宿主免疫力的强弱。

第一节　病原菌的致病性

病原菌引起感染的能力称致病性(pathogenicity)。细菌的致病性是对特定宿主而言的,有的细菌只对人类有致病性,有的细菌只对某些动物有致病性,有的则对人和动物都有致病性。

病原菌致病性的强弱程度称为毒力(virulence),不同细菌的毒力不同,同种细菌不同菌株的毒力也常有差异。毒力常用半数致死量(median lethal dose,LD_{50})或半数感染量(median infective dose,ID_{50})表示,即在规定时间内通过特定感染途径,使一定体重或年龄的某种动物半数死亡或感染所需最小细菌数或毒素量。病原菌的致病性与其毒力强弱、侵入机体细菌数量的多少,及入侵部位是否合适密切相关。此外,环境等因素也对病原菌的致病性有一定影响。

一、病原菌的毒力

病原菌的毒力主要由侵袭力(invasiveness)和毒素(toxin)构成。

1. 侵袭力 即病原菌突破宿主皮肤、黏膜生理屏障进入机体,并在体内定植、繁殖和扩散的能力。侵袭力包括荚膜、黏附素和侵袭性酶类等。①荚膜:具有抗吞噬和阻止杀菌物质的作用,使病原菌得以在宿主体内大量繁殖,如有荚膜的肺炎链球菌不易被吞噬细胞吞噬杀灭。②黏附素:即存在于细菌表面的一些特殊结构和相关蛋白质,具有使细菌黏附到宿主靶细胞上,并有抵抗分泌液冲刷、纤毛运动和肠蠕动等清除作用,有利于细菌定植,如菌毛、脂磷壁酸等。③侵袭性酶类:这些酶本身不具毒性,但可协助病原菌抗吞噬和向全身扩散。如致病性葡萄球菌的血浆凝固酶具有抗吞噬作用,A 群链球菌的透明质酸酶、链激酶有利于病原菌的扩散。

2. 毒素 毒素是病原菌在生长繁殖过程中产生的对宿主细胞结构和功能有损害作用的毒性物质。主要有外毒素(exotoxin)和内毒素(endotoxin)两种。

(1) 外毒素:主要为革兰阳性菌和部分革兰阴性菌合成并释放到菌体外的毒性蛋白质。其共同特征是:①化学本质为蛋白质:其分子结构多由 A(毒性亚单位)和 B(结合亚单位)两种亚单位组成;②毒性作用强:1mg 肉毒毒素能杀死 2 亿只小白鼠;③对组织器官有高度选择毒性:仅对特定组织、器官造成选择性损害,引起特殊病症;④理化稳定性差:多不耐热,对化学因素不稳定;⑤抗原性强:可刺激机体产生相应抗体(抗毒素),并可经甲醛脱毒制成类毒素(toxoid);⑥种类多:依据作用部位不同可分为神经毒素(neurotoxin)、细胞毒素(cytotoxin)和肠毒素(enterotoxin)三大类(表 12-1)。

外毒素作用
机制

表 12-1 外毒素的种类和致病作用

类型	外毒素	产生细菌	所致疾病	作用机制	症状和体征
神经毒素	痉挛毒素	破伤风梭菌	破伤风	阻断上下神经元间正常抑制性神经冲动传递	骨骼肌强制性痉挛
	肉毒毒素	肉毒梭菌	肉毒中毒	抑制胆碱能运动神经释放乙酰胆碱	肌肉松弛性麻痹
细胞毒素	白喉毒素	白喉棒状杆菌	白喉	抑制细胞蛋白质合成	肾上腺出血、心肌损伤外周神经麻痹
	毒性休克综合征毒素 -1	葡萄球菌	毒性休克综合征	增强对内毒素作用的敏感性	发热、皮疹、休克
	表皮剥脱毒素		烫伤样皮肤综合征	表皮与真皮脱离	表皮剥脱性病变
	致热外毒素	A 群链球菌	猩红热	破坏毛细血管内皮细胞	猩红热皮疹
肠毒素	肠毒素	霍乱弧菌	霍乱	激活肠黏膜腺苷环化酶,增高细胞内 cAMP 水平	小肠上皮细胞内水分和钠离子大量丢失、腹泻、呕吐
	肠毒素	产毒型大肠埃希菌	腹泻	不耐热肠毒素同霍乱肠毒素,耐热肠毒素使细胞内 cGMP 增高	呕吐、腹泻
	肠毒素	产气荚膜梭菌	食物中毒	同霍乱肠毒素	呕吐、腹泻
	肠毒素	葡萄球菌	食物中毒	作用于呕吐中枢	呕吐为主、腹泻

（2）内毒素：是革兰阴性菌细胞壁中的脂多糖（lipopolysaccharide，LPS）组分，只有当菌体裂解（细菌死亡或人工破坏）后才被释放出来。螺旋体、衣原体、立克次体也类似内毒素活性的物质。内毒素是革兰阴性菌主要的毒力物质，其特征是：①化学成分是脂多糖，理化稳定性好。②毒性较外毒素弱，且对组织无选择性。③免疫原性较弱，不能用甲醛脱毒而成为类毒素。④不同细菌产生的内毒素其生物学作用基本相同，主要有：引起发热反应，使机体白细胞数量变化，导致内毒素血症与内毒素休克，发生弥散性血管内凝血（disseminated intravascular coagulation，DIC）。

知识链接

毒力岛

毒力岛（pathogenicity island，PAI）又称致病岛，是伴随肠道致病菌基因组结构和致病性研究逐步被揭示的。即编码细菌毒力基因簇的相对分子质量较大的染色体片段，编码毒力因子或毒力调控系统。根据其功能，毒力岛编码产物可大致分为以下几类：①黏附分子，介导细菌在宿主体内定植和感染；②将重要的离子转运到胞内的分子；③外毒素，如超抗原、溶血素、分泌型肠毒素等，干扰或破坏宿主细胞；④侵袭基因产物，可介导细菌进入真核细胞内，如沙门菌 SPI-1 毒力岛 inv 基因编码的产物；⑤细菌分泌系统，运载细菌效应蛋白进入宿主细胞内并调节其功能。此外，毒力岛还可编码重要的毒力调控成分（如双组分信号转导系统等），可调控毒力岛乃至整个基因组编码的毒力因子的表达，从而赋予宿主菌新的毒力特征。

二、病原菌侵入机体的数量及途径

病原菌致病性的强弱除与毒力有关外，还与病原菌侵入机体的数量多少及侵入途径是否正确有关。

1. 病原菌侵入的数量　感染的发生，除病原菌必须有一定毒力外，还需有足够数量。细菌毒力愈强，引起感染所需菌量愈少。

2. 病原菌侵入的途径　具有一定的毒力和足够数量的病原菌，还必须侵入易感机体的适宜部位才能引起感染。这可能与病原菌需要特定的生长繁殖微环境有关，如破伤风梭菌的芽胞要进入深部创伤，脑膜炎奈瑟菌须经呼吸道吸入，伤寒沙门菌须从口进入等才能致病。也有少数病原菌可经多种途径侵入人体致病，如结核分枝杆菌经呼吸道、消化道、皮肤创伤等部位入侵都可造成感染。

第二节　抗菌免疫

人体内存在由免疫器官、免疫细胞和免疫分子组成的免疫系统。病原菌侵入人体的过程中，机体会产生抗感染免疫，以清除病原菌及其有害产物，维持生理功能的稳定。机体抗感染的方式包括固有性免疫和适应性免疫。

一、固有性免疫的抗菌作用

固有性免疫又称非特异性免疫，是在种系发育进化过程中逐渐建立起来的天然防御功能,在抗菌免疫中作用广泛,初次接触病原菌即可发挥效应,不受相同病原菌或其他抗原的刺激而增强。固有性免疫主要通过机体屏障结构、吞噬细胞和体液中天然杀菌物质而发挥免疫防御作用。

1. 屏障结构 人体的屏障结构主要包括皮肤与黏膜、血脑屏障、胎盘屏障。皮肤与黏膜主要通过阻挡与排除作用、分泌杀菌物质和正常菌群的拮抗作用而发挥抗病原菌感染作用。血脑屏障具有阻挡病原菌、毒素及大分子物质从血液进入脑组织或脑脊液的作用。胎盘屏障能阻挡病原菌及其有害产物从母体进入胎儿体内。

2. 吞噬细胞 大吞噬细胞和小吞噬细胞在病原菌突破皮肤和黏膜屏障侵入血液或组织后,可聚集到病原菌所在部位对其进行吞噬消灭。吞噬作用的后果有完全吞噬和不完全吞噬,有时也可造成机体正常组织的损伤。

3. 体液中的天然杀菌物质 正常体液和组织液中含有的补体、溶菌酶、防御素等可杀伤或抑制病原菌而发挥抗感染作用。

二、适应性免疫的抗菌作用

适应性免疫又称特异性免疫,是指人出生后,在生活过程中与病原菌及其代谢产物等抗原物质接触后产生的免疫,可因再次接触相同的抗原而使免疫效应增强。对病原菌的适应性免疫是由体液免疫和细胞免疫两方面共同实现。针对不同的病原菌及细菌的外毒素,免疫方式有所不同。

1. 抗胞外菌感染免疫 特异性体液免疫是抗胞外菌感染的主要适应性免疫机制。胞外菌感染机体后,刺激机体产生的首先是IgM抗体,后转为IgG抗体,也有SIgA参与。抗体的作用有:①IgG与胞外菌结合后经调理吞噬作用促进吞噬细胞吞噬,或由ADCC攻击胞外菌;②IgG和IgM与病原菌结合后均可活化补体系统形成攻膜复合体,损伤胞外菌,或形成C3b经调理吞噬作用促进吞噬;③SIgA在黏膜表面阻止病原菌定植。

细胞免疫在某些胞外菌感染的防御中也有一定的作用。参与胞外菌免疫应答的T细胞主要是$CD4^+Th2$细胞,它除辅助B细胞产生抗体外,尚能产生多种细胞因子,引起炎症及免疫应答。

2. 抗胞内菌感染免疫 胞内菌主要包括结核分枝杆菌、麻风分枝杆菌、伤寒沙门菌、布鲁菌等。此类菌的感染常呈慢性过程,往往有肉芽形成,多伴有迟发型超敏反应。机体对胞内菌感染的适应性免疫机制主要是以T细胞为主的细胞免疫。其免疫应答包括由$CD4^+Th1$细胞产生的细胞因子和$CD8^+CTL$两方面:①$CD4^+Th1$产生的IFN-γ可活化巨噬细胞,增强对胞内菌的杀灭作用,其他细胞因子(IL-2、TNF-α等)还能活化CTL和引起迟发型超敏反应,有利于对胞内菌的清除;②$CD8^+CTL$直接将穿孔素和颗粒酶插入含有胞内菌感染的细胞,破坏其完整性,使病原菌散出,再由抗体、补体等调理后由吞噬细胞吞噬。

3. 对外毒素的免疫 某些病原菌(破伤风梭菌、白喉棒状杆菌等)感染人体后只在局部生长繁殖,不进入血流,但其产生的外毒素可扩散入血,引起毒血症。针对外毒素的特异性抗体也称抗毒素,具有中和外毒素的作用,抗毒素与相应外毒素结合后形成的免疫复合物可阻止外毒素与靶细胞受体结合,这种无毒复合物最终被吞噬细胞吞噬清除。外毒素一旦与靶细胞上的受体结合后抗毒素就不能再与之结合,故使用抗毒素对相关疾病进行紧急预防和治疗时,必须要早期、足量才有效。

第三节　感染的来源与类型

一、感染的来源及感染途径

(一)感染的来源

发生感染时病原菌主要有以下两种来源:

1. 外源性感染源

(1)患者:患者从潜伏期到恢复期,都有可能通过接触和污染环境使病原菌在人与人之间水平传播。

(2)带菌者:指携带病原菌但未出现临床症状的人。包括隐性感染后不表现临床症状者;或曾经是患者,经治疗后恢复正常,在一定时间内持续排菌者。带菌者不易被发现,其危害性高于患者,是重要的传染源。

(3)患病及带菌动物:某些细菌可引起人畜共患病,病原菌可在人与动物之间传播,如鼠疫耶尔森菌、布鲁菌等。

2. 内源性感染源　大多是自身体内的条件致病菌,少数是以潜伏状态存在于人体内的致病菌。其感染又称自身感染,在医院感染中较为常见。

(二)感染的途径

病原菌感染的主要途径有呼吸道感染、消化道感染、泌尿生殖道感染、接触(直接或间接)感染、创伤性感染、经血感染、昆虫媒介感染等(表12-2)。

表 12-2　病原菌的感染途径

感染途径	感染方式	疾病举例
呼吸道感染	气溶胶、飞沫吸入,痰、唾液或皮屑	肺结核、百日咳、白喉等
消化道感染	粪 - 口途径 污染的水或食物	伤寒、细菌性痢疾、食物中毒等
泌尿生殖道感染 经胎盘或产道	性交、血源或黏膜损伤 宫内、产道、哺乳	淋病、梅毒等
创伤性感染	皮肤、黏膜创伤、破损	皮肤化脓感染、破伤风等
经血感染	输血、注射、针刺、器官移植	细菌败血症等
节肢动物叮咬感染	昆虫吸血	鼠疫、莱姆病、乙型脑炎等
接触感染	直接或间接接触	沙眼、布氏菌病等
多途径感染	经呼吸道、消化道、创伤等	结核分支杆菌及炭疽杆菌感染疾病

二、感染的类型

感染的发生、发展和结局是宿主和病原菌相互作用的复杂过程,根据两者力量对比,宿主可出现不同临床表现。

1. 隐性感染(inapparent infection)　又称亚临床感染,感染后病原菌对机体损害较轻,不出现或出现不明显临床症状。原因是宿主的抗感染免疫力较强,或侵入的病原菌数量少或毒力弱。隐性感染后机体常可获得特异免疫力,能抗御相同病原菌的再次感染。一般在每次传染病流行中,常有较多的人发生隐性感染。

2. 显性感染(apparent infection)　病原菌感染导致机体组织细胞受到不同程度的损害,并出现一系列临床症状和体征。原因是宿主抗感染免疫力较弱,或侵入的病原菌数量较多、毒力较强。

(1) 按病情缓急不同,显性感染可分为:

1) 急性感染(acute infection):发病急,病程短,一般只有数日至数周。病愈后病原菌从宿主体内消失,如霍乱弧菌、脑膜炎奈瑟菌感染等。

2) 慢性感染(chronic infection):发病慢、病程长,常数月至数年。如结核分枝杆菌、麻风分枝杆菌及布鲁菌等常引起慢性感染。

(2) 按感染发生部位与性质不同,显性感染又可分为:

1) 局部感染(local infection):入侵的病原菌只局限在宿主一定部位或某一系统生长繁殖,引起局部病变,如化脓性球菌感染所致的疖、痈。

2) 全身性感染(generalized infection;systemic infection):感染发生后,病原菌或其毒性代谢产物向全身扩散,引起全身症状。全身性感染在临床上常见下列几种情况:

毒血症(toxemia):产生外毒素的病原菌只在局部生长繁殖,不进入血流,但产生的外毒素进入血液循环,随血流到达易感靶器官,引起组织损害,产生特殊的毒性症状,如白喉、破伤风等。

内毒素血症(endotoxemia):革兰阴性菌感染使宿主血液中出现大量内毒素而引起的全身中毒症状。其症状可因血中内毒素量不同而异,轻者只有发热,重者可有休克、DIC 甚至死亡,如小儿中毒性细菌性痢疾、中毒性脑膜炎等。

菌血症(bacteremia):病原菌侵入血流,但未在其中繁殖,只是短暂地经过血液循环。此时临床症状轻微,如伤寒早期的菌血症。

败血症(septicemia):病原菌侵入血流,在其中大量繁殖并产生毒性产物,引起全身严重的中毒症状,如高热、皮肤和黏膜瘀斑、肝脾大等。

脓毒血症(pyemia):化脓性细菌侵入血流后,在其中大量繁殖,通过血流扩散到其他组织或器官,产生新的化脓性病灶。如金黄色葡萄球菌引起的脓毒血症,常导致多发性肝脓肿、皮下脓肿、肺脓肿和肾脓肿等。

3. 带菌状态(carrier state)　指隐性感染或显性感染经治疗症状消失后,体内仍然有菌排出的状态。处于带菌状态的宿主称带菌者,包括健康带菌者和恢复期带菌者。因带菌者常间歇排出病原菌,是重要传染源。

第四节　医院内感染

医院内感染(nosocomial infection)是指在医院内发生的感染。其感染来源有:①交叉感染:在医院内由患者与医务人员直接或间接接触引起的感染;②内源性感染:或称自身感染,指各种原因导致患者自身体内的条件致病菌引起的感染;③医源性感染:指在诊断、治疗疾病过程中,因所用器械等消毒灭菌不严而造成的感染。

引起医院内感染的病原菌多为条件致病菌和对抗菌药物多重耐药的菌株。控制医院内感染应采取综合措施:①成立医院感染的管理结构;②严格执行无菌操作,实行消毒隔离制度;③加强医院环境净化;④合理使用抗生素。

课堂互动

你认为易引起医院内感染的侵入性检查与诊疗技术有哪些?

第五节　细菌感染的微生物学检查

病原菌侵入宿主后可引起多种疾病,其诊断除依据临床症状、体征和一般检查外,采集合适的临床标本进行微生物学检查,对确诊病因极为重要。进行微生物学检查的目的是明确标本中病原菌的种属甚至型别,必要时进行动物试验和药物敏感试验等,指导合理用药或开展感染性疾病的流行病学调查。

一、标本采集及注意事项

标本(specimen)的采集与送检是进行微生物学检查的第一步,标本的质量直接关系到诊断结果的准确性,因此应遵循以下原则:

1. 无菌操作　严格无菌操作,避免标本被杂菌污染。

2. 早期采集　尽量在使用抗菌药物之前和疾病早期采集标本。

3. 区别取材　应选择感染部位或病变明显的部位采集标本,应根据不同感染性疾病及感染性疾病的不同时期采集适宜的标本。

4. 尽快送检　采集的标本应尽快送检,若不能立即送检,应将标本置于特殊的转运培养基中,低温保存,减缓病原菌死亡,阻止杂菌的过度生长。但对脑膜炎奈瑟菌和淋病奈瑟菌等不耐寒冷的细菌标本应注意保温,条件允许时尽量床边接种。

二、检查方法

(一) 病原菌的检验

1. 形态学检查　对于形态、染色和排列具有特征性的病原菌可采用直接涂片、染色后置光学显微镜下观察。

2. 分离培养及鉴定　对于大多数病原菌应做分离培养,以获得纯培养物后再进行鉴定。

3. 生化反应　不同细菌具有的酶系不同,故对营养物质的分解能力及其代谢产物不尽相同。检测病原菌对糖或蛋白质等的代谢作用和代谢产物的差异,借以区别和鉴定病原菌,称之为生化反应(biochemical reaction)。生化反应对菌落特征、菌体形态染色特性相同或相似的细菌(如肠道杆菌)的鉴定尤为重要。

4. 抗原检测　用含有已知特异性抗体的诊断血清,可快速、准确地检测临床标本中微量的病原菌特异性抗原,并可进一步确定其血清群和型。常用方法有酶联免疫吸附试验(enzyme-linked immunosorbent assay,ELISA)、凝集试验、免疫荧光技术等。

（二）特异性抗体检测

指利用已知抗原,检测患者血清中特异性抗体的有无及效价动态变化情况,作为某些感染性疾病的辅助诊断。人体被感染的病原菌刺激产生特异性抗体的量随感染过程而逐渐增多,表现为抗体效价或称滴度升高。检测特异性抗体的血清学方法适用于免疫原性较强及病程较长或难以分离培养的病原菌感染的诊断。若抗体效价随病程升高 4 倍或以上有诊断价值。常用方法有凝集反应、沉淀反应、中和试验、ELISA等方法。

（三）其他检查方法

随着现代科学与技术的发展,出现了一些新型的细菌检测技术。如核酸杂交技术、聚合酶链反应（polymerase chain reaction,PCR）等分子生物学技术,具有快速、灵敏及特异性强等特点;气相色谱法鉴别厌氧性细菌;^{13}C 或 ^{14}C 呼气试验检查幽门螺杆菌感染等。

（李波清）

复习思考题

1. 病原菌致病性的强弱与哪些因素有关?
2. 机体抗细菌感染免疫是通过哪几方面来实现的?
3. 病原菌的感染途径有哪些?
4. 细菌感染的微生物学检查方法有哪些?

扫一扫
测一测

第十三章

病原性细菌

学习要点

1. 常见病原菌的生物学性状。

2. 常见病原菌的致病性与免疫性。

3. 常见病原菌的微生物学检查。

4. 常见病原菌的防治原则。

5. 了解结核病发展现状及对人群的危害;树立自觉防范意识,做好易感人群的宣传教育;学会结核菌素试验结果判断的能力。

第一节 球 菌

球菌(coccus)是细菌中的一大类,多数无致病作用。少数对人有致病作用,称为病原性球菌,因能引起化脓性炎症,故又称为化脓性球菌(pyogenic coccus)。根据革兰染色的不同,分为革兰阳性球菌(葡萄球菌、链球菌、肺炎链球菌等)和革兰阴性球菌(脑膜炎奈瑟菌、淋病奈瑟菌等)。

一、葡萄球菌属

葡萄球菌属(Staphylococcus)的细菌因堆聚成葡萄串状而得名。葡萄球菌属广泛分布于自然界、人和动物体表及与外界相通的腔道中,大多为正常菌群,少数为致病菌。葡萄球菌是最常见的化脓性球菌,是医院交叉感染的重要来源。对人类致病的主要是金黄色葡萄球菌(S.aureus)。

(一)生物学性状

1. 形态与染色　球形,直径约 1μm,葡萄串状排列(彩图 1)。无鞭毛,无芽胞,少数菌株可形成荚膜。革兰染色阳性,但在衰老、死亡或被中性粒细胞吞噬后菌体常转为革兰阴性。

2. 培养特性与生化反应　营养要求不高,需氧或兼性厌氧,最适生长温度为37℃。普通琼脂平板上形成圆形、光滑、不透明的凸起菌落。不同菌种可产生金黄色、白色、柠檬色等不同颜色的脂溶性色素。致病性葡萄球菌菌落呈金黄色,在血琼脂平

133

板上的菌落周围有透明溶血环。触酶试验阳性,多数菌株能分解葡萄糖、麦芽糖和蔗糖,产酸不产气。致病性菌株能分解甘露醇。

3. 抗原构造 葡萄球菌含有多种抗原物质,其中重要的有:

(1) 葡萄球菌 A 蛋白(staphylococcal protein A,SPA):是主要存在于金黄色葡萄球菌细胞壁表面的蛋白质抗原。可与细胞壁肽聚糖共价结合,为完全抗原。SPA 与人和多种哺乳动物血清中 IgG(除 IgG3)的 Fc 段非特异性结合后,IgG 的 Fab 段仍能与相应抗原特异性结合。利用此作用建立的协同凝集试验已广泛用于多种微生物抗原检测。SPA 与 IgG 结合后形成的复合物还具有抗吞噬、促细胞分裂、引起超敏反应和损伤血小板等多种生物学活性。

(2) 多糖抗原:具有群特异性,存在于细胞壁。检测其相应抗体,可用于金黄色葡萄球菌感染的诊断和判断预后。

4. 分类 根据色素和生化反应等不同,可分为金黄色葡萄球菌(多为致病菌)、表皮葡萄球菌(偶可致病)和腐生葡萄球菌(一般不致病)。根据是否产生凝固酶分为凝固酶阳性菌株(致病菌)和凝固酶阴性菌株(某些菌株也有致病性)。

5. 抵抗力 金黄色葡萄球菌是无芽胞细菌中抵抗力最强的,耐盐、耐干燥、耐热,加热 80~30 分钟才被杀死。对甲紫溶液等染料较敏感,对青霉素、红霉素、庆大霉素及磺胺药等敏感,但易产生耐药性。耐药菌株逐年增多,临床上耐青霉素 G 的金黄色葡萄球菌菌株已达 90% 以上,尤其是耐甲氧西林金黄色葡萄球菌已成为医院内感染最常见的病原菌。对多种清热解毒类中药敏感。

(二) 致病性与免疫性

1. 致病物质

(1) 凝固酶(coagulase):为能使含抗凝剂的人或家兔血浆发生凝固的酶类物质,是鉴别葡萄球菌有无致病性的重要指标。有两种:①游离凝固酶:分泌到菌体外的蛋白质,被血浆中协同因子激活成为凝固酶样物质后,使纤维蛋白原变为纤维蛋白,导致血浆凝固;②结合凝固酶:结合于菌体表面并不释放,是菌体表面的纤维蛋白原的受体。凝固酶能阻碍吞噬细胞对细菌的吞噬和杀灭,同时使细菌免受血清中杀菌物质的破坏。

(2) 葡萄球菌溶血素(staphylolysin):为外毒素,致病性葡萄球菌能产生 α、β、γ、δ、ε 五型溶血素,对人致病的主要是 α 溶血素。除对多种哺乳动物红细胞有溶血作用外,还对白细胞、血小板、肝细胞、成纤维细胞、血管平滑肌细胞等有毒性作用。α 溶血素免疫原性强,可用甲醛处理制成类毒素。

(3) 杀白细胞素(leucocidin):为多数致病菌株产生的能杀死多种动物白细胞的物质。白细胞的死亡成分可形成脓栓而加重组织损伤。

(4) 肠毒素:为一组热稳定的可溶性蛋白质,可刺激呕吐中枢导致以呕吐为主要症状的急性胃肠炎。

金黄色葡萄球菌还可产生表皮剥脱毒素及毒性休克综合征毒素 -1。

2. 所致疾病 葡萄球菌所致疾病有侵袭性和毒素性两种类型。

(1) 侵袭性疾病(化脓性感染):①皮肤及软组织感染:如疖、痈、毛囊炎、蜂窝织炎、伤口化脓等,其特点是病灶局限,与周围组织界限明显,脓汁黄而黏稠;②内脏器官感染:如气管炎、中耳炎、肺炎、胸膜炎、脑膜炎、心包炎、心内膜炎等;③全身性感染：皮肤原发化脓病灶受外力挤压或机体抵抗力降低，可引起败血症、脓毒血症等。

（2）毒素性疾病：①食物中毒：食入肠毒素污染的食物1~6小时后，患者出现恶心、呕吐、腹泻等急性胃肠炎症状，严重者虚脱或休克；②烫伤样皮肤综合征：由表皮剥脱毒素引起，患者皮肤有弥漫红斑、起皱、水疱，最后表皮脱落，多见于婴幼儿和免疫力低下的成人；③毒性休克综合征：由TSST-1引起，患者表现为突然高热、低血压、呕吐、腹泻、猩红热样皮疹，严重时可出现休克，多见于月经期使用阴道塞的妇女，病死率高。

现认为菌群失调所引起的假膜性肠炎主要由艰难梭菌所致，金黄色葡萄球菌仅为伴随菌。

3. 免疫性　人体对葡萄球菌具有一定的天然免疫力。只有皮肤、黏膜受损或患慢性消耗性疾病（如糖尿病、结核、肿瘤）或机体免疫功能降低时，才易感染葡萄球菌。感染后机体产生的免疫力不强，难以防止再感染。

（三）微生物学检查

1. 标本　根据不同疾病采集脓汁、血液、呕吐物、食物、粪便等标本。

2. 直接涂片镜检　取标本涂片，革兰染色后镜检。根据细菌形态、排列、染色特性可初步诊断。

3. 分离培养与鉴定　将标本接种血琼脂平板37℃孵育18小时，观察菌落特征，并涂片、染色、镜检。如发现葡萄球菌后，再做凝固酶试验及甘露醇发酵试验，以鉴定有无致病性。血液标本先经肉汤培养基增菌后再接种血琼脂平板。

4. 葡萄球菌肠毒素检查　取可疑食物或呕吐物培养后取滤液注射于6~8周龄幼猫腹腔，观察结果。4小时左右出现呕吐、腹泻、发热或死亡，提示有肠毒素存在。ELISA可检测微量肠毒素，快速敏感。也可用核酸杂交和PCR检测葡萄球菌是否为产肠毒素的菌株。

（四）防治原则

注意个人卫生，及时消毒处理皮肤黏膜创伤，严格无菌操作，防止医院内感染。加强对食堂和饮食行业的卫生监督。治疗应根据药敏试验选用药物。慢性反复感染者，可试用自身菌苗疗法，或葡萄球菌外毒素制成的类毒素治疗。中药金银花、黄连、黄芩对葡萄球菌有较好的抑菌效果。

课堂互动

某中学13名同学于学校食堂早餐食用了香肠面包2小时后，陆续出现恶心、呕吐、腹痛、腹泻等症状，多呕吐较重。多数患病学生低热，白细胞数量升高。对患者进行抗感染、补液及对症治疗后，全部病情好转，2天内痊愈。采集患者呕吐物标本12份，普通培养基37℃分离培养18小时后，见金黄色、圆形、光滑、不透明、凸起、1~2mm大小的菌落，涂片染色见革兰阳性球菌。

请思考：

1. 这些同学最可能感染了哪种病原菌？应进一步做何微生物学检查才能确诊？

2. 对此感染性疾病的防治原则是什么？

二、链球菌属

链球菌属(*Streptococcus*)是另一大类常见的革兰阳性化脓球菌,广泛分布于自然界和正常人体鼻咽部、胃肠道等处,多为正常菌群,少数为致病性链球菌,可引起人类各种化脓性炎症、猩红热、丹毒、新生儿败血症、风湿热、急性肾小球肾炎等疾病。

(一) 生物学性状

1. 形态与染色 球形或卵圆形,直径 0.6~1.0μm,链状排列。在固体培养基中呈短链,液体培养基中呈长链。无芽胞和鞭毛,多数菌株在培养早期可形成透明质酸荚膜,随培养时间延长而逐渐消失。革兰染色阳性,衰老、死亡或被吞噬细胞吞噬后可呈革兰阴性(彩图1)。

2. 培养特性与生化反应 营养要求较高,在含血液、葡萄糖的培养基中生长良好。多数菌株兼性厌氧,在血清肉汤中易形成长链沉于管底,在血琼脂平板上形成灰白色、表面光滑、透明或半透明的细小菌落,多数菌株呈乙型溶血。一般不分解菊糖,不被胆汁溶解,这两个特性常被用来鉴别甲型溶血性链球菌与肺炎链球菌。

3. 分类链球菌常用以下两种分类方法:

(1) 根据溶血现象分类:根据链球菌在血琼脂平板上生长繁殖后是否产生溶血及其溶血现象分为 3 类:①甲型(α)溶血性链球菌:菌落周围有狭窄草绿色溶血环(红细胞并未完全溶解),也被称为草绿色链球菌,多为机会致病菌;②乙型(β)溶血性链球菌:菌落周围有 2~4mm 的透明溶血环(红细胞完全溶解),亦称为溶血性链球菌,致病力强,引起人类多种疾病;③丙型(γ)链球菌:不溶血,一般不致病。

(2) 根据抗原结构分类:根据链球菌细胞壁中多糖抗原不同,可分成 A~H、K~V 共 20 群。对人致病的链球菌菌株,90% 左右属 A 群,B、C、D、G 群偶见。同群链球菌间,因表面蛋白质抗原不同,又分若干型。例如 A 群根据其 M 抗原不同,分成 80 个型;B 群分 4 个型和 C 群分 13 个型等。链球菌的群别与溶血性间无平行关系,但对人类致病的 A 群链球菌多数呈现乙型溶血。

4. 抵抗力 弱,60℃30 分钟即被杀死,对一般消毒剂敏感。对青霉素、红霉素、磺胺药等敏感。

(二) 致病性与免疫性

1. 致病物质 致病性链球菌有较强的侵袭力,可产生多种致病物质。

(1) 菌体结构:主要有①黏附素:包括脂磷壁酸(LTA)和 F 蛋白,决定链球菌对宿主细胞的黏附作用;②M 蛋白:为链球菌细胞壁中的蛋白质成分,具有抗吞噬和抵抗吞噬细胞内杀菌作用的能力,此外,M 蛋白与人的心肌、肾小球基底膜有共同抗原,可刺激机体产生相应抗体,损害心血管等组织,与某些超敏反应性疾病有关。

(2) 侵袭性酶:主要有①透明质酸酶:又名扩散因子,可分解细胞间质的透明质酸,使细菌易在组织中扩散;②链激酶:亦称链球菌纤维蛋白溶解酶,能使血液中纤维蛋白溶解酶原转化为纤维蛋白溶解酶,溶解血凝块或阻止血浆凝固,有利于细菌扩散;③链道酶:亦称链球菌 DNA 酶,能分解脓汁中具有高度黏稠性的 DNA,使脓液稀薄,促进细菌扩散。

(3) 外毒素:主要有①致热外毒素:又称红疹毒素或猩红热毒素,是引起猩红热的主要毒素,有 A、B、C 3 个血清型,对机体具有致热和细胞毒作用,可引起发热和皮疹;

②链球菌溶血素:根据对氧稳定性的不同分为链球菌溶血素 O 和链球菌溶血素 S。链球菌溶血素 O 是含 -SH 的蛋白质毒素,对红细胞溶解作用强,对氧敏感,遇氧时 -SH 被氧化成 -S-S- 失去溶血活性。对中性粒细胞、巨噬细胞、神经细胞、血小板等也有毒性作用,对心肌也有急性毒性作用。此毒素免疫原性强,感染 2~3 周至病愈后数月到一年内都可检出相应抗体,风湿热患者的血清抗体效价一般在 1:400 以上,可作为风湿热及其活动性的辅助诊断。链球菌溶血素 S 为小分子糖肽,无免疫原性,对氧不敏感,对白细胞、血小板和多种组织细胞有破坏作用。

2. 所致疾病　链球菌引起的疾病 90% 由 A 群链球菌引起,常见的有:

(1) 化脓性感染:①皮肤及皮下组织感染:有脓疱疮、蜂窝织炎、痈、丹毒等,其特点是炎症病灶与正常组织界限不清,脓汁稀薄并带血性,易扩散;②呼吸道感染:引起扁桃体炎、咽喉炎、鼻窦炎、中耳炎、脑膜炎等;③产道感染:引起产褥热;④经淋巴管扩散:引起淋巴管炎和淋巴结炎。

(2) 中毒性疾病:猩红热、链球菌毒素休克综合征。

(3) 变态反应性疾病:急性肾小球肾炎和风湿热等。

课堂互动

葡萄球菌和链球菌引起的化脓性感染有何区别? 导致这些区别的原因是什么?

3. 免疫性　A 群链球菌感染后,可获得针对某一型别的免疫力,因型别多,各型之间无交叉免疫力,故常反复发生感染。猩红热患者可产生较牢固的免疫力。

(三) 微生物学检查

1. 直接镜检　取脓汁或咽拭子直接染色镜检,发现典型链状排列的革兰阳性球菌可初步诊断。

2. 分离培养与鉴定　用血琼脂平板分离培养链球菌,败血症患者先取血液做肉汤增菌后再分离培养。可根据形态、染色特性、菌落特点、溶血性等鉴定链球菌。

3. 抗链球菌溶血素 O 试验　简称抗 O 试验,如效价在 1:400 以上,并结合临床症状,可辅助诊断风湿热。但应注意餐后采血及胆固醇血症者易出现假阳性。

(四) 防治原则

积极治疗带菌者和患者,可减少传染源。对急性咽峡炎和扁桃体炎患者应早期、彻底治疗,以防止变态反应性疾病的发生。治疗首选青霉素 G,可合并使用银花、连翘等清热解毒类中药。

三、肺炎链球菌

肺炎链球菌(*S.pneumonia*)广泛分布于自然界,常寄居于人类上呼吸道,多数不致病,仅少数引起大叶性肺炎、支气管炎、中耳炎等疾病。

(一) 生物学性状

1. 形态与染色　革兰阳性,菌体呈矛头状,钝端相对尖端向外地成双排列。在痰和脓汁中呈单个或链状。无鞭毛和芽胞,有毒菌株在机体内或含血清的培养基上能形成较厚的荚膜(彩图 1)。

2. 培养特性与生化反应　营养要求较高,需在含血液或血清的培养基中生长。在血琼脂平板形成的菌落与甲型溶血性链球菌相似,呈细小、圆形、灰白色、半透明的菌落,菌落周围有草绿色溶血环。本菌能产生自溶酶,故孵育时间超过48小时,菌落中央下陷呈脐状。

3. 抗原构造与分型　肺炎链球菌的抗原主要有:①荚膜多糖抗原:根据其免疫原性不同,可分为90个血清型;②C多糖:存在于肺炎链球菌胞壁中,可与血清中C-反应蛋白结合,活化补体及增强吞噬细胞的吞噬功能。

4. 抵抗力　较弱,56℃ 20分钟即死亡。有荚膜菌株抗干燥力较强。对一般消毒剂敏感,对青霉素、罗红霉素、林可霉素等敏感。

（二）致病性与免疫性

1. 致病物质　主要有①荚膜:具有抗吞噬作用,使细菌侵入人体后能迅速繁殖而致病;②溶血素O、紫癜形成因子及神经氨酸酶等。

2. 所致疾病　肺炎链球菌仅在机体抵抗力减弱时才引起感染,主要引起人类大叶性肺炎,其次为支气管炎。还可继发胸膜炎、脓胸,也可引起中耳炎、乳突炎、败血症和脑膜炎等。

3. 免疫性　病后可获得牢固的型特异性免疫,主要是机体产生荚膜多糖抗体。

（三）微生物学检查

取痰、脓汁或脑脊液沉淀物直接涂片、染色、镜检,如发现典型的革兰阳性具有荚膜的双球菌,可初步诊断。分离培养发现有草绿色溶血的可疑菌落,再做胆汁溶菌试验、菊糖发酵试验和奥普托辛试验等,与甲型溶血性链球菌相鉴别。必要时做小白鼠毒力试验加以鉴别。

（四）防治原则

儿童、老人和慢性感染患者,可用荚膜多糖疫苗接种,有较好预防效果。治疗主要采用大剂量青霉素、林可霉素或罗红霉素等,对耐药菌株可选用万古霉素治疗。中药黄芩、黄连对其有明显的抑菌作用。

四、奈瑟菌属

奈瑟菌属(*Neisseria*)是一群革兰阴性球菌,对人致病的主要有脑膜炎奈瑟菌和淋病奈瑟菌。

脑膜炎奈瑟菌

脑膜炎奈瑟菌(*N.meningitides*)俗称脑膜炎球菌,是流行性脑脊髓膜炎(流脑)的病原菌。

（一）生物学性状

1. 形态与染色　呈肾形,直径0.6~0.8μm,成双排列,凹面相对,革兰染色阴性(彩图1)。在患者脑脊液中,多位于中性粒细胞内,新分离的菌株大多有荚膜和菌毛。

2. 培养特性与分类　营养要求高,常用巧克力色血琼脂培养基。专性需氧,初次培养须在5%~10% CO_2的环境中,37℃孵育24小时,可形成圆形、无色透明似露滴状的菌落。在血琼脂平板上不溶血,可产生自溶酶。有多种抗原物质,如荚膜多糖群特异性抗原等。根据其免疫原性不同,可将脑膜炎奈瑟菌分为13个血清群,对人致病的有 A、B、C、Y 等群,其中以 C 群致病力最强,我国流脑主要由 A 群引起,2005 年安徽发生局部 C 群流脑疫情。

3. 抵抗力 很弱,对干燥、热、寒冷等十分敏感,室温中 3 小时死亡,55℃5 分钟内或常用消毒剂短时间可将其杀死,对磺胺、青霉素、链霉素等敏感。

（二）致病性与免疫性

1. 致病物质 主要有①菌毛:可使细菌黏附于宿主细胞表面,有利于细菌入侵;②荚膜:有抗吞噬作用;③内毒素:为最重要的致病物质,可使机体发热、白细胞计数升高、皮肤黏膜瘀斑,严重时致中毒性休克和 DIC。

2. 所致疾病 传染源是流脑患者和带菌者,流行期间人群带菌率较高,可达70% 以上。主要经飞沫传播,潜伏期 1~4 天,细菌首先在鼻咽部繁殖,机体抵抗力强时,一般无症状或只表现轻微上呼吸道症状,而抵抗力弱时,细菌在局部大量繁殖后侵入血流引起菌血症或败血症。患者可有恶寒、高热、恶心呕吐、皮肤黏膜出现出血斑。少数儿童可因细菌突破血 - 脑屏障而引起蛛网膜化脓性炎症。患者出现剧烈头痛、喷射性呕吐、颈项强直等脑膜刺激症状,严重患者可出现中毒性休克,预后不良。

3. 免疫性 以体液免疫为主,感染后可获得较牢固免疫力。6 个月内婴儿极少患流脑,是因母体隐性感染或预防接种而产生的 IgG 类抗体经胎盘传给胎儿。儿童因血 - 脑屏障的发育尚未成熟,流脑发病率高于成人。

（三）微生物学检查

1. 标本采集 取患者脑脊液、血液或出血瘀斑渗出液检查,带菌者可取鼻咽拭子。标本采集后应注意保暖、保湿并立即送检,最好是床边接种。

2. 直接镜检 脑脊液离心,取其沉渣直接涂片染色镜检,发现中性粒细胞内、外有革兰阴性双球菌,即可初步诊断。

3. 分离培养与鉴定 脑脊液或血液标本可先经血清肉汤增菌或直接接种巧克力色血琼脂平板,置 5%~10% CO_2、37℃培养箱中孵育 24 小时,挑取可疑菌落做涂片染色镜检,并作生化反应和血清凝集试验鉴定。

4. 快速诊断法 脑膜炎奈瑟菌易自溶,患者脑脊液或血清中有可溶性抗原存在。常用对流免疫电泳、SPA 协同凝集试验、ELISA 等方法进行快速检测。

（四）防治原则

对易感儿童接种流脑荚膜多糖疫苗进行特异性预防,常用 A、C 二价或 A、C、Y 和W135 四价混合多糖疫苗。流行期间,儿童可口服磺胺嘧啶或用磺胺药物滴鼻等预防。对可疑患者,应尽早隔离治疗,尽早使用磺胺嘧啶及青霉素 G 或第三代头孢菌素,也可加用清热解毒类中药配合治疗。

淋病奈瑟菌

淋病奈瑟菌(*N.gonorrhoeae*)俗称淋球菌,是淋病的病原菌。淋病是我国目前发病率最高的性传播疾病。

（一）生物学性状

1. 形态与染色 和脑膜炎奈瑟菌相似。在急性患者脓汁标本中,菌体多位于中性粒细胞内,而慢性患者多在细胞外。

2. **培养特性与生化反应** 专性需氧,营养要求高,一般用巧克力色血琼脂平板,初次分离培养须置 5%~10% CO_2 的环境,孵育 48 小时后形成圆形、凸起、灰白色的光滑型菌落。只分解葡萄糖产酸。

3. **抵抗力** 极弱,对干燥、热、冷极敏感。在干燥的环境中,仅存活 1~2 小时,湿热 55℃仅存活 5 分钟,在患者分泌物污染的衣裤、被褥及厕所能存活 24 小时。对消毒剂极敏感,如用 1:4000 的硝酸银作用 2 分钟,即可被杀死。对多种抗生素敏感,但易产生耐药性。

(二) 致病性与免疫性

1. **致病物质** 主要有①菌毛:可使菌体黏附到泌尿生殖道上皮细胞表面,并有抗吞噬作用;②外膜蛋白:参与黏附宿主细胞,直接损伤中性粒细胞,抑制抗体的杀菌作用;③内毒素:可致病变部位发生炎症反应。还产生分解 SIgA 的蛋白酶,分解黏膜表面的 SIgA,有利于细菌黏附。

2. **所致疾病** 本菌仅感染人类,主要经性接触传播,也可由患者分泌物污染衣服、毛巾、浴盆等传染。男性可引起淋病性尿道炎,主要表现为尿频、尿急、尿痛、排尿困难、尿道有脓性分泌物流出等症状,还可引起前列腺炎、输精管炎、附睾炎。女性主要引起淋病性宫颈炎、阴道炎及盆腔炎等,可致不孕症。妊娠期妇女患淋病,可引起胎儿宫内感染,导致流产、早产等。新生儿出生时感染可引起眼结膜炎,眼角有大量脓性分泌物,称为脓漏眼。

3. **免疫性** 人对淋病奈瑟菌无固有免疫力,均易感。病后免疫力不持久,不能防止再次感染。

(三) 微生物学检查

取泌尿生殖道脓性分泌物涂片,革兰染色镜检,如发现中性粒细胞内有革兰阴性双球菌,有诊断价值。对慢性患者及涂片镜检阴性者,可进行分离培养;阳性者应进一步做生化反应鉴定。还可用酶免疫分析技术、直接免疫荧光法、PCR 技术直接检测标本中的抗原或核酸。

(四) 防治原则

目前尚无有效的疫苗。预防应大力开展性病知识宣传教育,禁止卖淫嫖娼,防止不正当的两性关系。早发现患者,及时正确地诊断并进行彻底治疗。治疗可选用青霉素、新青霉素及博来霉素等,但应注意耐药菌株逐年增加。婴儿出生后,均应用 1% 硝酸银溶液滴眼,预防淋病性结膜炎。

第二节 肠道杆菌

肠道杆菌是一大群生物学性状相似的革兰阴性、无芽胞的短小杆菌,常寄居于人和动物肠道中,亦存在于土壤、水和腐物中,属肠杆菌科。肠杆菌科细菌种类繁多,其中大多为肠道正常菌群,在宿主免疫力下降或寄居部位改变时,可成为条件致病菌,引起感染;少数为致病菌,如伤寒沙门菌、痢疾志贺菌、肠出血型大肠埃希菌等。

引起人类感染的常见肠道杆菌见表 13-1。

表 13-1　引起人类感染的常见肠道杆菌

属	种
埃希菌属	大肠埃希菌
志贺菌属	宋内志贺菌、福氏志贺菌、痢疾志贺菌、鲍氏志贺菌
沙门菌属	肠道沙门菌肠道亚种
克雷伯菌属	肺炎克雷伯菌肺炎亚种、催娩克雷伯菌
肠杆菌属	产气肠杆菌、阴沟肠杆菌
变形杆菌属	奇异变形杆菌、普通变形杆菌
耶尔森菌属	鼠疫耶尔森菌、小肠结肠炎耶尔森菌小肠结肠炎亚种、假结核耶尔森菌假结核亚种
沙雷菌属	黏质沙雷菌黏质亚种
摩根菌属	摩根摩根菌摩根亚种
枸橼酸杆菌属	费劳地枸橼酸杆菌、柯塞枸橼酸杆菌

肠道杆菌具有下列共同特性：

1. 形态及染色　为中等大小的革兰阴性杆菌，无芽胞，大多有菌毛，多数有鞭毛，少数有荚膜（彩图 1）。

2. 培养特性与生化反应　兼性厌氧，在普通培养基上生长良好，大多形成光滑型菌落，有的呈黏液型菌落。能发酵葡萄糖，还原硝酸盐，触酶试验阳性。通常从粪便中分离肠道致病菌时需在培养基中加入选择性抑菌剂，如蔷薇酸、煌绿、胆盐等抑制杂菌的生长。常用的肠道致病菌的选择鉴别培养基有沙门菌 - 志贺菌琼脂（SS 琼脂）、中国蓝琼脂、伊红 - 美蓝琼脂（EMB 琼脂）等。在 SS 琼脂平板上，肠道非致病菌能分解乳糖产酸产气，使菌落呈红色，而致病菌不分解乳糖，菌落无色。生化反应特性是鉴别肠道杆菌的重要依据。

3. 抗原构造　抗原结构复杂，主要有①菌体（O）抗原：是细胞壁的脂多糖，耐热，100℃数小时不被破坏；②鞭毛（H）抗原：存在于鞭毛蛋白质中，不耐热，60℃ 30 分钟即被破坏；③荚膜或包膜抗原：位于 O 抗原外围的多糖类物质，能阻止 O 抗原凝集，与细菌毒力有关，如大肠埃希菌 K 抗原、伤寒沙门菌 Vi 抗原等；④肠道杆菌共同抗原（ECA）：存在于肠道杆菌表面，为氨基糖聚合物，肠杆菌科细菌都有 ECA。

4. 抵抗力　在自然界生存能力强，特别在水与冰中。对理化因素敏感，易被一般消毒剂杀灭。对多种广谱抗生素敏感。对黄芩、黄连、黄柏、大黄、大蒜、白头翁等中草药敏感。

5. 变异性　肠道杆菌易出现变异菌株，除自发突变外，更容易通过基因转移与重组而导致变异。

一、埃希菌属

埃希菌属（*Escherichia*）为肠道的正常菌群，一般不致病。其中以大肠埃希菌最为重要，当婴儿出生后数小时，该菌就进入肠道并伴随终生，并可在肠道中合成维生素 B 和维生素 K 等供人体吸收利用。当人体免疫力下降或该菌侵入肠外组织器官时，可引起肠道外化脓性炎症。某些血清型菌株致病性强，侵入肠道可引起感染，导致腹泻，称为致病性大肠埃希菌。在环境和食品卫生学中，大肠埃希菌常作为粪便污染的检测指标。

(一) 生物学性状

1. 形态与染色　大小为 $(0.5\sim0.7)\,\mu m \times (1\sim3)\,\mu m$ 的革兰阴性杆菌，无芽胞，多数菌株有周身鞭毛，有普通菌毛和性菌毛，某些菌株有微荚膜。

2. 培养特性与生化反应　营养要求不高，在普通琼脂培养基上形成中等大小、圆形、凸起、灰白色光滑型菌落，某些菌株在血平板上可呈 β 溶血；在液体培养基呈混浊生长，能发酵葡萄糖、乳糖等多种糖类产酸产气，发酵乳糖是与沙门菌属、志贺菌属的区别；在 SS 琼脂或中国蓝平板上因分解乳糖形成有色菌落，IMViC 试验为 ++--。

3. 抗原构造　有 O、H、K 3 类抗原。O 抗原有 170 多种，是分群的基础；H 抗原 60 余种；K 抗原 100 多种。根据耐热性不同，K 抗原又分为 L、A、B 三型，其中 A 型耐热，L 和 B 型不耐热。大肠埃希菌血清型表示按 O：K：H 排列，如 O111：K58：H2。

4. 抵抗力　对热的抵抗力比其他肠道杆菌强，60℃加热 15 分钟仍有部分细菌存活；对胆盐、煌绿、磺胺、庆大霉素、喹诺酮类、氨苄西林等敏感，但易产生耐药性。

(二) 致病性

1. 致病物质

(1) 定居因子：是细菌质粒编码的特殊菌毛，有较强的黏附肠黏膜上皮细胞能力，以保护细菌不被肠分泌液和肠蠕动清除。

(2) 外毒素：大肠埃希菌可产生多种外毒素：①不耐热肠毒素(LT)：为蛋白质，不耐热，65℃ 30 分钟即被破坏，LT 的致病机制与霍乱肠毒素相似；②耐热肠毒素(ST)：为小分子蛋白，对热稳定，100℃ 20 分钟不被破坏；③志贺样毒素(SLT)：由溶原性噬菌体介导产生，可致血性腹泻，能选择性破坏肾内皮细胞，可能与溶血性尿毒综合征的发生有关；④肠集聚耐热毒素：由肠集聚型大肠埃希菌产生。可导致肠黏膜细胞分泌功能亢进，引起腹泻。

此外，大肠埃希菌的致病物质还有 K 抗原、溶血素、内毒素、载铁蛋白和Ⅲ型分泌系统等。

2. 所致疾病

(1) 肠道外感染：大多数大肠埃希菌在肠道内不致病，但如移位至肠道外的组织或器官则可引起肠道外感染，以化脓性感染和泌尿系感染为主。化脓性感染如腹膜炎、胆囊炎、阑尾炎、手术创口感染、败血症和新生儿脑膜炎等；泌尿系感染如尿道炎、膀胱炎、肾盂肾炎等，引起泌尿系感染的大肠埃希菌统称尿路致病性大肠埃希菌。

(2) 肠道内感染(胃肠炎)：由致病性大肠埃希菌感染引起，根据致病机制不同，致病性大肠埃希菌主要有 5 种类型(表 13-2)。

1) 肠产毒型大肠埃希菌：通过定居因子黏附于小肠上皮细胞，并产生 LT 和 ST，临床多表现为轻度腹泻，也可出现严重的霍乱样水泻。是婴幼儿和旅游者最常见的腹泻病原菌。

2) 肠致病型大肠埃希菌：是婴儿腹泻的重要病菌，成人少见。通常自限，但可转变为慢性，严重者可致死。

表 13-2　引起人类腹泻的大肠埃希菌

菌株	作用部位	致病机制	疾病与症状
肠产毒型大肠埃希菌（ETEC）	小肠	质粒介导 LT 和 ST 肠毒素,大量分泌体液、电解质	婴幼儿和旅游者腹泻,水样便
肠致病型大肠埃希菌（EPEC）	小肠	质粒介导黏附和破坏黏膜上皮细胞,不产生肠毒素	婴儿腹泻,水样便或黏液便
肠侵袭型大肠埃希菌（EIEC）	大肠	质粒介导侵袭和破坏结肠黏膜上皮细胞,不产生肠毒素	较大儿童和成人腹泻,脓血便或黏液血便
肠出血型大肠埃希菌（EHEC）	大肠	溶源性噬菌体编码类志贺毒素,中断肠黏膜上皮细胞蛋白质合成	出血性结肠炎,儿童与老年人多见
肠集聚型大肠埃希菌（EAEC）	小肠	质粒介导聚集性黏附于上皮细胞,微绒毛变短,单核细胞浸润和出血,阻断液体吸收	婴儿腹泻,持续性水样便

3）肠侵袭型大肠埃希菌:较少见,主要感染成人和较大儿童。不产生肠毒素,依靠侵袭力侵入结肠黏膜上皮细胞内生长繁殖,产生内毒素破坏细胞,形成炎症和溃疡,出现黏液脓血便,导致类似细菌性痢疾的腹泻。

4）肠出血型大肠埃希菌:产生类志贺毒素,能引起散发性或暴发性出血性结肠炎和严重腹泻,还可导致溶血性尿毒综合征和急性肾衰竭,引起人类疾病的主要是 O157:H7 血清型。

5）肠集聚型大肠埃希菌:该菌经菌毛黏附肠黏膜上皮细胞,在其表面聚集形成砖块状排列。感染导致微绒毛变短,单核细胞浸润和出血,引起婴儿和旅行者持续性水样腹泻,伴脱水,偶有血便。

（三）微生物学检查

1. 标本采集　肠道外感染取中段尿、血液、脓汁、脑脊液等;肠道内感染取粪便。

2. 分离培养和鉴定　粪便标本直接接种于肠道致病菌选择鉴别培养基,血液标本需先经肉汤培养基增菌,然后再接种于血琼脂平板。其他标本直接接种血琼脂平板和肠道致病菌选择鉴别培养基,经37℃孵育 18~24 小时,挑取可疑菌落,涂片、染色、镜检。再经生化反应加以鉴定,必要时测定肠毒素。

3. 卫生细菌学检查　大肠埃希菌常随粪便排出污染周围环境、水源和食品。样品中检出大肠埃希菌愈多,表示被粪便污染愈严重,也间接表明可能有肠道致病菌污染。卫生细菌学检查常以其中细菌总数(每毫升或每克样品中所含的细菌数)和大肠菌群数(1 升样品中的大肠菌群数,大肠菌群是指在 37℃24 小时发酵乳糖产酸产气的大肠埃希菌、枸橼酸杆菌、克雷伯菌和产气杆菌)为标准。我国于 2007 年 7 月开始实施的《生活饮用水卫生标准》(GB5749—2006)规定:每 100ml 生活饮用水中,不得检出总大肠菌群、耐热大肠菌群和大肠埃希菌。

（四）防治原则

加强饮食卫生管理,避免食用不清洁的食物或饮用污染的水。母乳中 SIgA 可中和大肠埃希菌肠毒素,故母乳喂养婴儿可减少婴儿腹泻的发生。治疗选用磺胺、庆大霉素、诺氟沙星、环丙沙星等,但易产生耐药性。

知识链接

肠出血型大肠埃希菌（EHEC）的致病性

EHEC常引起暴发性或散发性出血性结肠炎，主要因食入消毒不严的牛乳或肉类而感染。美国多次发生EHEC感染的流行，传染源是汉堡包中夹有污染EHEC的牛肉馅。日本也曾多次流行。患者症状表现不一，轻者水样便，重者大量血便，剧烈腹痛，约10%的10岁以下儿童可发生急性肾衰竭、血小板减少、溶血性贫血等，死亡率达10%左右。

二、志贺菌属

志贺菌属（*Shigella*）是引起人类细菌性痢疾的病原菌，俗称痢疾杆菌。

（一）生物学性状

1. 形态与染色　大小为$(0.5\sim0.7)\,\mu m \times (2\sim3)\,\mu m$的革兰阴性短小杆菌，无芽胞、荚膜、鞭毛，多数有菌毛（彩图1）。

2. 培养特性与生化反应　营养要求不高，在普通琼脂平板上形成中等大小、半透明、光滑型菌落。在肠道致病菌选择鉴别培养基上形成无色透明菌落。其生化反应为：乳糖 –/+、葡萄糖 +、甘露醇 +/–、靛基质 –、H_2S–、尿素、动力 –。宋内志贺菌能迟缓发酵乳糖。

3. 抗原构造与分类　有O、K抗原。O抗原有群和型特异性，是分群和型的依据。可依据其不同将志贺菌属分为4群（痢疾志贺菌、福氏志贺菌、鲍氏志贺菌和宋内志贺菌），共40多个血清型（含亚型）。我国以福氏志贺菌多见，其次是宋内志贺菌。

4. 变异性与抵抗力　志贺菌的抗原构造、生化反应、毒力及对药物的敏感性均易发生变异，如对氯霉素、链霉素和磺胺的耐药率达80%~100%。其抵抗力较其他肠道杆菌弱。在外界环境中的生存能力以宋内志贺菌为最强，痢疾志贺菌最弱。对热敏感，56℃10分钟即被杀死。对酸敏感，在粪便中志贺菌数小时内死亡，故患者粪便采集后应立即送检。对消毒剂敏感，1%石炭酸15分钟可将之杀死。夏秋季节蝇类为重要传播媒介。

（二）致病性与免疫性

1. 致病物质　主要有侵袭力和内毒素，有些菌株可产生外毒素。

（1）侵袭力：痢疾杆菌借助菌毛黏附在回肠末端和结肠黏膜上皮细胞上，然后穿入细胞内，一般在肠黏膜固有层繁殖形成感染病灶，引起炎症反应。

（2）内毒素：所有痢疾杆菌都有强烈的内毒素。作用于肠壁使之通透性升高，促进内毒素吸收，引起机体发热、神志障碍甚至中毒性休克等一系列中毒症状。内毒素破坏肠黏膜，形成炎症、溃疡、出血及典型的黏液脓血便。内毒素还可作用于肠壁自主神经系统，使肠功能紊乱、肠蠕动失调和（或）痉挛，尤以直肠括约肌痉挛最为明显，故出现腹痛、里急后重等症状。

（3）外毒素：痢疾志贺菌可产生耐热外毒素，称为志贺毒素。它有3种生物学活性：①神经毒性：使中枢神经系统受损，引起致死性感染（假性脑膜炎昏迷）；②细胞毒性：对肝细胞、肠黏膜细胞有毒性，使细胞变性坏死；③肠毒性：具有类似霍乱肠毒素作用,引起水样腹泻。其他三群志贺菌一般不产生此毒素。

2. 所致疾病 细菌性痢疾的传染源是患者和带菌者,经消化道感染。潜伏期1~3天,10~200个细菌便可致病。常见的细菌性痢疾有3种类型:

(1) 急性细菌性痢疾(湿热痢):感染后发病急,症状严重。常有发热、下腹痛、腹泻及明显里急后重、黏液脓血便等典型症状。

(2) 中毒性细菌性痢疾(疫毒痢):多见于小儿,发病急,出现全身严重的中毒症状,如高热(>40℃)、感染性休克、DIC等,病死率高。常无明显的消化道症状,可能是患者对内毒素特别敏感,细菌内毒素从肠壁迅速吸收入血所致。

(3) 慢性细菌性痢疾:病程超过2个月,迁延不愈或时愈时发,常由急性细菌性痢疾治疗不彻底或机体抵抗力较低转变而来,多见于福氏志贺菌感染。

3. 免疫性 机体对痢疾杆菌的免疫主要依靠肠道的局部免疫作用,病后免疫力不持久。

(三) 微生物学检查

1. 标本采集 用药前取患者或带菌者的新鲜黏液脓血便立即送检。不能立即送检时标本应保存在30%甘油缓冲盐水中。中毒性细菌性痢疾可取肛门拭子检查。

2. 分离培养和鉴定 标本直接接种肠道致病菌选择鉴别培养基,37℃孵育18~24小时,挑取无色半透明的可疑菌落,进行生化反应和血清学试验。

3. 快速诊断 有免疫荧光菌球法、协同凝集试验、PCR直接检测技术等。

(四) 防治原则

特异性预防可口服减毒活疫苗。如福氏和宋内依赖链霉素变异株多价活疫苗,可刺激肠道产生SIgA,但免疫原性弱且不持久。加强饮食卫生管理,防蝇灭蝇。治疗用磺胺、吡哌酸、庆大霉素、诺氟沙星、氧氟沙星等。中药可用芍药汤、白头翁汤加减,单味中药白头翁、马齿苋、大蒜等也有疗效。

三、沙门菌属

沙门菌属(*Salmonella*)是一大群寄生于人和动物肠道内,生化反应和抗原构造相似的革兰阴性杆菌。仅少数对人致病,如伤寒沙门菌和甲型、肖氏、希氏副伤寒沙门菌。有些对人和动物都致病,如猪霍乱沙门菌、鼠伤寒沙门菌和肠炎沙门菌等10余种。

(一) 生物学性状

1. 形态与染色 大小为(0.5~1)μm×(2~3)μm的革兰阴性短小杆菌,多有周鞭毛和菌毛,无芽胞,无荚膜(彩图1)。

2. 培养特性与生化反应 在普通琼脂平板上形成中等大小、圆形、无色半透明的S型菌落。生化反应对鉴定沙门菌属中各菌种和亚种具有重要意义。

3. 抗原构造 主要有O抗原和H抗原,少数菌有Vi抗原。

(1) O抗原:为菌体脂多糖成分,耐热。种类多,有的是某些细菌所特有,某些为几种细菌所共有。O抗原可刺激机体产生相应IgM类抗体。

(2) H抗原:为蛋白质,不耐热,60℃15分钟或乙醇处理后被破坏。H抗原刺激机体产生IgG抗体,此抗体在人体内持续时间长。

(3) Vi抗原:因与毒力有关而命名为毒力抗原,也称表面抗原。不稳定,加热60℃或石炭酸处理易被破坏,具有抗吞噬作用,可抑制O抗原的凝集,可刺激机体产生

Vi 抗体。通过检测 Vi 抗体有助于检出伤寒带菌者。

此外，近年来新发现一种 M 抗原，多种沙门菌可产生，为表面抗原，又称黏液抗原，加热可破坏。M 抗原可阻止 O 抗原的凝集。

4. 抵抗力　不强，65℃ 15 分钟、70% 乙醇溶液或 5% 石炭酸 5 分钟杀死。水中存活 2~3 周，粪便中可存活 1~2 个月，可在冰冻土壤中过冬。对喹诺酮类及氨苄西林敏感，对氯霉素极敏感。

（二）致病性与免疫性

1. 致病物质

（1）侵袭力：菌毛吸附小肠黏膜上皮细胞，并穿过上皮细胞到达皮下组织，被吞噬细胞吞噬。Vi 抗原的抗吞噬作用使其造成不完全吞噬，细菌可随吞噬细胞到达机体其他部位。

（2）内毒素：沙门菌释放毒力强的内毒素，激活补体系统，吸引中性粒细胞，引起肠道局部炎症。其被吸收入血可引起全身中毒，如发热、白细胞减少、中毒性休克等症状。

（3）肠毒素：某些沙门菌，如鼠伤寒沙门菌，能产生类似肠产毒型大肠埃希菌的肠毒素，引起腹泻。

2. 所致疾病

（1）伤寒与副伤寒：又称肠热症，由伤寒沙门菌和甲型、肖氏、希氏副伤寒沙门菌引起。通过粪 - 口途径传播。细菌（超过 10^3 个）随食物到达小肠上部，借菌毛吸附在小肠黏膜上皮细胞表面，穿越小肠黏膜上皮细胞到肠壁固有层的集合淋巴小结内，被吞噬细胞吞噬后在吞噬细胞内生长繁殖。部分细菌经淋巴液到肠系膜淋巴结大量繁殖，后经胸导管进入血流引起第 1 次菌血症，患者出现发热、乏力、全身酸痛等前驱症状。细菌随血流到骨髓、肝、脾、胆、肾等器官，被吞噬细胞吞噬并大量繁殖，再次入血引起第 2 次菌血症（病程的第 2~3 周），患者表现持续高热（39℃以上）、相对缓脉、肝脾大、胸腹部皮肤玫瑰疹（皮肤毛细血管被细菌栓塞所致）、外周血白细胞减少（与骨髓抑制有关）等。

伤寒一般病程长（3~4 周），症状较重。副伤寒与之症状相似，但较轻，病程较短，1~3 周即可痊愈。病后部分患者可继续排菌 3 周至 3 个月，成为恢复期带菌者。少数人（约 3%）排菌达 1 年以上，成为长期带菌者。

（2）急性胃肠炎（食物中毒）：为最常见的沙门菌感染，常见于集体食物中毒。多由食入污染大量鼠伤寒沙门菌、猪霍乱沙门菌、肠炎沙门菌等的食物引起。潜伏期较短，4~24 小时，有发热、头痛、恶心、呕吐、腹痛、腹泻等症状。一般 2~4 天可完全恢复。病后很少有慢性带菌者。除免疫缺陷者外，仅 2%~4% 发生菌血症，血培养通常阴性，粪便培养为阳性。

（3）败血症：多见于儿童或免疫功能低下的成人，常由猪霍乱沙门菌、丙型副伤寒沙门菌、鼠伤寒沙门菌、肠炎沙门菌感染引起。细菌侵入肠道后很快入血，肠道病变不明显，但全身症状严重，有寒战、高热、厌食、贫血等，常伴有脑膜炎、骨髓炎、心内膜炎、胆囊炎等。粪便培养阴性，而血培养阳性率高。

3. 免疫性　患肠热症后可获得牢固免疫，很少再感染，主要依靠细胞免疫。食物中毒的病程短，细菌不侵入血流，故免疫力不显著。败血症患者细胞免疫和体液免疫均起重要作用。

（三）微生物学检查

1. 标本采集 急性胃肠炎取呕吐物或粪便,败血症取血液;肠热症应采集不同病程时的不同标本,病程第 1~2 周采血液,第 2~3 周采尿液、粪便,全程均可取骨髓。

2. 快速诊断 采用 SPA 协同凝集试验、胶乳凝集试验和酶联免疫吸附试验等方法,检测患者血清或尿液中伤寒沙门菌、副伤寒沙门菌的可溶性抗原,以早期诊断肠热症。分子生物学方法也可用于沙门菌感染的快速诊断。

3. 分离培养和鉴定 血液和骨髓用胆汁肉汤增菌,粪便或离心后的尿渣直接接种 SS 琼脂平板分离细菌,结合生化反应及血清学试验鉴定。

4. 血清学诊断(肥达试验) 用已知伤寒沙门菌的 O、H 抗原和甲型、肖氏、希氏副伤寒沙门菌的 H 抗原与患者血清做定量凝集试验,以检测患者血清中的相应抗体效价,辅助诊断肠热症。肥达试验判断结果时必须结合临床症状、病程、地区特点等进行分析:

(1) 正常人群的抗体水平:不同地区抗体效价有差异,一般 O 凝集价 =1∶80、H 凝集价 =1∶160、副伤寒 H 凝集价 =1∶80 时才有诊断价值。

(2) 升高 4 倍或以上有诊断价值。

(3) O 抗体与 H 抗体在诊断上的意义:患肠热症后,O 抗体(IgM)出现较早,维持时间短,仅半年左右;H 抗体(IgG)出现晚,维持时间长,可长达几年。所以,如两者均超过正常值,则患伤寒或副伤寒的可能大;若两者均低,则伤寒或副伤寒的可能性甚小;若 H 凝集价升高而 O 凝集价低于正常值,则可能是预防接种或非特异性回忆反应;若 O 凝集价升高而 H 凝集价低于正常值,则可能是感染早期或其他沙门菌感染引起的交叉反应。有少数伤寒患者,因早期应用大量抗生素或免疫功能低下等,整个病程肥达试验始终阴性。

5. 伤寒带菌者检查 先用血清学方法检测可疑者血清 Vi 抗体,抗体阳性者,再取粪便或尿液等进行病原菌分离培养,以确定是否带菌。

（四）防治原则

特异性预防可用 Ty21a(尿苷二磷酸半乳糖 -4- 差向异构酶缺失突变株)减毒口服活菌苗,安全、稳定、副作用少,接种后产生的免疫力至少可维持三年。加强饮用水、食品卫生等的监督管理,以切断传播途径。发现、确诊和治疗带菌者。

治疗可选用喹诺酮类、氨苄西林、头孢菌素等。中医按卫气营血辨证施治,可用竹叶石膏汤、三仁汤、清营汤、藿香正气散等。

四、其他菌属

（一）变形杆菌属

变形杆菌属广泛存在于自然界、人及动物肠道中,包括奇异变形杆菌、普通变形杆菌等 8 个菌种。变形杆菌为两端钝圆,呈球形或丝状,有周鞭毛和菌毛,无芽胞和荚膜的革兰阴性杆菌。在普通琼脂平板上呈扩散生长,形成以接种部位为中心的厚薄交替的同心圆形分层波纹状菌苔,称为迁徙生长现象。

普通变形杆菌 X_{19}、X_K、X_2 的菌体抗原(OX_{19}、OX_K、OX_2)与斑疹伤寒立克次体、恙虫病立克次体等具有相同的抗原成分,可用来代替不易获得的立克次体抗原与患者血清进行交叉凝集反应,以辅助诊断相关的立克次体病,称为外斐试验(Weil-Felix test)。

变形杆菌属为条件致病菌,可引起尿路感染、创伤感染、慢性中耳炎、肺炎、腹膜炎和败血症等,有的菌株可引起食物中毒与婴幼儿腹泻等。

(二)克雷伯菌属

克雷伯菌属是一类革兰阴性杆菌,主要有肺炎克雷伯菌、臭鼻克雷伯菌、鼻硬结克雷伯菌等。其中,肺炎克雷伯菌简称肺炎杆菌,是引起医院感染的重要病原菌。

肺炎克雷伯菌主要存在于人体肠道、呼吸道等部位,是条件致病菌。当机体免疫力降低,应用免疫抑制剂或长期使用抗生素导致菌群失调时可引起内源性感染,常见有肺广泛性出血性坏死、败血症、脑膜炎、腹膜炎等疾病。

(李波清)

第三节　弧　菌　属

弧菌属(vibrio)是一群菌体短小、弯曲呈弧状的革兰阴性菌,广泛分布于自然界,以水中最多。弧菌属有36个种,大多数菌为非致病菌,致病菌主要有霍乱弧菌和副溶血弧菌。前者引起霍乱,后者引起食物中毒。

一、霍乱弧菌

霍乱弧菌(V.cholerae)是烈性消化道传染病霍乱的病原菌,霍乱发病急,传染性强,死亡率高,为我国甲类法定传染病。霍乱弧菌包括两个生物型:古典生物型和埃尔托生物型(EL-Tor)。自1817年以来,全球共发生了七次世界性大流行,前六次是古典型霍乱弧菌,第七次是埃尔托型所致。1992年10月在印度和孟加拉湾又暴发了一种由O139血清群引起的一种新型霍乱,它引起的霍乱在临床表现及传播方式上与古典型霍乱完全相同,但不能被O1群霍乱弧菌诊断血清所凝集,抗O1群的抗血清对O139菌株无保护性免疫。

(一)生物学特性

1. 形态与染色　革兰阴性弧菌,大小$(0.3\sim0.8)\mu m \times (1\sim3)\mu m$,有单鞭毛和菌毛,有些菌株(如O139)有荚膜。取患者泔水样粪便作悬滴观察时,可见运动活泼的细菌呈穿梭样或流星状。涂片染色呈鱼群状排列(图13-1)。

2. 培养特性与生化反应　兼性厌氧,营养要求不高,耐碱不耐酸,在pH8.8~9.2碱性蛋白胨水或碱性琼脂平板上37℃经12~18小时培养后可形成圆形,扁平,透明的大菌落。霍乱弧菌能分解甘露醇、葡萄糖、蔗糖、麦芽糖,产酸不

图13-1　霍乱弧菌(鞭毛染色)

产气,吲哚反应阳性,霍乱红试验阳性。

3. 抗原结构与分型　霍乱弧菌有耐热 O 抗原和不耐热的 H 抗原,O 抗原包括群和型特异性抗原,而 H 抗原无特异性。O 抗原可分为 155 个血清群,其中 O1 群、O139 群可引起霍乱流行。其余血清群弧菌引起腹泻,但未引起霍乱的流行。O1 群霍乱弧菌的 O 抗原因其菌体抗原由 A、B、C 组成,据此又分为 3 个血清型:小川型、稻叶型和彦岛型(表 13-3)。

表 13-3　霍乱弧菌 O1 群血清型

血清型	O1 多克隆抗体	O1 单克隆抗体			出现频率	流行
		A	B	C		
小川型	+	+	+	−	常见	是
稻叶型	+	+	−	+	常见	是
彦岛型	+	+	+	+	极少见	未知

4. 抵抗力　本菌对热、干燥、日光、酸和消毒剂均敏感。100℃煮沸 1~2 分钟死亡,不耐酸,在正常胃酸中仅存活 4 分钟,以 1∶4 漂白粉水溶液处理患者的排泄物或呕吐物 1 小时可达到消毒目的,埃尔托生物型在自然界的生存能力较古典生物型强,可在河水,井水,海水中存活 1~3 周。对链霉素、氯霉素和四环素敏感,对多黏菌素 B 和庆大霉素耐受。

(二) 致病性与免疫性

1. 致病物质

(1) 黏液素酶与菌毛:霍乱弧菌的鞭毛运动有助于细菌穿过肠黏膜表面黏液层而接近肠壁上皮细胞,有毒株产生的黏液素酶有液化黏液的作用;依靠普通菌毛的黏附可使细菌定植于小肠黏膜,只有定植后方可致病。

(2) 霍乱肠毒素(Cholerac enterotoxin,CE):CE 是一种不耐热的蛋白质外毒素,为致泻性毒素中最强的毒素。完整的 CE 由一个 A 亚单位和 5 个相同的 B 亚单位组成。A 亚单位是霍乱肠毒素的毒性单位,B 亚单位是结合单位,可与小肠黏膜上皮细胞上神经苷脂(GM1 受体)结合,使肠毒素分子变构,有利于 A 亚单位进入细胞,并使肽链活化,作用于细胞内腺苷酸环化酶,使细胞内 cAMP 浓度增高,肠黏膜上皮细胞分泌功能亢进,致使肠液(Na^+、K^+、HCO_3^-、H_2O 等)大量分泌,造成肠腔内液体大量增加,出现严重的呕吐与腹泻。

2. 所致疾病　引起的霍乱是烈性消化道传染病。在自然情况下,人是霍乱弧菌的唯一易感者。传染源是患者或带菌者,通过污染的水源或食品经消化道感染。细菌进入胃后,易被胃酸杀死。当胃酸减少时,少量细菌即可感染。病菌可进入小肠,黏附在肠黏膜表面迅速生长繁殖,不入侵肠上皮细胞和肠腺,在繁殖过程中产生肠毒素而致病。表现为剧烈的腹泻和呕吐,腹泻物如米泔水样,由于大量水分和电解质丧失而导致脱水,酸碱、平衡功能紊乱及微循环功能障碍,严重者出现代谢性酸中毒、低容量性休克及肾衰竭。如不及时治疗,死亡率可达 60%。O139 群霍乱弧菌感染比 O1 群严重,表现为严重脱水和高死亡率。病愈后,一些患者可短期带菌,一般不超过两周,少数带 EILTor 菌者带菌时间长达数月或数年,病原菌主要存在于胆囊中,成为传染源。

3. 免疫性 病后可获得牢固免疫力,再感染者少见。主要是体液免疫,包括肠毒素抗体、抗菌抗体、和肠道黏膜表面的 SIgA 的中和作用。

(三)微生物学检查

霍乱是烈性传染病,对首例患者的病原学诊断应迅速、准确、及时做出疫情报告。取患者米泔水样粪便或呕吐物,应快速送检或存放在碱性蛋白胨水保存液中运输,其标本必须严密包装,专人送检。

1. 直接镜检 取患者米泔水样粪便或呕吐物做悬滴法检查,观察有无穿梭样运动的细菌,涂片革兰染色镜检发现鱼群样排列的革兰阴性弧菌,可初步报告。

2. 分离培养和鉴定 将标本接种至碱性蛋白胨水增菌,霍乱弧菌因分解蔗糖在 TCBS 培养基上呈黄色菌落,挑选可疑黄色较大菌落做生化反应并与 O1 和 O139 群血清做血清学反应进行鉴定。

3. 快速诊断法 采用免疫荧光试验或协同凝集试验,检测霍乱弧菌的可溶性抗原。

(四)防治原则

加强饮食、卫生管理,加强检疫及时确诊上报,检出患者,应严格隔离。必要时实行疫区封锁,以防疫情蔓延。接种霍乱死疫苗,可增强人群的特异性免疫,保护率在 50%~90%,目前正在研制口服疫苗及注射类毒素,可刺激机体抗毒素及抗菌性免疫力。

快速、大量的补充液体和电解质,是治疗霍乱的关键。使用四环素,强力霉素、呋喃唑酮、氯霉素等抗生素可减少持续腹泻和外毒素的产生,加速细菌的清除。

二、副溶血性弧菌

副溶血性弧菌(*V.parahemolyticus*)是存在于近海的海水,海底沉积物及鱼、贝等海产品中一种嗜盐性弧菌。根据 O 抗原不同,现已发现 13 个血清群。该菌主要引起食物中毒。尤以日本、东南亚、美国及我国台湾地区多见,也是我国大陆沿海地区引起食物中毒最常见的一种病原菌。

(一)生物学特性

本菌呈弧形、杆状、丝状及球状等多形态,无芽胞和荚膜,有单鞭毛,运动活泼,革兰染色阴性。营养要求不高,嗜盐,在含有 3.5%NaCl 及 pH7.5~8.5 的培养基中生长良好。不耐热,90℃1 分钟即被杀死;不耐酸,1% 醋酸或 50% 食醋中 1 分钟死;海水中可存活 47 天或更长。

(二)致病性

副溶血性弧菌引起的食物中毒的确切致病机制尚待阐明,人因食入未煮熟的海产品或污染本菌的盐腌制品而传播,常见的为海蜇、海鱼、海虾及各种贝类,因食物容器或砧板生熟不分污染本菌后,也可发生食物中毒。该菌常年均可发生,多发生在夏秋季。潜伏期介于 2~26 小时之间,平均 6~10 小时,可从自限性腹泻至中度霍乱样病症,主要症状是腹痛、腹泻、呕吐、脱水和发热,粪便多为水样或糊状,少数为黏液血便。病程短,恢复较快,病后免疫力不强,可重复感染。

(三)微生物学检查与防治

采取患者粪便、肛拭或剩余食物,直接分离培养于 SS 琼脂平板或嗜盐菌选择平板。如出现可疑菌落,进一步做嗜盐性试验与生化反应,最后血清学试验进行鉴定。现在也用基因探针杂交或 PCR 等直接检测食物标本或腹泻标本中检测耐热毒素基因。预防应将动物性食品煮熟,生熟食物操作应分开,海蜇等海产品食用前用冷开水反复冲洗,并用食醋调味杀菌。治疗可用抗菌药物,如庆大霉素、复方新诺明、诺氟沙星等。

第四节 厌氧性细菌

厌氧性细菌(anaerobic bacteria)是一群种类繁多,必须在无氧环境中才能生长繁殖的细菌。目前已发现有 31 个属,245 个种和亚种。厌氧菌广泛分布于自然界、人及动物与外界相通的腔道内。厌氧性细菌根据能否形成芽胞,可分为两大类:厌氧芽胞梭菌属和无芽胞厌氧菌。

一、厌氧芽胞梭菌属

厌氧芽胞梭菌属(Clostridium)是一群革兰染色阳性,能形成芽胞的大杆菌,因芽胞直径比菌体宽,使菌体膨大呈梭状,故得名。厌氧芽胞梭菌主要分布于土壤、人和动物肠道。多数为腐生菌,少数为致病菌,在适宜条件下,芽胞发芽形成繁殖体,产生强烈的外毒素和侵袭性酶,致病性强。如引起破伤风的破伤风梭菌;引起气性坏疽和食物中毒的产气荚膜梭菌;引起肉毒食物中毒和婴儿肉毒病的肉毒梭菌。

(一)破伤风梭菌

破伤风梭菌(C.tetani)是引起破伤风的病原菌。当人体受到外伤,创口被污染,或分娩时使用不洁器械剪断脐带等,本菌均可侵入局部创面,释放外毒素,引起破伤风。

1. 生物学性状 本菌为革兰阳性细长杆状,大小为 $(0.5\sim1.7)\mu m \times (2.1\sim18.1)\mu m$,有周身鞭毛,无荚膜。芽胞呈正圆形,直径大于菌体宽度,且位于菌体顶端,使细菌呈鼓槌状,为本菌典型特征(图 13-2)。营养要求不高,专性厌氧,在普通琼脂平板上培养 24~48 小时后,可形成中心紧密,

周边疏松,似羽毛状、边缘不规则的菌落,且有迁徙生长现象。在疱肉培养基中培养,肉汤浑浊、肉渣部分被消化,微变黑并产生腐败臭味,可产生少量气体。不发酵糖类,不分解蛋白质。芽胞抵抗力强大,在土壤中可存活数十年,能耐煮沸 1 小时,但对青霉素敏感,磺胺类有抑菌作用。

图 13-2 破伤风梭菌(光镜 ×1000,杨致邦提供)

2. 致病性与免疫性

(1)致病条件:破伤风梭菌由伤口侵入人体,引起感染的重要条件是伤口需形成

厌氧微环境:即窄而深的伤口(如刺伤);有泥土或异物污染;大面积创伤,坏死组织多,局部组织缺血缺氧;同时伴有需氧菌或兼性厌氧菌混合感染,均易造成厌氧环境。这种厌氧环境有利于破伤风梭菌繁殖产生外毒素而致病。

(2) 致病物质:破伤风梭菌的致病物质是破伤风痉挛毒素和破伤风溶血毒素。破伤风痉挛毒素属神经毒素(neurotoxin),毒性极强,是引起破伤风的主要致病物质,其毒性仅次于肉毒毒素,对人的致死量小于1μg。破伤风梭菌的化学性质为蛋白质,不耐热,可被肠道中存在的蛋白酶所破坏。该毒素对脑干神经细胞和脊髓前角神经细胞有高度亲和力,毒素能与神经组织中的神经节苷脂结合,封闭脊髓抑制性突触,阻止了抑制性介质的释放,从而破坏上下神经元之间的正常抑制性冲动的传递,导致肌肉活动的兴奋与抑制失调,使伸肌与屈肌同时强烈收缩,肌肉出现强烈痉挛;破伤风溶血毒素与链球菌溶血毒素O相似,对人体致病作用不详。

(3) 所致疾病:为全身或局部破伤风。破伤风的潜伏期一般7~14天,其长短与原发感染部位距离中枢神经系统的远近有关。距离越近,潜伏期越短,病死率越高。发病早期有发热、出汗、心律不齐、肌肉酸痛等前驱症状。随后出现牙关紧闭、苦笑面容、颈项强直,躯干及四肢肌肉痉挛所致的角弓反张等症状,严重者可因呼吸肌痉挛、窒息而死亡。

新生儿可在出生时因接生用器械未灭菌而感染引起新生儿破伤风。

(4) 免疫性:机体对破伤风的免疫主要是体液免疫。破伤风抗毒素抗体可与游离的破伤风毒素结合而阻断毒素入侵易感细胞,但对已与受体结合的毒素分子则无综合作用。由于破伤风痉挛毒素毒性很强,极少量毒素即可致死亡,而如此少量的毒素尚不足以引起免疫。

3. 微生物学检查 破伤风的诊断主要根据典型的症状和病史,伤口直接涂片寻找典型芽胞,或用疱肉培养基厌氧培养,用培养物滤液做毒性试验等进行诊断。

4. 防治原则 破伤风一旦发病,因治疗效果不佳,故预防极为重要。

(1) 特异性预防

1) 人工主动免疫:对易受伤的人群,可接种破伤风类毒素获得免疫力;对儿童我国目前采用百白破三联疫苗进行免疫,免疫程序为婴儿出生后第3、4、5月连续免疫3次,2岁、7岁时各加强1次。

2) 人工被动免疫:对伤口污染严重而又未经过基础免疫者,除用类毒素加强免疫外,需注射类毒素的同时注射破伤风抗毒素(tetanus antitoxin,TAT)1500~3000U,做紧急预防。

(2) 正确处理伤口 及早清创扩创,用3%过氧化氢溶液冲洗伤口,防止厌氧微环境的形成。

(3) 治疗 特异性治疗应早期、足量注射TAT,以中和体内游离的外毒素;一般剂量为10万~20万U。在注射TAT前,先做皮肤过敏试验,必要时可用脱敏疗法。近年来开始使用人抗破伤风免疫球蛋白进行紧急预防,不引起超敏反应,且效果优于TAT。注射青霉素等抗生素,抑制细菌繁殖;用镇静、解痉药对症治疗。

(二)产气荚膜梭菌

产气荚膜梭菌(*C.perfringens*)广泛分布于土壤、人和动物肠道中,是气性坏疽的主要病原菌。气性坏疽是一种严重的创伤感染,以局部组织坏死、恶臭、水肿、产气及全身中毒为特征。

1. 生物学性状　产气荚膜梭菌为革兰阳性粗大杆菌，长3.0~19.0μm，宽0.6~2.4μm，芽胞呈椭圆形，位于次极端或中央，不大于菌体。无鞭毛，可见有明显的荚膜(图13-3)。厌氧生长，但不十分严格。该菌代谢活跃，可分解多种糖类，产酸产气。

在牛乳培养基中能分解乳糖产酸，使其中酪蛋白凝固，同时产生大量气体，可将凝固的酪蛋白冲成蜂窝状，气势凶猛，此现象称为"汹涌发酵"，是本菌的特点。

图13-3　产气荚膜梭菌(光镜 ×1000，杨致邦提供)

2. 致病性

(1) 致病物质：产气荚膜梭菌能产生多种外毒素和侵袭性酶，有荚膜，侵袭力强。能产生毒性强烈的外毒素，因此入侵伤口后造成严重的局部感染及全身中毒。

(2) 所致疾病：①气性坏疽：多见于战伤，但也可见于平时的工伤、车祸等。潜伏期较短，一般只有8~48小时。细菌在局部繁殖，产生毒素和侵袭性酶，因毒素和侵袭性酶的分解破坏作用，造成局部组织气肿、水肿，继而挤压软组织和血管，影响血液供应，造成组织进行性坏死。患者表现为局部组织胀痛剧烈，水气夹杂，触摸有捻发感，并有恶臭。病变蔓延迅速，最后产生大块组织坏死。当毒素和组织坏死的毒性产物入血，可引起毒血症、休克，死亡率高。②食物中毒：由 A 型产气荚膜梭菌引起，食入被大量本菌污染的食物(主要为肉类食物)可引起食物中毒。潜伏期短，约8~22小时，发生腹痛、腹泻、便血等症状，较少呕吐，一般不发热，1~2 日内可自愈。③急性坏死性肠炎：潜伏期短，发病急，有剧烈腹痛、腹泻、肠黏膜出血性坏死，粪便带血，可并发周围循环衰竭、肠梗阻、腹膜炎等，病死率高。

3. 微生物学检测　取伤口坏死组织或分泌片涂片革兰染色镜检。必要时做厌氧培养，取可疑菌落进一步鉴定，根据汹涌发酵现象、动物试验做细菌镜检等最后鉴定。

4. 防治原则　气性坏疽的防治措施主要是及时清创、扩创，切除坏死组织等措施，早期使用抗毒素和青霉素，用高压氧舱治疗有一定效果。

(三) 肉毒梭菌

肉毒梭菌(*C.botulinum*)主要广泛分布中于土壤和动物粪便中，本菌在厌氧条件下能产生强烈的肉毒毒素，主要经消化道感染引起肉毒食物中毒及婴儿肉毒病。

1. 生物学性状　本菌为革兰阳性粗大杆菌，有周身鞭毛，无荚膜。芽胞呈椭圆形，大于菌体，位于次极端，使菌体呈汤匙状或网球拍状(图13-4)。

2. 致病性

(1) 致病物质：致病物质为肉毒毒素，是已知毒性最强的神经外毒素，毒性比氰化钾强 1 万倍，纯结晶的肉毒毒素 1mg 能杀死 2 亿只小鼠，对人的致死量约为 0.1μg。肉毒毒素经胃肠道吸收后，经淋巴和血液循环扩散，作用于神经肌肉接头处、脑神经核、自主神经末梢,阻碍乙酰胆碱释放,影响运动神经冲动传递,导致肌肉松弛性麻痹。

（2）所致疾病:①食物中毒:感染方式为食入带有肉毒毒素污染的食物,如罐头、腊肉、香肠、发酵豆制品(如臭豆腐)、发酵面制品等,可引起食物中毒。肉毒中毒的临床表现与其他食物中毒不同,胃肠道症状很少见,主要为神经末梢麻痹。突然起病,早期表现为头痛、

图13-4 肉毒梭菌(×1000)

头晕、乏力和走路不稳等,接着出现眼睑下垂、斜视、复视、吞咽困难、口齿不清,重者可死于呼吸困难与衰竭。②婴儿肉毒病:因食入肉毒梭菌芽胞污染的食物(如蜂蜜)后发病,早期症状有便秘、吮乳无力、吞咽困难、啼哭无力。

知识拓展

3. 微生物学检测 主要检查食物中的毒素,将可疑食物制成悬液,沉淀后取上清液注入小鼠腹腔,1~2天后观察发病情况。

4. 防治原则 加强食品卫生管理与监督,食品的加热消毒是预防关键,治疗患者尽早注射多价抗毒素,加强护理,注意预防呼吸肌麻痹和窒息。

（四）艰难梭菌

艰难梭菌为革兰阳性粗长杆菌,芽胞为卵圆形,位于菌体次极端,其直径比菌体宽。无荚膜,有鞭毛。对氧十分敏感,很难分离培养,故得名。本菌为肠道中的正常菌群,但肠道中比例较少,且为劣势,难以大量繁殖。当长期使用氨苄西林、头孢菌素、红霉素、克林霉素后,打破了肠内菌群的生态平衡,引起菌群失调,耐药的艰难梭菌大量生长繁殖,产生毒素,导致抗生素相关性腹泻和假膜性肠炎等疾病。患者表现为水样腹泻、排出假膜、发热、白细胞增多等全身中毒症状,严重者可危及生命。本菌对万古霉素及甲硝唑敏感,但芽胞不易被杀死,有可能复发。

二、无芽胞厌氧菌

无芽胞厌氧菌是一大类寄生于人和动物体内的正常菌群,包括革兰阳性和革兰阴性的球菌和杆菌。尤以各种腔道内最多。在正常情况下,它们对人体无害,但在某些特定条件下,这些厌氧菌作为条件致病菌可导致内源性感染,甚至危及生命。与医学有关的主要无芽胞厌氧菌的种类及分布见表13-4。

（一）致病性

1. 致病条件 无芽胞厌氧菌为条件致病菌,主要通过下列条件引起内源性感染:①寄居部位的改变,如手术、拔牙、肠穿孔等,使细菌进入非正常寄居的部位;②机体免疫力下将,因患多种疾病和使用激素、免疫抑制剂者等;③厌氧微环境形成,局部组织供血不足、组织坏死或有异物及需氧菌混合感染,形成局部组织厌氧微环境;④菌群失调,如长期使用抗生素,使原来拮抗厌氧菌的菌群消失,无芽胞的厌氧菌可趁机繁殖。

2. 致病物质 主要有荚膜、菌毛、侵袭性酶类和内毒素等。

表 13-4 人体正常菌群中与医学有关的无芽胞厌氧菌的种类及分布

染色与形态	常见菌属	分布部位
革兰阳性杆菌	双歧杆菌属(有益)	肠道
	丙酸杆菌属	皮肤
	真杆菌属	肠道
	放线菌属	呼吸道、肠道
革兰阴性杆菌	类杆菌属(脆弱类杆菌、产黑色素类杆菌)	口腔、肠道
	梭杆菌属	口腔、肠道
	普雷沃菌属	口腔
	紫单胞菌属	口腔
革兰阳性球菌	消化球菌属、消化链球菌属	肠道
革兰阴性球菌	韦荣菌属	口腔

3. 感染特征 多为慢性感染,具有下列感染特征之一时,应考虑无芽胞厌氧菌的感染:①内源性感染,发生在各种腔道的炎症、脓肿,如发生在口腔、鼻窦、胸腔、腹腔等附近的炎症;②无特定病型,大多为化脓性炎症,形成局部脓肿或组织坏死,也可侵入血流形成败血症;③分泌物或脓液黏稠,呈暗黑色或粉红色,有恶臭;④使用氨基苷类抗生素(链霉素、卡那霉素、庆大霉素)长期无效;⑤分泌物直接涂片可见细菌,但普通培养法无细菌生长。

4. 所致疾病 无特定病型,大多为化脓性感染。主要是中枢神经系统、口腔、女性生殖道及盆腔、腹腔的组织化脓性感染及败血症。

(二) 微生物学检查

无芽胞厌氧菌大多是人体正常菌群,采集标本时应避免正常菌群的污染。应在正常无菌部位采集,标本采集后立即排出空气无菌接种于厌氧标本瓶中,迅速送检。

厌氧培养是证实厌氧菌感染的关键步骤。标本应立即接种于营养丰富、新鲜、含有还原剂的培养基或选择培养基,最常用的培养基是牛心脑浸润血培养,接种后置于37℃厌氧培养 2~3 天,挑取生长菌落进行鉴定及药敏试验。

(三) 防治原则

预防无芽胞厌氧菌感染主要是避免正常菌群侵入非正常寄居部位以及防止局部出现厌氧微环境。外科清创引流是预防厌氧菌感染的一项重要措施。治疗上,多数无芽胞厌氧菌对甲硝唑、亚胺硫霉素、克林霉素、哌拉西林钠等敏感,革兰阳性菌对万古霉素敏感。厌氧菌感染中最常见的脆弱类杆菌能产生 β- 内酰氨酶,可破坏青霉素和头孢菌素,故治疗时需特别注意。可进行药物敏感试验,以便选用有效的抗生素治疗。

(魏 琼)

第五节 分枝杆菌属

分枝杆菌属(mycobacterium)是一类细长弯曲,呈分枝生长趋势的杆菌。其细胞壁含有大量脂质,这一特性与细菌的染色性、致病性、抵抗力等密切相关,使细菌一般不易着色,能抵抗强脱色剂盐酸酒精的脱色,故又名抗酸杆菌。分枝杆菌种类较多,可分为3类:结核分枝杆菌、非结核分枝杆菌和麻风分枝杆菌。

一、结核分枝杆菌

结核分枝杆菌(*M.tuberculosis*),俗称结核杆菌,是引起结核病的病原菌。可侵犯全身多个组织、器官,但以肺结核(中医称肺痨)为最多见。据WHO报道,全世界每年约有800万新病例发生,死亡人数每年达300万。中华人民共和国成立前死亡率达200~300/10万,中华人民共和国成立后随着人民生活水平提高,卫生状况改善,特别是开展了群防群治,结核病的发病率与死亡率大为降低。近年来,由于艾滋病、吸毒、酗酒与贫困、免疫抑制剂的应用等原因,发病率又呈上升趋势。

(一) 生物学特性

1. 形态与染色 结核分枝杆菌为细长略带弯曲的杆菌,约(1~4)μm×0.4μm,无鞭毛,不形成芽胞,有微荚膜,抗酸染色呈阳性。常聚集成团,有分枝生长现象(彩图5)。在陈旧培养物中或药物作用下可发生变异呈L型,菌体呈多形性,菌体膨大,出现球状、丝状或串珠状。

2. 培养特性与生化反应 专性需氧。最适温度为37℃,pH以6.5~6.8为宜。营养要求较高,生长缓慢,约18小时分裂1次,分离培养常用罗氏(Lowenstein-Jensen)培养基。一般培养2~4周可见粗糙型菌落生长。菌落表面干燥呈颗粒、结节或花菜状,乳白色或米黄色,不透明。在液体培养基中由于细菌含脂质较多,且有疏水性,并有需氧要求,故易形成皱褶的菌膜浮于液面。

3. 抵抗力 结核分枝杆菌细胞壁中含有大量脂质,可防止菌体水分的丢失,故对干燥的抵抗力特别强。在干燥痰内可存活6~8个月;黏附在尘埃上保持传染性8~10天,对3%盐酸、6%硫酸或4%氢氧化钠溶液有抵抗力,15分钟不受影响,故常用酸碱处理标本可杀死杂菌和消化其黏稠物质。对1:75 000结晶紫或1:13 000孔雀绿有抵抗力,加在培养基中可抑制杂菌生长。本菌对湿热、紫外线及酒精均敏感,在液体中加热62~63℃15分钟即死亡,可用于牛奶消毒;直接日光照射2~7小时可杀死,可用于结核病患者衣物等物品的消毒。在75%乙醇溶液中2分钟死亡。对链霉素、异烟肼、利福平、环丝氨酸、乙胺丁醇、卡那霉素、对氨基水杨酸等敏感,但长期用药容易出现耐药性。

4. 变异性 结核杆菌可发生菌落、形态、毒力、免疫原性和耐药性等变异。卡介苗(BCG)是牛型结核分枝杆菌经毒力变异后制成的减毒活疫苗,用于预防结核病。

(二) 致病性

1. 致病物质 结核杆菌不产生内、外毒素和侵袭性酶。其致病性可与细菌在组织细胞内大量繁殖引起的炎症、代谢物质的毒性、菌体成分及机体对菌体成分产生的免疫损伤有关。

(1) 脂质:为菌细胞壁的主要成分,与细菌的致病性密切相关。脂质的毒性成分包括:①磷脂,能促使单核细胞增生,引起结核结节形成与干酪样坏死。②索状因子:为有毒菌株产生的6,6'-双分枝菌酸藻糖,因而使结核分枝杆菌在液体培养基中呈索状生长而得名。它能破坏细胞线粒体膜,影响细胞呼吸,抑制白细胞游走和引起慢性肉芽肿。③蜡质 D,是细胞壁脂质中的主要成分,是肽糖脂和分枝菌酸的复合物,可激发机体产生迟发型超敏反应。④硫酸脑苷脂,可抑制吞噬细胞中吞噬体与溶酶体的结合,使结核杆菌能在吞噬细胞中长期存活。

(2) 蛋白质:结核分枝杆菌具有多种蛋白质成分,结核菌素是其中的主要成分。结核菌素本身无毒,但与蜡质 D 结合注入人体内能诱发迟发型超敏反应。

(3) 荚膜:具有黏附、抗吞噬和杀菌物质作用等。

2. 所致疾病　结核分枝杆菌可通过呼吸道、消化道及皮肤黏膜损伤等途径侵入易感机体,其中以通过呼吸道感染的肺结核最多见。由于侵入细菌的毒力、数量及机体的免疫状态不同,肺结核可有以下两类表现:

(1) 原发感染:为初次感染,多见于儿童。结核分枝杆菌经呼吸道进入肺泡,在肺泡局部引起渗出性炎症病灶,称为原发灶。初次感染因机体缺乏特异性免疫,细菌经淋巴管扩散至肺门淋巴结,引起淋巴管炎和肺门淋巴结肿大,称为原发综合征。随着感染后机体抗结核特异性细胞免疫的建立,90% 以上的人不表现症状,不经治疗原发病灶会纤维化或钙化而自愈。但病灶内常有一定量的结核分枝杆菌长期潜伏,不断刺激机体产生免疫,同时可成为日后内源性感染的渊源。其中少数患者因免疫力低下,结核分枝杆菌可随吞噬细胞经血流扩散,引起粟粒性结核。并侵犯机体各处淋巴结、骨、关节、肾及脑膜等部位,引起相应的结核病。

(2) 原发后感染:多见于成年人或年龄较大的儿童。结核分枝杆菌大多为内源性感染,少数是外源性感染。由于机体已形成特异性细胞免疫,对再次感染有较强的抵抗能力,病灶常被限于局部,被纤维囊包围的干酪样坏死病灶可纤维化、钙化而痊愈。若干酪样坏死液化,排入邻近支气管,可形成空洞;大量结核分枝杆菌随咳痰排出体外,传染性很强,此为开放性肺结核。原发后感染多见于机体免疫力受损或体弱者。

(三) 免疫性与超敏反应

1. 免疫与超敏反应　结核分枝杆菌属兼性胞内寄生菌,抗结核免疫主要是细胞免疫,属于感染免疫,又称有菌免疫,即只有当结核杆菌或其成分存在时才有免疫力,当机体内结核分枝杆菌或其成分全部消失后,抗结核免疫也随之消失。

机体对结核杆菌产生细胞免疫的同时,也产生了迟发型超敏反应,二者均为 T 细胞介导的结果。从郭霍现象(Koch)可以看到,将一定量的结核杆菌初次注入健康豚鼠皮下,10~14 天后注射局部溃烂不愈,附近淋巴结肿大,结核杆菌扩散至全身,表现为原发感染的特点。若用同量结核杆菌经皮下注入曾感染过结核杆菌的豚鼠,1~2 天内局部迅速产生溃烂,浅而易愈,附近淋巴结不肿大,细菌亦很少扩散,表现为继发感染的特点。从郭霍现象可见,再感染时溃疡浅、易愈合、不扩散,表明机体已有一定免疫,但再感染时溃烂发生快,说明免疫的同时有超敏反应参与。

2. 结核菌素试验　结核菌素试验是应用结核菌素进行皮肤试验,来检测受试者对结核分枝杆菌是否有迟发型超敏反应的一种皮肤试验。

结核菌素有两种:一种是旧结核菌素(old tuberculin, OT):是结核分枝杆菌在甘油肉汤中的培养物经杀菌、过滤、浓缩而成,主要成分是结核杆菌蛋白;另一种是纯蛋白衍生物(purified protein derivative, PPD):将结核分枝杆菌用三氯醋酸沉淀纯化而制成。目前多用后者,常规试验取 PPD 5U 注射前臂屈侧皮内,48~72 小时观察结果,如局部红肿、硬结,直径为 0.5~1.5cm 者为阳性,表明机体感染过结核分枝杆菌或接种过卡介苗,建立了抗结核免疫;如红肿硬结 >1.5cm 为强阳性,表明机体可能有活动性感染,应进一步追查病灶;如红肿硬结直径 <0.5cm 者为阴性,表明机体未感染过但应排除下列情况:①感染早期;②严重结核病患者;③细胞免疫功能低下者:某些严重传染病、肿瘤、艾滋病患者或免疫抑制剂使用者也可能出现阴性。

结核菌素应用:①选择卡介苗接种对象和测定免疫效果;②作为婴幼儿结核病诊断的参考,小儿越小,诊断价值越大;③测定肿瘤等患者的细胞免疫水平;④在未接种过卡介苗的人群中作结核分枝杆菌感染的流行病学调查。

(四)微生物学检测

根据结核分枝杆菌感染部位不同,采取不同标本,如痰、支气管灌洗液、尿、粪便、脓汁、胸水、腹水、脑脊液等。

1. 直接涂片检查

(1)标本直接涂片:用抗酸性染色镜检,若发现抗酸阳性菌,可初步诊断。若用金胺染色,在荧光显微镜下结核分枝杆菌显现金黄色荧光,可提高检出阳性率。

(2)浓缩集菌:有杂菌的标本如痰、尿、粪等,需经 4% NaOH 溶液、3% HCl 溶液或 6% H_2SO_4 溶液处理 15 分钟杀死杂菌,去除标本中的黏稠部分,然后离心沉淀,取沉淀物再做涂片染色镜检。

2. 分离培养 将处理后的标本接种于固体培养基上,器皿口加橡皮塞于 37℃ 培养,每周观察 1 次,2~4 周形成肉眼可见的菌落。必要时做生化反应或动物试验。

(五)防治原则

1. 预防 特异性预防是接种卡介苗。目前,我国规定出生后即接种卡介苗,7 岁时复种,在农村 12 岁时再复种 1 次。1 岁以上应先做结核菌素试验,阴性者接种卡介苗。卡介苗接种后 2~3 月再作结核菌素实验,如为阴性者需再接种。

2. 治疗 抗结核药物治疗的原则是:早期、联合、规则、适量、全程。第一线药物有利福平、异烟肼、乙胺丁醇、链霉素。利福平与异烟肼合用可以减少耐药性的产生。

二、麻风分枝杆菌

麻风分枝杆菌(*M.leprae*)简称麻风杆菌,是麻风病的病原菌,麻风是一种慢性传染病。其特点是潜伏期长、发病慢、病程长。在世界各地均有流行,我国经大力开展麻风病防治工作后,近年来其发病率已大幅度降低。

(一)生物学特性

麻风杆菌的形态、染色与结核分枝杆菌相似。细长、略带弯曲,呈束状排列,抗酸染色阳性。麻风杆菌是一种典型的胞内寄生菌,患者渗出物标本涂片中可见大量麻风杆菌存在于细胞内。有麻风杆菌存在的细胞呈泡沫状,称麻风细胞,借此与结核杆菌区别。麻风杆菌的体外人工培养至今仍未获成功。

(二)致病性与免疫性

麻风患者是麻风的唯一传染源。麻风分枝杆菌可通过破损的皮肤黏膜、呼吸道及密切接触传播,患者的痰、汗、泪、乳汁、精液与阴道分泌物中可有麻风杆菌排出。人对麻风分枝杆菌的抵抗力较强,主要是细胞免疫。

根据机体的免疫状况、病理变化和临床表现可将大多数患者分两型即瘤型和结核样型,少数患者处于两型之间,也可分为两个类即界线类及未定类,此两类可向两型转化。我国以结核样型与未定类较多,瘤型较少。

（三）微生物学检查

刮取患者鼻黏膜或皮损处取材,用抗酸染色后镜检。一般瘤型和界线类患者标本中,可找到有细菌在细胞内抗酸染色阳性的麻风杆菌,有诊断意义。结核样型患者中很少可以找到细菌。为了提高检查的阳性率,也可用金胺染色后以荧光显微镜检查,或用免疫荧光法检查。

（四）防治原则

麻风病目前尚无特异性预防方法。因麻风杆菌与结核杆菌在抗原结构上有交叉反应,曾试用卡介苗来预防麻风取得一定效果。定期普查。早发现,早治疗。治疗药物主要有砜类、利福平及丙硫异烟胺等。目前多采用两三种药联合治疗,以防止耐药性产生。

第六节　其他致病菌

引起人类疾病的细菌种类较多,其他致病菌种类及主要特征见表 13-5。

表 13-5　其他致病菌的主要特性

菌名	生物学性状	致病物质	所致疾病	传播途径	防治原则
白喉棒状杆菌	G⁺ 细长杆菌,一端或两端膨大呈棒状,异染颗粒明显	白喉外毒素	白喉	呼吸道	儿童接种百白破三联疫苗预防,用白喉抗毒素
布鲁菌	G⁻ 球杆菌,无鞭毛、芽胞,专性需氧,营养要求高,生长缓慢	荚膜、侵袭性酶及内毒素	母畜传染性流产、人类波浪热	接触、消化道、皮肤感染	加强动物检疫和食品卫生管理。接种减毒活疫苗预防
鼠疫耶尔森菌	G⁻ 球杆菌,两端浓染,有荚膜、无鞭毛、无芽胞,营养要求不高	荚膜、内毒素	鼠疫(自然疫源性烈性传染病)	媒介昆虫传播(鼠 - 蚤 - 人)	加强国境、海关检疫,灭鼠、灭蚤。流行区接种鼠疫减毒活疫苗
炭疽芽胞杆菌	G⁺ 杆菌,呈竹节状,有荚膜、菌体中央可见芽胞,芽胞抵抗力强	荚膜和外毒素	人、畜炭疽病	呼吸道、消化道、皮肤伤口感染	加强动物检疫、病畜管制,病畜焚烧,焚烧后深埋。有关人员接种炭疽疫苗
百日咳鲍特菌	G⁻ 短小杆菌,无菌毛、无芽胞,某些菌株有荚膜及菌毛,需氧生长	荚膜、菌毛、内外毒素	百日咳(痉挛性)阵咳,病程较长	呼吸道	儿童接种百白破三联疫苗,早发现、早治疗

续表

菌名	生物学性状	致病物质	所致疾病	传播途径	防治原则
幽门螺杆菌	G⁻杆菌,菌体弯曲呈螺旋状,生长缓慢,具有高活性尿素酶	尿素酶、细胞毒素、内毒素	与慢性胃炎、消化性溃疡、胃癌发病有关	粪-口途径	试用幽门螺杆菌疫苗预防,治疗用抗生素、胶体铋制剂及抑酸剂联用
空肠弯曲菌	G⁻菌,菌体细长弯曲呈弧形、S型或螺旋型	细胞毒素、肠毒素	婴幼儿急性肠炎和食物中毒	接触和消化道	加强人、畜、禽类粪便管理,注意饮食卫生
流感嗜血杆菌	G⁻短小杆菌,多形性。在含X、V因子的巧克力血平板上生长良好	荚膜、菌毛、内毒素	鼻窦炎、中耳炎、流感继发性感染	呼吸道	接种流感杆菌荚膜多糖疫苗预防
铜绿假单胞菌	G⁻杆菌,多形性,有端鞭毛及菌毛,能产生水溶性蓝绿色色素	菌毛、内外毒素	继发感染如大面积创伤感染。可并发败血症	空气、医疗器械、接触	严格无菌操作,防止医源性感染;合理用药,但注意耐药性发生
嗜肺军团菌	G⁻短小杆菌,多形性,有菌毛和端鞭毛,在污水中可存活1年以上	毒素及多种酶	军团病(肺炎型、流感样型)	呼吸道(飞沫、气溶胶)	加强水源管理

(魏　琼)

复习思考题

1. 致病性葡萄球菌主要有哪些致病物质? 可以引起哪些疾病?

2. 致病性大肠埃希菌有哪些种类? 分别引起哪些疾病?

3. 霍乱弧菌的主要生物学特性有哪些? 致病物质有哪些? 所致疾病是什么?

4. 副溶血弧菌引起什么疾病? 如何预防?

5. 简述破伤风梭菌的致病条件、致病物质及防治原则。

6. 简述无芽胞厌氧菌的感染特征。

7. 结核分枝杆菌的致病性与免疫性有哪些?

8. 试述结核菌素试验的原理、结果分析及意义。

9. 简述白喉棒状杆菌的形态特征、主要致病物质及特异性预防原则。

10. 简述其他常见病原菌的名称、致病因素及所致疾病。

第十四章

其他原核型微生物

 学习要点

1. 支原体、衣原体、立克次体、螺旋体、放线菌的概念,主要种类、形态结构、致病性和防治原则。

2. 支原体、衣原体、立克次体、螺旋体、放线菌的培养特性。

3. 支原体与细菌 L 型的区别,沙眼衣原体的传播途径。

4. 梅毒的特点和危害性,梅毒的血清学诊断。

第一节 支 原 体

支原体(mycoplasma)是一类缺乏细胞壁,呈高度多形性,可通过滤菌器,在无生命培养基中生长繁殖的最小原核细胞型微生物。因该类微生物无细胞壁,形态多变,能形成丝状与分枝形状,故称为支原体。支原体在自然界中广泛分布,人、家畜及家禽多有携带,但多为腐生菌,少数具有致病性。

一、生物学性状

(一) 形态与结构

体积微小,一般为(1~10)μm × (0.2~0.3)μm。无细胞壁,呈高度多形性,有球形、杆形、丝状和分枝状等多种形态(图 14-1)。革兰染色阴性,但不易着色,故常用 Giemsa 染色,呈淡紫色。电镜下可见胞膜有内、中、外三层结构,内外两层为蛋白质及糖类,中层为脂质,主要为磷脂,胆固醇位于磷脂分子之间,对保持细胞膜的完整性具有一定作用。凡能作用于胆固醇的物质,如皂素、两性霉素 B、洋地黄苷等均能破坏支原体的细胞膜而致其死亡。有的支原体细胞膜外还有一层多糖组成的荚膜或微

图 14-1 肺炎支原体的形态(扫描电镜 ×10 000)

161

荚膜,有的支原体具有特殊的顶端结构,能黏附在宿主上皮细胞表面,与支原体的致病有关。

(二) 培养特性

支原体的营养要求较高,在含有 10%~20% 血清、10% 酵母浸膏及胆固醇的培养基中缓慢生长 2~3 天后,形成典型的"油煎蛋"样菌落(图 14-2)。主要以二分裂形式增殖,也可通过出芽、分枝等方式繁殖。最适 pH7.8~8.0,低于 7.0 则死亡(溶脲脲原体最适 pH6.0~6.5)。最适温度 36~37℃。

图 14-2　肺炎支原体的菌落

A. 传代"油煎蛋"样菌落　B. 原代菌落

(Chanick RM, et al. Proc Nat Acad Sci, USA, 1932, 48:41)

(三) 抗原结构

支原体的抗原主要由细胞膜外层的蛋白质、构成荚膜的肽聚糖和中层脂类组成。细胞膜外层蛋白质是特异性抗原,很少有交叉反应,对鉴别支原体有重要意义。

(四) 抵抗力

对热及干燥敏感,低温或冷冻干燥可长期保存。对酸、有机溶剂敏感,易于被清洁剂和消毒剂灭活。由于支原体无细胞壁,故对于干扰细胞壁合成的抗生素,如青霉素、头孢菌素等不敏感,但对干扰蛋白质合成的抗生素,如红霉素、强力霉素、氯霉素以及喹诺酮类抗菌药物相当敏感。

(五) 与细菌 L 型的区别

细菌 L 型的生物学性状和致病性与支原体非常相似,如无细胞壁呈多形性,能通过滤菌器,对渗透压敏感,在固体培养基上形成"油煎蛋"样菌落等,二者均可引起泌尿生殖道感染,所以在进行支原体分离鉴定时应注意区别(表 14-1)。

表 14-1　支原体与细菌 L 型的主要区别

主要性状	支原体	细菌 L 型
来源	自然界广泛存在的独立微生物	细胞壁缺陷的变异细菌
返祖	在任何情况下不能变成细菌	去除诱因可回复为细菌的原有形态
遗传	在遗传上与细菌无关	在遗传上与细菌有关
培养	培养基中加胆固醇	一般无需加胆固醇

二、主要致病性支原体

（一）肺炎支原体

该支原体主要引起人类原发性非典型肺炎，约占非细菌性肺炎的 50%。该病主要通过呼吸道飞沫传播，引起支原体肺炎，一年四季都可发病，但大多数发生于夏末秋初，抵抗力低下的青少年感染多见。支原体借助黏附蛋白吸附于呼吸道黏膜细胞表面，释放神经毒素、核酸酶、超氧负离子和过氧化氢等引起上皮细胞肿胀、坏死和脱落，微纤毛运动减弱或停止。其病理改变以间质性肺炎为主，亦可合并支气管肺炎，又称原发性非典型性肺炎。临床表现一般较轻，可出现咳嗽、发热、头痛、肌肉痛等症状，5~10 天后消失，但肺部 X 线改变持续 4~6 周才能消失。个别病例可伴有呼吸道以外的并发症。由于支原体肺炎具有传染性，故应注意隔离。临床使用大环内酯类和喹诺酮类抗菌药物治疗，但有耐药菌株产生。

（二）溶脲脲原体

在固体培养基上生长可形成微小菌株，简称"T"株，能分解尿素产氨。溶脲脲原体是引起人类泌尿生殖道感染重要的病原体之一。主要通过性接触传播，引起人类泌尿生殖道感染，在非淋菌性泌尿生殖道感染中仅次于衣原体，列第二位。可形成继发感染，是某些淋病患者治愈后仍有后遗症的原因之一。还可通过垂直传播引起胎儿早产、死胎、流产与先天缺陷，分娩时可导致新生儿呼吸道感染。有研究证明，溶脲脲原体可吸附于精子表面，阻碍精子与卵子结合，从而引起不孕症。此外，人型支原体和生殖器支原体也可导致人类泌尿生殖道感染；穿透支原体为条件致病性支原体，可能是艾滋病的辅助致病因素。

第二节 衣 原 体

衣原体（chlamydia）是一类严格活细胞内寄生、有独特发育周期、能通过滤菌器的原核细胞型微生物。广泛寄生于人类、哺乳动物及禽类体内。能引起人类疾病的衣原体主要包括沙眼衣原体、肺炎衣原体和鹦鹉热衣原体。衣原体感染很普遍，近年来发病率有上升趋势，尤其是前两种衣原体与人类疾病关系密切，值得临床重视。

衣原体的共同特征：①为球形或椭圆形，革兰染色阴性，光镜可见；②含有两种核酸，具有肽聚糖组成的细胞壁；③有独特的发育周期，以二分裂方式增殖；④缺乏能量来源，严格活细胞内寄生；⑤对多种抗生素敏感。

拓展阅读

一、生物学性状

（一）形态结构与发育周期

衣原体严格寄生于细胞内，有独特发育周期。在其发育周期内，可见两种形态：

1. 原体 小而致密，直径 0.2~0.4μm，有细胞壁，是发育成熟的衣原体。Giemsa 染色呈紫色，Macchiavello 染色呈红色。为细胞外形式，有强传染性。

2. 始体 由原体逐渐发育而成，直径 0.8~1μm，无细胞壁，代谢活跃，细胞内纤维疏松呈网状，故又称为网状体。Macchiavello 染色呈蓝色。为细胞内形式，为繁殖阶段，无传染性。

3. 发育周期 原体吸附于宿主细胞,经宿主细胞吞饮作用进入细胞内,形成空泡,在空泡内逐渐发育、增大成始体;始体以二分裂繁殖,形成许多子代原体,它们聚集成不同形态的包涵体;成熟子代原体钻出包涵体再从宿主细胞内释出,感染新的宿主细胞,开始新的发育周期。通常一个发育周期约需 48~72 小时(图 14-3)。

图 14-3 衣原体的发育周期

(二) 培养特性

严格活细胞内寄生,不能在人工培养基上生长。绝大多数能用鸡胚卵黄囊接种培养。此外,也可在某些原代或传代细胞株中生长。

(三) 分类

根据生物学性状和所致疾病差异,沙眼衣原体可分为沙眼生物亚种、性病淋巴肉芽肿生物亚种和鼠生物亚种 3 个亚种。每个生物亚种又分不同血清型,如沙眼生物亚种有 A、B、Ba、C、D、Da 等 15 个血清型,性病淋巴肉芽肿生物亚种有 3 个血清型。3 种衣原体的主要特性比较见表 14-2。

表 14-2 3 种衣原体主要特性比较

性状	沙眼衣原体	肺炎衣原体	鹦鹉热衣原体
自然宿主	人、小鼠	人	低等哺乳类、禽类
血清型	18	1(TWAR 株)	3
原体形态	圆或椭圆	梨形	圆或椭圆
所致人类疾病	沙眼、性传播疾病	肺炎、呼吸道感染	肺炎、呼吸道感染

(四) 抵抗力

对热敏感,耐低温。60℃仅存活 5~10 分钟,耐低温,−70℃可保存数年。对酒精、甲醛、石炭酸、四环素、红霉素、利福平等敏感。

二、致病性与免疫性

（一）致病机制

衣原体侵入机体后,其表面蛋白和脂多糖吸附易感细胞,同时促进易感细胞对衣原体的内吞作用。衣原体的主要外膜蛋白能阻止吞噬体与溶酶体融合,使衣原体在吞噬体内繁殖并破坏细胞。同时能产生与革兰阴性菌内毒素相似的毒素样物质,抑制宿主细胞代谢,直接破坏宿主细胞,引起相关病变。

（二）所致疾病

1. 沙眼 由沙眼生物变种 A、B、Ba 及 C 血清型引起。主要通过眼 - 眼或眼 - 手 - 眼途径传播,可侵犯睑结膜上皮细胞引起炎症。发病缓慢,早期表现有流泪、有黏性或脓性分泌物、结膜充血等,后期可出现滤泡增生、眼睑内翻、倒睫及角膜血管翳,严重者可影响视力,甚至导致失明。就目前来说,沙眼仍然是世界范围内致盲的主要原因。

2. 包涵体结膜炎 由沙眼衣原体生物变种的 D~K 血清型引起。婴儿经产道感染,成人因性接触经手至眼或污染的游泳池水而感染,两者均可引起滤泡性结膜炎,但不侵犯角膜,一般经数周或数月痊愈,无后遗症。

3. 泌尿生殖道感染 由沙眼衣原体除 A 和 C 血清型外的其他型别引起,通过性接触传播,引起非淋病性泌尿生殖道感染,是泌尿生殖道感染的主要病原体。男性多表现为尿道炎,不经治疗可缓解,但多数易发展为慢性、呈周期性加重,亦可合并附睾炎、直肠炎等;女性表现为尿道炎、宫颈炎、输卵管炎和盆腔炎等,若输卵管炎反复发作,可致不孕或宫外孕等。淋病奈瑟菌常与之合并感染,并能促其繁殖。因此,合并淋病奈瑟菌感染者,沙眼衣原体分离的阳性率明显升高。

4. 性病淋巴肉芽肿 由性病淋巴肉芽肿生物变种引起,主要通过性接触传播。在男性常侵犯腹股沟淋巴结,引起化脓性淋巴结炎和慢性淋巴肉芽肿,常形成瘘管;女性多侵犯会阴、肛门和直肠等组织,可形成肠 - 皮肤瘘管,引起会阴 - 肛门 - 直肠组织狭窄与梗阻。亦可引起静脉炎,伴有耳前、颌下和颈部淋巴结肿大。

5. 呼吸道感染 主要由肺炎衣原体和鹦鹉热衣原体感染引起。前者只感染人类,经呼吸道传播,可导致咽炎、鼻窦炎、支气管炎、肺炎等,还可引起心包炎、心肌炎与心内膜炎;后者主要经呼吸道或接触传染,导致的肺炎也称为鹦鹉热或鸟疫。

近年来发现肺炎衣原体感染与冠状动脉粥样硬化性心脏病有关。

（三）免疫性

衣原体感染后,机体的特异性免疫以细胞免疫为主,但免疫力不强,常可发生持续或反复感染。

三、防治原则

目前,沙眼衣原体的预防重点是注意个人卫生,不使用公共毛巾和脸盆,避免直接或间接的接触传染。泌尿生殖道衣原体感染的预防是大力开展性传播疾病的知识宣传,提倡健康的性行为,加强自我保护。积极治疗衣原体感染者及其携带者,可选用多种抗菌药物治疗,如磺胺药、红霉素、阿奇霉素以及喹诺酮类等。

第三节　立克次体

立克次体(rickettsia)是一类以节肢动物为传播媒介,严格活细胞内寄生的原核细胞型微生物。立克次体的共同特征有:①大小介于细菌与病毒之间,以球杆形或杆状为主,革兰染色阴性,光镜可见;②大多为人畜共患病的病原体,在人类引起发热出疹性疾病;③节肢动物既是储存宿主,又是传播媒介;④细胞器和酶系统不完整,专性活细胞内寄生,二分裂繁殖;⑤对多种抗生素敏感,但磺胺可刺激其增殖。

在我国对人具有致病性的立克次体主要有:普氏立克次体、斑疹伤寒立克次体(图14-4)、恙虫病立克次体及 Q 热柯克斯体。

图 14-4　斑疹伤寒立克次体(扫描电镜, bar=1μm)

一、生物学性状

大小为 $(0.3\sim0.6)\,\mu m \times (0.8\sim2.0)\,\mu m$,呈多形性,以球杆状为主。常用 Giemsa 法染成紫色或蓝色或 Macchiavello 法染成红色(彩图 2)。结构及化学组成与革兰阴性菌非常相似。严格活细胞内寄生,二分裂繁殖,最适培养温度为 32~35℃。立克次体有群特异性和型特异性两种主要抗原,可用于分群、定型。常用外斐反应(Weil-Felix reaction),可辅助诊断某些立克次体病。

二、致病性与免疫性

致病物质主要包括脂多糖和磷脂酶 A 等。立克次体先与细胞膜表面的胆固醇受体结合,然后被吞入宿主细胞内。在吞噬体内的立克次体通过磷脂酶 A 溶解溶酶体膜而进入胞浆,大量生长繁殖后导致细胞破裂。

(一)流行性斑疹伤寒

本病由普氏立克次体引起,传播媒介为人虱,患者是唯一的传染源,故又称之为虱型斑疹伤寒。感染方式为人虱叮咬患者后,立克次体进入虱肠道上皮细胞内繁殖,并随虱粪排出,虱粪中的立克次体经人体搔抓的皮肤破损处侵入人体而致病。临床表现骤然高热、剧烈头痛、周身疼痛和皮疹,可伴有神经系统和心血管系统及其他实质性器官损害,病后可获得较牢固的免疫力,与地方性斑疹伤寒立克次体的感染有交叉免疫力。

(二)地方性斑疹伤寒

地方性斑疹伤寒由莫氏立克次体(斑疹伤寒立克次体)引起。鼠类是主要储存宿主和主要传染源,又称鼠型斑疹伤寒。通常先以鼠蚤为媒介在鼠群中传播,鼠蚤粪便中立克次体经皮肤小伤口感染人体,也可以人虱为媒介在人群中传播。该病发病缓慢,症状及体征较轻,主要表现为头痛、发热、皮疹等,病变很少累及中枢神经系统、心脏及肾脏等。病后可获得牢固免疫力。

（三）恙虫病

本病由恙虫病立克次体感染引起。恙虫病为一种自然疫源性疾病,流行于啮齿动物。在我国主要见于西南和东南地区。野鼠和家鼠为主要传染源,鸟类等也能感染或携带恙螨而成为传染源。因此,恙螨既是传播媒介,又是储存宿主。恙虫病立克次体寄生在恙螨体内并可经卵传代,故恙螨感染后要在下一代幼虫才具有传染性。恙螨叮咬人体时,立克次体随唾液传入,并随血流扩散,在血管内皮细胞和单核细胞中增殖。经 1~3 周潜伏期,突然发病。被立克次体叮咬的局部出现丘疹,形成水疱,破溃后形成溃疡,周围红晕,上覆黑色痂皮(称为焦痂),此为恙虫病的重要特征之一。病后获得较为持久的免疫力。

（四）Q 热

Q 热由贝纳柯克斯体或 Q 热柯克斯体引起。Q 热,为疑问热,此指不明原因的发热。Q 热柯克斯体在动物间的传播是以吸血的蜱为传播媒介,并可经卵代传。牛、羊等家畜既是传染源,也是储存宿主。受染的尿、粪污染环境后,人类经接触或经呼吸道、消化道等途径感染。乳牛感染可发生慢性乳腺炎,如食入未经严格消毒的乳制品也可致病。Q 热主要表现为发热、头痛、腓肠肌疼痛等,由呼吸道感染者常有肺部病变。部分病例可发生肝炎或亚急性心内膜炎。

三、防治原则

预防立克次体病同其他节肢动物传播的疾病一样,其重点应控制和消灭储存宿主及其媒介节肢动物。灭虱、灭蚤、灭螨、灭蜱、灭鼠和注意个人卫生与防护是预防立克次体病的重要措施。特异性预防可用灭活疫苗或减毒活疫苗接种。治疗用氯霉素、四环素、红霉素或阿奇霉素等,禁用磺胺类药物。

第四节　螺　旋　体

螺旋体(spirochete)是一类细长、柔软、弯曲呈螺旋状、运动活泼的原核细胞型微生物。具有与细菌相似的基本结构,对多种抗生素敏感,但胞壁与胞膜之间相连的轴丝能使其活泼运动。螺旋体分布广泛,种类繁多。根据其抗原性、螺旋数目、大小与规则程度以及螺旋间距不同,对人有致病性的螺旋体主要有 3 个属:①钩端螺旋体属:螺旋致密而规则,菌体一端或两端弯曲呈钩状,故名钩端螺旋体,其中对人致病的主要螺旋体为问号钩端螺旋体(彩图 2)。②密螺旋体属:螺旋较为致密规则,两端尖细。其中梅毒螺旋体、雅司螺旋体和品他螺旋体对人致病。③疏螺旋体属:有 3~10 个稀疏而不规则的螺旋,呈波纹状。对人致病的主要有回归热螺旋体、伯氏疏螺旋体、奋森疏螺旋体等。

一、钩端螺旋体

钩端螺旋体(简称钩体)种类较多,分为致病性与非致病性两大类。致病性钩体能够引起人和动物钩体病。本病呈世界性分布,我国南方各省多见,被我国列为重点防治的传染病之一。

（一）生物学性状

1. 形态与染色 菌体细长，大小为(6~20)μm×(0.1~0.2)μm，螺旋细密而规则，形似串珠，一端或两端弯曲成钩状，使菌体屈曲呈 C、S 形（彩图 2）。革兰染色阴性，但不易着色，常用 Fontana 镀银染色法将菌体染成金黄色或深褐色，可用暗视野显微镜直接观察（图 14-5）。

图 14-5 感染动物尿液（A）及培养基中（B）的钩端螺旋体
A. 镀银染色（光学显微镜，×1000） B. 悬滴标本（暗视野显微镜，×1000）

2. 培养特性 需氧或微需氧，最适温度 28~30℃，常用含 10% 兔血清的柯氏培养基培养。生长缓慢，在液体培养基培养 1 周后，呈半透明、云雾混浊状生长；在固体培养基培养 2 周后可形成透明、不规则的扁平菌落。

3. 抗原构造与分型 致病性钩体主要有属特异性蛋白抗原、型特异性抗原和群特异性抗原。目前，全球已发现的钩体有 25 个血清群，273 个血清型，我国至少存在 19 个血清群，74 个血清型。

4. 抵抗力 钩体抵抗力弱，60℃ 1 分钟即可死亡。对干燥、日光、热、酸及常用化学消毒剂如石炭酸、来苏敏感，对青霉素也很敏感。沼泽地是主要的疫源地，钩体在其中可存活数月至数年，这在疾病的传播上具有重要意义。

（二）致病性与免疫性

钩端螺旋体的致病物质有：①溶血素：作用与磷脂酶相似，破坏红细胞膜导致溶血；②细胞毒因子：注入小鼠脑内，1~2 小时后可出现肌肉痉挛，呼吸困难，最后死亡；③内毒素样物质：作用与细菌内毒素相似。

钩体病为人畜共患传染病，鼠类和猪是其主要传染源和储存宿主。钩体在被感染的猪或鼠体内繁殖，随尿液排出，污染环境。人与污染的水或土壤接触，钩体可通过破损的皮肤或黏膜侵入而导致感染。钩体在人体局部迅速繁殖，并经淋巴系统或直接进入血液循环，引起钩体血症，出现中毒症状，如乏力、发热、头痛、肌痛（以腓肠肌尤重）、眼结膜充血、淋巴结肿大等，随后出现肝、肺、肾等功能的损害。钩体也可通过胎盘垂直感染胎儿，导致流产。钩体病的病程发展及临床表现因与人体感染钩体的型别、数量、毒力及机体免疫状况不同而差异较大，常见的有黄疸出血型、流感伤寒型、肺出血型、脑膜脑炎型、肾衰竭型等，其中以肺大出血最危险。

隐性或显性感染后,机体对同型钩体获牢固免疫力,以体液免疫为主。

（三）防治原则

切实做好防鼠、灭鼠工作,加强对带菌家畜的管理,保护水源,避免与疫水接触。对易感人群进行多价死疫苗接种,接种的疫苗必须是当地流行的血清型。钩端螺旋体病的治疗首选青霉素,对青霉素过敏者可使用强力霉素、庆大霉素等。其次,穿心莲、板蓝根等中药也有治疗作用。

二、梅毒螺旋体

梅毒螺旋体又称苍白密螺旋体,是引起人类梅毒病的病原体。梅毒是对人类危害较严重的性传播疾病。

（一）生物学性状

1. 形态与染色　大小为$(0.1\sim0.2)\mu m\times(6\sim15)\mu m$,有$8\sim14$个致密而规则的小螺旋,两端尖直,运动活泼。用普通染色法不易着色,镀银染色成棕褐色(图14-6),暗视野显微镜可观察。

图 14-6　兔睾丸组织（A）及细胞培养基中（B）的梅毒螺旋体
A. 镀银染色（光学显微镜,×1000）　B. 悬滴标本（暗视野显微镜,×1000）

2. 培养及抵抗力特性　人工培养至今尚未成功。对冷、热、干燥等极为敏感,离体干燥$1\sim2$小时死亡,加热$50℃$ 5分钟或在$4℃$血液中3天即可死亡。对一般化学消毒剂敏感。青霉素、四环素、红霉素、砷剂等对其具有杀灭作用。

（二）致病性与免疫性

梅毒螺旋体的致病因素有:①荚膜样物质:为菌体表面黏多糖和唾液酸,可阻止抗体等大分子和菌体结合,干扰补体的作用;②透明质酸酶:促进梅毒螺旋体在体内扩散。自然情况下,人是梅毒的唯一传染源,主要经性接触传染,导致后天（获得）性梅毒;也可经胎盘垂直传染,引起先天（胎传）性梅毒。

后天性梅毒分为3期,多表现为发作、潜伏和再发作交替的现象。

1. 第一期梅毒　感染后约经3周左右,于外生殖器局部出现无痛性硬下疳,其溃疡渗出物中含有大量梅毒螺旋体,传染性极强。1个月左右病变自然愈合,但螺旋体潜伏于体内,经$2\sim3$个月无症状期后进入第二期。

2. 第二期梅毒　主要表现为全身皮肤黏膜梅毒疹及周身淋巴结肿大,有时可累及骨、关节及其他器官。在梅毒疹和淋巴结中含有大量的梅毒螺旋体,传染性强。如不治疗,一般3周至3个月体征自行消退。一、二期梅毒又称早期梅毒。

3. 第三期梅毒 也称晚期梅毒。一般发生在感染后2年。此期传染性小,但对机体破坏性大,不仅皮肤黏膜出现溃疡性坏死病灶,而且侵犯内脏器官或组织,严重者10~15年后,则引起心血管及神经系统疾病,如动脉瘤、脊髓痨、全身麻痹等,可危及生命。

先天性梅毒又称胎传梅毒,梅毒螺旋体可经胎盘传给胎儿,引起胎儿全身性感染,导致流产、早产或死胎;若能出生则为梅毒儿,表现为间质性角膜炎、先天性耳聋、锯齿牙等。

机体对梅毒免疫为传染性免疫,即有梅毒螺旋体感染时才有免疫力。感染可激发机体的体液免疫和细胞免疫,但以后者所介导的迟发型超敏反应为主。机体对梅毒螺旋体的免疫较弱,不能彻底清除螺旋体,导致潜伏感染状态。在感染的所有阶段,梅毒螺旋体均可刺激机体产生抗梅毒螺旋体抗体和抗心磷脂抗体(反应素)。后者对机体无保护作用,仅可用于梅毒血清学诊断。

(三) 防治原则

梅毒是一种严重的性传播疾病,应加强健康教育和社会管理。对患者早期诊断和彻底治疗是控制此病流行的关键环节。治疗首选青霉素,要求足量、足疗程。治疗结束后应定期复查,在治疗3个月至1年后血清学指标阴转者为治愈,否则要继续治疗。

三、伯氏疏螺旋体

(一) 生物学性状

1. 形态染色 伯氏疏螺旋体长10~40μm,宽0.1~0.3μm。有5~10个不规则的螺旋,其运动活泼,扭曲,翻滚。革兰染色阴性,但不易着色。Giemsa或Wright染色效果好。

2. 培养特性 营养要求高。常用BSK(Barbour Stoenner-kelly)培养基。BSK培养基是含有牛血清蛋白和加热灭活兔血清等营养丰富的液体培养基,适宜生长温度为35℃、pH7.5、通入5%~10%的CO_2可促其生长,通常培养2~3周。

图14-7 伯氏疏螺旋体(扫描电镜,×12000)

3. 抗原构造与分类 现发现的伯氏螺旋体都属于一个种,因为各分离株间DNA核苷酸序列的差异=1%。但其中不同菌株在基因组和遗传表型上存在异质性。根据DNA分析将目前常见的伯氏螺旋体至少可分为Ⅰ、Ⅱ、Ⅲ等3个基因种。

(二) 致病性与免疫性

1. 致病性 伯氏螺旋体是莱姆病的病原体。人被疫蜱叮咬后,伯氏螺旋体先是在局部繁殖,数日或数周后通过血液或淋巴扩散至全身多个器官。早期在叮咬处皮肤上出现一个或数个慢性游走性红斑(ECM),同时伴有发热、头痛、关节痛、轻度颈强直、眼结膜炎或淋巴结炎等。数日内 ECM 向周围扩散,逐渐出现皮损,继而形成关节炎、心脏、神经系统或其他深部组织炎症。未经治疗的病例一般在起病后约 2 个月内可缓解,但常复发。早期病例血液中存在的病原体经一般常规处理,并贮存于 4℃血库 48 小时仍有感染性,故须警惕输血传播的可能性。晚期一般在发病后数月或数年后出现深部组织持续性感染并伴有严重功能损害,如关节畸形、慢性萎缩性皮肌炎、心内膜炎、心包炎以及神经麻痹等。

2. 免疫性　人和动物感染伯氏螺旋体后均可产生特异性抗体,此为清除该病原体主要免疫机制。抗体还有促进吞噬细胞的吞噬作用;中性粒细胞和单核细胞在抗螺旋体感染中发挥至关重要的作用。

（三）微生物学检查

莱姆病的诊断主要依靠血清学试验和分子生物学技术检测。目前常用的检测方法:①特异性抗体检测:发病后数周取患者血清用 ELISA 和间接免疫荧光法可检出抗该螺旋体的抗体,常用 ELISA 检测抗该螺旋体的 IgM 和 IgG,对结果可疑的再用印迹法加以证实;②PCR:用 PCR 技术检查各种标本内的伯氏螺旋体 DNA,其方法快速,敏感性较高。

（四）防治原则

本病以预防为主,严防蜱咬伤。根据患者不同的临床表现及病程采用不同的抗生素及给药方式。该病早期可口服四环素、青霉素、红霉素等,晚期伴有神经系统等深部组织损害者可使用青霉素联合头孢曲松等静脉滴注。

第五节　放　线　菌

放线菌(*Actinomyces*)是一大类丝状或链状、呈分枝状生长的单细胞原核细胞型微生物,因其菌落呈放射状而得名。放线菌广泛分布于自然界中,大多数不致病,为抗生素的重要来源。目前广泛使用的抗生素约 70% 由各种放线菌产生。对人致病的放线菌主要是放线菌属与诺卡菌属。

一、生物学性状

为非抗酸性丝状菌,菌丝细长无隔,直径 0.5~0.8μm,有分枝,革兰染色阳性。在血琼脂培养基中经 37℃,4~6 天培养后,可形成灰白或淡黄色、粗糙、微小圆形菌落。在患者的病灶组织和脓样物质中,可找到肉眼可见的黄色小颗粒,被称为硫黄样颗粒(图 14-8)。显微镜下可见颗粒呈菊花状,此为放线菌感染的诊断依据。

二、常见放线菌种类

（一）产生抗生素的放线菌

主要有链毒菌属、诺卡菌属、小单孢菌属、游动放线菌属等,大约在 1000 种以上,可产生近 3000 余种抗生素。

（二）致病性放线菌

1. 衣氏放线菌　可存在于正常人的口腔、齿垢、扁桃体及咽部,属于正常菌群。当机体抵抗力下降或拔牙、口腔黏膜损伤时可引起内源性感染,导致软组织慢性或亚急性肉芽肿性炎症。感染部位多发于面颈部，亦可发生在胸、腹部。

图14-8 脓液中的硫黄样颗粒压片镜检形态

2. 诺卡菌属 对人致病的有星形诺卡菌和巴西诺卡菌。前者主要经呼吸道引起肺部感染，尤其见于免疫力低下者。可引起急性感染，如肺炎、肺脓肿，慢性感染类似肺结核、肺真菌病。巴西诺卡菌经皮肤创伤感染，引起慢性化脓性肉芽肿及形成瘘管，感染好发于脚和腿部，称足分枝菌病。

注意口腔卫生，及时治疗牙病，对脓肿和瘘管应进行外科手术处理，彻底切除坏死组织，同时配合敏感抗生素治疗。青霉素是首选的抗生素，其次也可使用磺胺药、克林霉素以及红霉素等。

（崔素华）

复习思考题

1. 试比较支原体与细菌L型的主要区别。
2. 衣原体的共同特征有哪些？
3. 立克次体的共同特征有哪些？
4. 试述梅毒螺旋体的致病因素、感染途径、所致疾病。
5. 简述放线菌的主要生物学性状及致病特点。

第十五章

真　菌

 学习要点

1. 真菌的概念以及形态结构,培养特性和抵抗力,致病性与免疫性。

2. 真菌的检测方法和防治原则。

3. 浅部真菌感染和深部真菌感染的区别。

4. 真菌感染的方式与所致疾病的关联性。

第一节　概　　述

真菌(fungus)是一种真核细胞微生物。细胞结构比较完整,具有细胞壁和高度分化的细胞核,不含叶绿素,无根、茎、叶分化。少数为单核细胞,大多数为多细胞。真菌在自然界分布广泛而种类繁多,有 10 余万种,大多数对人类有益无害。如酿酒、生产抗生素、酶类制剂等。引起人类疾病的真菌有 300 余种,包括致病性真菌、条件致病性真菌、产毒以及致癌真菌。近年来,真菌的感染率呈明显上升趋势,这与滥用广谱抗生素引起的菌群失调、不适当应用免疫抑制剂以及抗癌药物所致的免疫力低下有关。同时,临床研究发现真菌与某些中药材霉变也有密切的关系。

一、真菌的生物学性状

(一) 形态与结构

真菌与细菌在大小、结构和化学组成方面有很大差异。真菌比细菌大数倍至数十倍。真菌的形态多种多样,在不同条件下呈多形性。其结构也比较复杂,由于细胞壁不含肽聚糖,主要由多糖(75%)和蛋白质(25%)组成。真菌的细胞壁一般由四层不同的结构组成。从外到内分别为糖苷类、糖蛋白、蛋白质、几丁质微原纤维。因真菌的细胞缺乏肽聚糖,故 β- 内酰胺类抗生素对真菌无作用。真菌按其结构可分为单细胞和多细胞两大类。

1. **单细胞真菌**　圆形或椭圆形,如酵母型和类酵母型真菌。对人类致病的真菌主要有新生隐球菌和白假丝酵母菌(白色念珠菌),这类真菌以出芽方式繁殖,芽生孢子成熟后脱落成独立菌体。

2. 多细胞真菌 多细胞真菌有菌丝和孢子组成,菌丝伸长分枝,交织成团,称为丝状菌,又称霉菌,常见有孢子丝菌、皮肤癣真菌等。有些真菌可因环境条件和营养、温度、氧气等改变,两种形态可互变,这类真菌称二相真菌。多细胞真菌的菌丝和孢子形态不同,此为鉴别真菌的重要依据。

(1) 菌丝:真菌孢子在适宜环境条件下,出芽形成芽管,再逐渐延长呈长丝状,称为菌丝(图 15-1)。菌丝继续生长形成许多分枝,并交织成团,称菌丝体。菌丝按其功能可分为:①营养菌丝:菌丝向下伸入培养基中吸取营养,以供生长,称营养菌丝;②气中菌丝:部分菌丝向上生长,露出培养基表面的菌丝,称气中(生)菌丝;③生殖菌丝:能产生孢子的气中菌丝,称生殖菌丝。

关节状菌丝　　　　　鹿角状菌丝　　　　　破梳状菌丝

结节状菌丝　　　　　球拍状菌丝　　　　　螺旋状菌丝

图 15-1 真菌的各种菌丝示意图

菌丝按其结构可分为有隔菌丝和无隔菌丝两类:①有隔菌丝:大部分真菌的菌丝在一定间距形成间隔称隔膜,将菌丝分成一连串的细胞。隔膜中有小孔,可允许胞浆流通。②无隔菌丝:菌丝中无隔将其分段,整条菌丝是一个细胞,含有多个核,是一种多核单细胞。不同的真菌有不同的菌丝,故菌丝形态有助于真菌的鉴别。

(2) 孢子:孢子是真菌的繁殖器官,一条菌丝可长出多个孢子。在适宜的条件下孢子可发芽伸出芽管,发育成菌丝。真菌的孢子与细菌的芽管不同,它的抵抗力不强,加热 60~70℃可将其杀死。真菌孢子可分为有性孢子和无性孢子两种。有性孢子是由同一菌体或不同菌体上的 2 个细胞融合经减数分裂而成;无性孢子是生殖菌丝上的细胞分化或出芽生成。病原性真菌大多为无性孢子。无性孢子根据其形态可分为 3 种(图 15-2)。

1) 叶状孢子:由菌丝内细胞直接形成,主要有 3 种:①芽生孢子:由菌细胞出芽生成。常见于念珠菌和隐球菌。一般芽生孢子长到一定大小即与母体脱离,若不脱离则形成假菌丝。②厚膜孢子:菌丝内胞浆浓缩、胞壁增厚,在不利环境中形成,抵抗力增强。③关节孢子:在陈旧培养基中较常见。菌丝胞壁增厚,形成长方形节段,呈链状排列。

图 15-2 真菌的无性孢子示意图

2) 分生孢子:由生殖菌丝末端细胞分裂或收缩形成,也可在菌丝侧面出芽形成。根据其大小、组成和细胞的多少可分为:①大分子孢子:通常体积较大,由多个细胞组成,常呈梭状、棍棒状、梨状;②小分子孢子:体积较小,一个孢子只有一个细胞,有球形、卵圆形、梨形及短棍棒状等。

3) 孢子囊孢子:菌丝末端膨大成囊状,内含许多孢子,孢子成熟则破囊而出,如毛霉菌、根霉菌的孢子囊孢子。

(二) 培养特性及抵抗力

1. 培养特性　真菌培养的营养要求不高,在一般的细菌培养基上都能生长。检查时常用沙保培养基培养。此培养基成分简单,主要含有 1% 蛋白胨、4% 葡萄糖和 2% 琼脂。常用此培养基的原因是为了统一标准,因为在不同培养基上真菌及其菌落的形态有很大差别,鉴定时以沙保培养基的形态为准。在沙保培养基中可加入放线菌和氯霉素,前者用以抑制污染真菌,后者用以抑制细菌生长。有些深部感染病原性真菌,如白色念珠菌、组织胞浆菌、芽生菌、新生隐球菌等加入放线菌即不能生长,故需使用无抗生素的血琼脂平板,见有生长后再移种于沙保培养,并同时做玻片培养以观察自然状态下的形态与结构。真菌生长最适酸碱度为 pH4.0~6.0,同时还需较高的湿度与氧气,培养真菌的温度为 22~28℃,但深部感染真菌培养需 37℃。大多数病原性真菌生长缓慢,需 1~4 周才能出现典型的菌落。真菌的菌落主要表现为以下两种类型。

(1) 酵母型菌落：此型菌落是单细胞真菌的菌落形式，通常菌落光滑湿润，柔软致密。形态与一般细菌菌落相似。镜下可见卵圆形单细胞酵母菌以出芽方式繁殖，如新生隐球菌菌落。有部分单细胞真菌在出芽繁殖后，芽管延长不与母细胞形成假菌丝。假菌丝向下生长，伸入培养基，这种菌落称为类酵母菌落，如白色念珠菌菌落。

(2) 丝状型菌落：此为多细胞真菌的菌落形式，由许多疏松的菌丝体构成，外观呈棉絮状、绒毛状或粉末状，菌落正背两面可呈现不同的颜色。丝状型菌落的形态、结构与颜色等特征，可作为鉴别真菌的重要依据。

真菌易于发生变异，在培养基上人工传代或培养时间过久，其形态、培养特征、毒力均可发生变异。

2. 抵抗力　真菌对干燥、阳光、紫外线及一般消毒剂均有较强的抵抗力。但不耐热，加热 60℃ 1 小时即可杀死，因此，凡是能够杀灭细菌的温度均能杀死真菌。实践证明，致病性真菌对 1%~3% 的石炭酸、2.5% 碘酊、0.1% 升汞及 10% 甲醛等极为敏感，对多种抗生素不敏感。灰黄霉素、两性霉素 B、制霉菌素、伊曲康唑、酮康唑、克霉唑等对多种真菌具有较强的抑制作用。

二、致病性和免疫性

(一) 致病性

真菌感染所致疾病在临床并不少见，然而不同真菌致病形式也有所不同，引起的疾病有致病性真菌感染、条件致病性真菌感染、真菌过敏、真菌中毒以及真菌毒素致癌等。真菌所致的疾病主要包括以下几种：

1. 致病性真菌感染　主要为一些外源性真菌感染，可引起皮肤、皮下组织和全身性真菌感染。如各种癣症、皮下组织真菌感染等。

2. 条件致病性真菌感染　主要由一些内源性真菌感染所致，如假丝酵母菌、曲霉菌、毛霉菌等。这类真菌的致病力不强，只有在机体免疫力低下时才会发生。如恶性肿瘤、糖尿病、免疫缺陷、长期使用广谱抗生素、皮质激素、免疫抑制剂、放射性治疗或在应用导管以及围手术期易于并发这类感染。

3. 真菌超敏反应性疾病　过敏体质者吸入或食入真菌的菌丝或孢子可导致各种类型超敏反应，如荨麻疹、超敏反应性皮炎、过敏性鼻炎以及哮喘等。

4. 真菌性中毒症　某些真菌能污染受潮粮食、水果或饮料，使其发生霉变而产生大量毒素，当人或动物食用后可引起急、慢性中毒，称为真菌毒素中毒症。由于真菌的种类不同，产生的毒素不同，所引起的病变也不一样，有的可损伤肝、肾等器官，有的则引起造血系统或神经系统的损害。真菌中毒症没有传染性，不引起流行；受环境条件影响，其发病有明显的地区性和季节性。

5. 真菌毒素与肿瘤　近年来研究发现，某些真菌的代谢产物与恶性肿瘤发生有关，其中研究最多的是黄曲霉菌毒素。此毒素毒性最强，小剂量就可导致癌变。在恶性肿瘤高发地区其花生、玉米、大豆等粮油作物中，黄曲霉素污染率很高，黄曲霉素的含量高达 1ppm。医学研究业已证明，黄曲霉菌毒素与恶性肿瘤，尤其是与原发性肝癌、食管癌、胃癌的发生密切相关。

(二) 免疫性

1. 天然免疫　真菌感染的发生与机体的天然免疫状态有关，其中最主要的是皮肤黏膜屏障。一旦皮肤黏膜破损、受伤或留置导管,真菌即可入侵。皮脂腺分泌饱和脂肪酸及不饱和脂肪酸均有杀灭真菌的作用。儿童皮脂腺分泌量比成人少,故易患头癣。由于成人手、足汗较多,而手掌缺乏皮脂腺故易患手足癣。近年来发现 tuftsin(促癣吞噬肽)可结合到中性粒细胞上以提高其吞噬和杀菌活性并有促趋化作用。血浆中的另一种转铁蛋白,为一种球蛋白,该蛋白具有抑制细菌与真菌的作用。

2. 获得性免疫　真菌感染因其胞壁厚,即使有抗体和补体也不能完全杀灭真菌。但特异性抗体可以阻止真菌吸附。如白假丝酵母菌(白色念珠菌)的 SIgA 抗体即可与其表面甘露聚糖复合体结合阻止其吸附。但一般认为真菌感染的恢复主要依靠细胞免疫,真菌抗原刺激特异性淋巴细胞增殖,释放 IFN-γ 和 IL-2 等激活巨噬细胞、NK细胞和 CTL 等,参与对真菌的杀伤。故细胞免疫低下或缺陷时极易患真菌感染,特别是深部感染,这在临床上应特别注意。

三、微生物学检查与防治原则

(一) 微生物学检查

各种真菌的形态和结构有一定的特殊性,一般可通过直接镜检和培养进行鉴定,但具体方法应根据标本种类和检查目的而酌情选择。

1. 标本采集　浅部感染真菌的检查可用 70% 酒精棉球擦拭局部后,采集皮屑、毛发、指(趾)甲屑等标本。深部感染真菌的检查可根据病情取痰、血液、尿液、脑脊液等标本。

2. 直接镜检　将皮屑、毛发、指(趾)甲屑等标本置于玻片上,滴加 10%KOH 溶液少许,用盖玻片覆盖后置于火焰上微加温,使被检组织的角质软化,再轻压盖玻片,使标本变薄且透明,然后置于低倍或高倍镜下观察。如发现菌丝或孢子,即可初步诊断患有真菌癣症,但一般不能鉴定其菌种。通常皮肤癣标本的检查多用湿标本,而不加染色。白假丝酵母菌感染需取材涂片后进行革兰染色镜检;隐球菌感染应取脑脊液离心,沉淀物用墨汁做负染色后镜检。若见有肥厚的酵母型细胞即可诊断。

3. 分离培养　当直接镜检不能确诊时,应做真菌培养。将皮肤、毛发、甲屑标本经 70% 乙醇溶液或 2% 石炭酸浸泡 2~3 分钟可杀死杂菌,用无菌盐水洗净后接种于含放线菌酮和氯霉素的沙保培养基上,经 25~28℃数日至数周培养,观察其菌落特征。阴道、口腔黏膜的棉拭子可直接接种于血平板上进行分离,血液标本可先增菌,脑脊液标本可取沉淀物接种于血平板上。

4. 血清学检查　此为辅助检查。可用 ELISA 夹心法、免疫斑点法等方法检测患者血清中白色念珠菌甘露糖抗原和新生隐球菌荚膜多糖抗原。

(二) 防治原则

预防真菌感染,目前尚无特异性方法。由于皮肤癣菌的传播主要依靠孢子,当体表角质层破损或糜烂时,更易引起感染。预防的主要措施是注意个人清洁卫生,保持鞋袜干燥,防止真菌孳生。可将含有福尔马林的棉球置于鞋内杀灭真菌,尽量避免直接或间接接触。对于深部真菌感染应除去诱发因素,提高机体的免疫能力,增强细胞免疫力,对于正在使用免疫抑制剂、抗癌化疗、放疗以及糖尿病、年老体弱或长期留置导管的患者更应防止并发真菌感染。

真菌感染的局部治疗,可用 5% 硫黄软膏、咪康唑霜、克霉唑软膏或 0.5% 碘伏涂抹病变处；如疗效不佳或深部感染，可口服抗真菌药物，如两性霉素 B、制霉菌素、咪康唑、酮康唑、伊曲康唑等。

第二节　主要致病性真菌

真菌按其侵犯的部位及其临床表现，可将其分为浅部感染真菌和深部感染真菌。

一、浅部感染真菌

引起表面角化组织，如皮肤、指（趾）甲、毛发感染的真菌称为浅部感染真菌。浅部真菌一般不会引起全身性感染，主要导致癣病，其中手足癣是最为常见的人类真菌感染。

1. 角层癣菌　角层癣菌寄居于人体皮肤角层和毛干的最表层，如秕糠马拉癣菌，可致皮肤表面出现黄褐色的花斑癣，似汗渍斑点，俗称汗斑。

2. 皮肤癣菌　皮肤癣菌是引起浅部真菌感染的最主要病原菌，包括毛癣菌属、表皮癣菌属（彩图 2）和小孢子癣菌属（图 15-3）。具有嗜角质蛋白的特性，可引起皮肤、毛发和指（趾）甲等浅部组织感染，如手足癣、体癣、头癣、股癣等。由于指甲受侵犯时会失去光泽并增厚变形，故甲癣也称为灰指甲。

拓展阅读

图 15-3　表皮癣菌、毛癣菌和小孢子菌的孢子形态（×400，由左至右）

二、深部感染真菌

1. 新生隐球菌　该菌广泛分布于自然界，正常人体表、口腔、粪便中有时也能查见此菌。新生隐球菌为圆形酵母型菌，直径为 4~20μm，外周有宽厚的荚膜，折光性强，一般染色法不易着色而难以发现，故称隐球菌（彩图 6）。新生隐球菌通常是外源性感染，呼吸道是主要的入侵途径。人因吸入带菌鸽粪污染的空气而感染，免疫功能低下者是重要的易感人群。大多感染者症状不明显，且能自愈，某些感染者可出现支气管肺炎，严重病例呈暴发性感染而迅速死亡。部分患者可经血行播散累及中枢神经系统及其他组织。主要引起脑膜的亚急性和慢性感染。临床表现类似结核性脑膜炎，预后往往不良。

2. 白假丝酵母菌　俗称白色念珠菌菌，此为假丝酵母菌属中极为常见的病原菌（图 15-4）。此菌为人体正常菌群的组成菌，当条件致病时，可引起皮肤、黏膜和内脏的急慢性炎症,即念珠菌病。因此,念珠菌病是最常见的深部感染真菌病。该菌一般不致病,但当正常菌群失调或机体抵抗力下降时,即可引起深部组织感染。值得一提的是,近年来随着广谱抗生素、皮质激素以及免疫抑制剂的广泛应用,白色念珠菌感染呈现上升趋势,故应引起临床重视。念珠菌病主要表现为以下几种类型:①皮肤黏膜感染:皮肤念珠菌感染好发于皮肤皱褶部位,如腋窝、腹股沟、乳房下、肛门周围、会阴部和指(趾)间等潮湿部位,皮损特点为界限清楚的糜烂面。黏膜感染有鹅口疮、口角糜烂、外阴炎及阴道炎等,其中以鹅口疮最多,好发于新生儿。偶

图 15-4 白假丝酵母菌的孢子(×1000)

尔可侵犯指(趾)甲,引起甲沟炎及甲床炎。②内脏感染:主要有食管炎、念珠菌肠炎、肺炎、气管炎、膀胱炎、肾盂肾炎等。③中枢神经系统感染:主要有脑膜炎、脑膜脑炎、脑脓肿等。

3. 卡氏肺孢菌 过去认为卡氏肺孢菌是原虫,现已证实为真菌,属于条件致病性真菌。该菌广泛分布于自然界,通过呼吸道感染。大多数人表现为隐性感染,在免疫缺陷者体内可引起肺孢子菌肺炎。肺孢子菌肺炎是艾滋病患者常见的并发症,重症患者常因窒息而死亡。

4. 曲菌 该菌广泛分布于自然界,生长迅速,在沙保培养基上形成丝状菌落。开始为白色,随着分生孢子的产生而呈各种颜色。引起人类致病最多的青烟曲菌,主要经过呼吸道入侵,引起支气管哮喘和肺部感染。在扩张的支气管和鼻窦中形成曲菌栓子或在肺中形成曲菌球,系大量曲菌繁殖成丛与纤维素、黏膜以及炎症细胞的碎片等凝聚而成。严重病例可播散至脑、心肌和肾脏等器官。有些曲菌能产生毒素与恶性肿瘤,尤其与肝癌的发生密切相关。

5. 毛菌 该菌广泛分布于自然界,在沙保培养基上生长迅速,形成丝状菌落。开始为白色,逐渐变成灰黑色。其特征是一般只有无隔菌丝、分枝成直角、产生孢子囊孢子。此菌通常为面包、水果或土壤中的腐生菌。毛菌引起的感染称为毛霉病。通常于机体免疫力低下或医源性输液和污染的绷带等导致感染,大多数发病急剧,可累及脑、肺和胃肠道等多个器官。好侵犯血管,形成血栓,病死率极高。

(崔素华)

复习思考题

1. 简述真菌对人类所致疾病的几种形式。
2. 常见的深部感染真菌包括哪些?
3. 简述真菌标本如何采集。
4. 皮肤癣菌为何能引起皮肤癣病?对癣病患者如何进行微生物学诊断?
5. 试述真菌的防治原则。

课件

16章PPT

扫一扫
知重点

第十六章

病毒学概论

 学习要点

1. 病毒的概念与特性。

2. 病毒的结构与化学组成。

3. 病毒的感染与免疫。

4. 病毒感染的防治原则。

病毒(virus)是一类体积微小、结构简单、仅有一种类型核酸(DNA 或 RNA)、严格活细胞内寄生、以复制方式进行增殖的非细胞型微生物。病毒在自然界分布广泛,人、动物、植物、昆虫、真菌以及细菌等均可有病毒寄生并引起感染,人类因病毒感染引起的疾病约占微生物感染的 75%。病毒性疾病不仅传染性强、流行广泛,而且有效药物少。有些病毒感染还与肿瘤、自身免疫病、胎儿畸形的发生有密切关系,因此病毒已成为多学科关注的热点。

在中医文献中,对于病毒的描述有"瘟疫""疫毒""疠气""乖戾之气"等,是一类具有强烈传染性的病邪。《温疫论》是我国第一部系统研究急性传染病的医学书籍。

第一节 病毒的基本性状

一、病毒的大小与形态

完整成熟的病毒颗粒称为病毒体(virion),是病毒在细胞外的存在形式,并具有感染性。病毒体个体微小,必须用电子显微镜才能看见,其测量单位为纳米(nm)。各种病毒体大小相差悬殊,最大的约 200~300nm,如痘类病毒;最小的仅 20~30nm,如脊髓灰质炎病毒。多数病毒大小在 80~150nm,如流感病毒、腺病毒、人类免疫缺陷病毒等。

对人和动物致病的病毒大多呈球形或近似球形,少数为杆状、丝状、砖状或子弹状,噬菌体呈蝌蚪状。(图 16-1)。

图 16-1　各种病毒的形态与大小比较

二、病毒的结构与化学组成

(一) 基本结构

病毒体的基本结构是由核心（core）和衣壳（capsid）构成的核衣壳（nucleocapsid）。有些病毒核衣壳就是病毒体，因外面没有包膜包裹故称裸露病毒。

1. 核心　位于病毒体的中心，主要成分是核酸（DNA 或 RNA），构成病毒的基因组，携带着病毒的全部遗传信息，是主导病毒感染、增殖、遗传和变异的物质基础。所以核酸一旦破坏，病毒即失去活性。此外，病毒核心还有少数功能蛋白，如病毒核酸多聚酶、转录酶或逆转录酶等。

2. 衣壳　是包绕在核酸外的一层蛋白质，由一定数量的壳粒组成，每个壳粒由一个或多个多肽分子组成。衣壳蛋白可以保护核酸免受核酸酶和其他理化因素破坏，并能吸附易感细胞引起感染。此外，衣壳蛋白还具有免疫原性，是病毒体的主要抗原成分。由于核酸结构、壳粒数目和排列方式的不同，病毒衣壳有 3 种对称类型：①螺旋对称型：壳粒沿着螺旋形的病毒核酸链对称排列，见于黏病毒、弹状病毒等；②二十面体对称型：核酸浓集成球形或近似球形，壳粒在外周排列成二十面体对称型，多见于球状病毒；③复合对称型：其壳粒排列既有螺旋对称又有二十面体对称，如痘类病毒、噬菌体等。

(二) 其他结构

有些病毒体除基本结构外，在核衣壳外面还包裹着一层含有脂质成分的包膜，称为包膜病毒。人和动物的病毒多数具有包膜。包膜是病毒以出芽方式释放过程中通过宿主细胞的核膜和(或)胞质膜时获得的,故含有宿主细胞脂质成分,还有少量糖类以及由病毒基因编码的蛋白质,所以包膜病毒对脂溶剂敏感。包膜表面常有不同形状的突起,称为包膜子粒或刺突,其化学成分为糖蛋白。包膜和刺突都与病毒的致病性和免疫性有关(图 16-2)。

图 16-2　病毒的基本结构模式图

A、B. 20 面体立体对称　C、D. 螺旋对称　E、F. 复合对称　A、C. 裸病毒　B、D、E. 包膜病毒　E. 砖块形,痘类病毒　F. 蝌蚪形,噬菌体

三、病毒的增殖

病毒具有严格的细胞内寄生性,必须在活的易感细胞内才能增殖。病毒增殖的方式为复制,整个过程包括吸附、穿入、脱壳、生物合成、组装与释放 5 个阶段,又称复制周期(图 16-3)。

(一) 病毒的复制周期

1. 吸附　吸附指病毒体吸附于易感细胞,是病毒感染的第一步。吸附是病毒体通过其表面的吸附蛋白与易感细胞表面的特异性受体相结合来完成的。不同细胞表面有不同受体,它决定了病毒的嗜组织性和感染宿主细胞的范围。

2. 穿入　病毒体吸附在宿主细胞后,通过一定的方式使核衣壳进入细胞内称为穿入。有包膜的病毒多数通过包膜与宿主细胞膜融合后进入细胞,无包膜病毒多以

图 16-3 病毒的复制周期模式图

胞饮方式进入细胞。

3. 脱壳 脱壳是脱去蛋白质衣壳,使基因组核酸裸露的过程。多数病毒在细胞溶酶体酶的作用下脱壳并释放出病毒基因组,少数病毒的脱壳过程较复杂,需自身编码产生脱壳酶才能完成。

4. 生物合成 病毒基因组一经脱壳裸露,就能利用宿主细胞提供的低分子物质合成大量的病毒核酸及结构蛋白等。病毒在细胞内合成的部位因病毒的种类不同而有差异,多数 DNA 病毒在细胞核内合成核酸,多数 RNA 病毒在胞浆内合成病毒的全部组分。

由于病毒基因组类型复杂多样,其生物合成方式也较复杂。不同生物合成类型的病毒,其生物合成过程不同:①DNA 病毒的合成:感染人与动物的 DNA 病毒多为双链 DNA(dsDNA)病毒。这类病毒首先以病毒 DNA 为模板,依靠宿主细胞核内的依赖 DNA 的 RNA 多聚酶,转录出早期 mRNA,在胞质核糖体翻译成早期蛋白(功能性蛋白),又称非结构蛋白,即合成病毒子代 DNA 所需要的依赖 DNA 的 DNA 多聚酶与多种调控病毒基因组转录及抑制宿主细胞代谢的酶等。在依赖 DNA 的 DNA 多聚酶作用下,以亲代 DNA 为模板,复制出大量子代 DNA,继而以子代 DNA 为模板转录晚期 mRNA,再翻译出晚期蛋白或称结构蛋白,包括衣壳蛋白及其他结构蛋白。②RNA 病毒的合成:感染人与动物的 RNA 病毒多为单正链 RNA(+ssRNA)病毒。其基因组不仅可作为模板复制子代病毒 RNA,同时具有 mRNA 的功能,直接附着于胞质的核糖体,转译出病毒的非结构蛋白与结构蛋白。非结构蛋白包括供病毒 RNA 复制所需要的依赖 RNA 的 RNA 多聚酶等,结构蛋白则包括衣壳蛋白等。单负链 RNA(-ssRNA)病毒携带有依赖 RNA 的多聚酶,通过自身内部先转录出互补的正链 RNA 作为 mRNA,才能在核糖体上转译出相应的蛋白质。-ssRNA 病毒在复制子代病毒 RNA 前,都需合成另一互补链,成为复制中间型后,再分别解链进行复制。③逆转录病毒的合成:逆转录病毒含 +ssRNA 和逆转录酶(依赖 RNA 的 DNA 多聚酶)。在逆转录酶作用下,以病毒 RNA 为模板,合成互补的负链 DNA 后,形成 RNA:DNA 中间体,并复制出双股 DNA 整合于宿主细胞的 DNA 中,再转录复制出子代病毒。

5. 组装与释放 新合成的子代病毒核酸与蛋白质在宿主细胞内组合成病毒体的过程称为组装。病毒的种类不同,在细胞内装配的部位和方式也不同。DNA 病毒(除痘类病毒)均在细胞核内组装,RNA 病毒与痘类病毒则在细胞质内组装。宿主细胞内的子代病毒可通过 2 种方式向细胞外释放:①破胞释放:裸露病毒一般随宿主细胞破裂而释放病毒;②出芽释放:包膜病毒则以出芽方式逐个或分批释放到细胞外,一般不直接引起细胞死亡。

（二）病毒的异常增殖

病毒进入宿主细胞后,若病毒本身基因组不完整或发生变化,或细胞缺乏病毒复制所需酶、能量等条件,则不能复制出有感染性的子代病毒,称为病毒的异常增殖。

1. 顿挫感染 病毒进入宿主细胞后,如宿主细胞不能为病毒复制提供所需的酶、能量等必要成分,致使病毒在其中不能合成,或虽能合成,但不能组装和释放出成完整的病毒体,称为顿挫感染。

2. 缺陷病毒 由于病毒基因组不完整或某一基因位点改变,因而不能复制出完整的有感染性的子代病毒,称为缺陷病毒。当缺陷病毒与另一病毒共同培养或同时感染同一细胞时,若后者能为其提供所缺乏成分,则能使缺陷病毒完成正常增殖。这种具有辅助作用的病毒称为辅助病毒。如丁型肝炎病毒是缺陷病毒,它缺乏产生病毒表面抗原的基因,只能与乙型肝炎病毒共存时才可增殖并致病,乙型肝炎病毒为其辅助病毒。腺病毒伴随病毒也是一种缺陷病毒,只有与腺病毒共同感染细胞时才能完成复制周期。

四、病毒的干扰现象及干扰素

（一）干扰现象

两种病毒同时或先后感染同一宿主细胞时,可发生一种病毒抑制另一种病毒增殖的现象,称为病毒的干扰现象。干扰现象可发生在不同种病毒之间,也可发生在同种、同型或同株病毒之间,甚至灭活病毒也能干扰活病毒。病毒之间的干扰现象能阻止发病,也可以使感染终止。干扰现象发生的原因主要是病毒诱导宿主细胞产生了干扰素,也可能是病毒的吸附受到干扰或影响了宿主细胞代谢途径,从而阻止了另一种病毒的吸附和穿入等过程。

（二）干扰素

干扰素(interferon,IFN)是机体多种细胞受病毒或干扰素诱生剂刺激后产生的小分子糖蛋白,具有抗病毒、抗肿瘤和免疫调节等多种生物学活性。

1. 种类与性质 由人类细胞诱生的干扰素根据其来源及免疫原性可分为 α、β、γ 3 种。IFN-α 主要由白细胞产生,IFN-β 主要由成纤维细胞产生,两者均属于 I 型干扰素,其抗病毒作用强于免疫调节作用。IFN-γ 主要由 T 细胞和 NK 细胞产生,属于 II 型干扰素,其免疫调节作用强于抗病毒作用,是具有免疫调节作用的重要细胞因子。

2. 抗病毒活性 IFN 对所有病毒均有一定的抑制作用,但并非直接灭活病毒,而是作用于敏感细胞表面的干扰素受体,诱导细胞合成抗病毒蛋白,通过抑制病毒蛋白质合成、影响病毒的组装与释放,发挥抗病毒作用。同时干扰素还能激活 NK 细胞和巨噬细胞,增强其抗病毒作用。

3. 抗病毒作用特点　①广谱性:IFN 对所有病毒均有一定的抑制作用;②间接性:IFN 抑制病毒增殖而不是直接灭活病毒;③种属特异性:IFN 一般只对产生 IFN 的同种系细胞发挥作用。

五、理化因素对病毒的影响

由于理化因素的作用使病毒失去感染性称为灭活。灭活的病毒仍能保留多种性状,如免疫原性、红细胞吸附、血凝及细胞融合等。

（一）物理因素

1. 温度　大多数病毒耐冷不耐热,56℃30 分钟或 100℃几秒(肝炎病毒除外)即可被灭活。病毒在室温下存活时间不长,但在干冰温度(−70℃)或液氮温度(−196℃)条件下,其感染性可保持数月至数年。反复冻融可使病毒感染活性下降甚至灭活。

2. 酸碱度　大多数病毒在 pH5~9 的范围内比较稳定,在此基础上升高或降低均可使病毒迅速灭活。

3. 射线和紫外线　X 线、γ 射线、紫外线等均可灭活病毒。有些病毒经紫外线灭活后,再用可见光照射可复活,称为光复活,故不宜使用紫外线来灭活病毒制备疫苗。

（二）化学因素

1. 脂溶剂　有包膜病毒对脂溶剂敏感,如乙醚、氯仿、丙酮、去氧胆酸盐等脂溶剂可使包膜脂质溶解,从而灭活病毒。但对无包膜病毒几乎无作用。

2. 消毒剂　多数病毒都易被酚类、醛类、氧化剂、卤素及其化合物等灭活。醛类消毒剂能使病毒灭活且保持免疫原性,故常用甲醛制备灭活疫苗。

3. 抗生素和中草药　抗生素对病毒无抑制作用。近年来的研究及临床实践表明,多种中草药如大青叶、板蓝根、黄芪、黄芩、黄连、葛根、柴胡、甘草等对某些病毒有一定的抑制或灭活作用。

第二节　病毒的感染与免疫

一、病毒的感染方式与途径

（一）水平传播

水平传播指病毒在人群个体之间的传播或受染动物与人之间的传播,是大多数病毒的传播方式。

1. 通过黏膜传播　黏膜上皮细胞表面具有许多病毒受体,因此这些病毒可通过呼吸道、消化道、泌尿生殖道等黏膜处侵入机体而引起感染。如流感病毒、脊髓灰质炎病毒等。

2. 通过皮肤传播　有些病毒通过昆虫叮咬、动物咬伤或机械性损伤等,从皮肤破损处侵入机体而引起感染,如流行性乙型脑炎病毒、狂犬病毒等。

3. 通过血源或医源性传播　有些病毒可经注射、输血、拔牙、手术、器官移植等操作通过血液传播而引起感染,如乙型肝炎病毒(HBV)、人类免疫缺陷病毒(HIV)等。

（二）垂直传播

垂直传播指病毒由亲代传给子代的传播方式，主要通过胎盘或产道传播，也可见于其他方式，如哺乳、生活的密切接触或病毒基因经生殖细胞遗传等。多种病毒可经垂直传播，如风疹病毒、巨细胞病毒、HIV、HBV 等（表 16-1）。

表 16-1 常见病毒的感染途径与方式

传播方式	主要传播途径	病毒种类
水平传播	呼吸道	流感病毒、副流感病毒、冠状病毒、鼻病毒、麻疹病毒、风疹病毒、腮腺炎病毒等
	消化道	脊髓灰质炎病毒、轮状病毒、甲型肝炎病毒、戊型肝炎病毒、其他肠道病毒等
	输血、注射	人类免疫缺陷病毒、乙型肝炎病毒、丙型肝炎病毒、巨细胞病毒等
	眼、泌尿生殖道	人类免疫缺陷病毒、单纯疱疹病毒Ⅰ、Ⅱ型、肠道病毒 70 型、腺病毒、人乳头瘤病毒
	破损皮肤或昆虫叮咬	脑炎病毒、狂犬病病毒、出血热病毒等
垂直传播	胎盘、产道	乙型肝炎病毒、人类免疫缺陷病毒、巨细胞病毒、风疹病毒等

二、病毒的感染类型

病毒侵入机体后，因病毒种类、毒力强弱和机体免疫力等不同，可表现出不同的感染类型。

（一）隐性感染

由于机体免疫力较强或病毒毒力较弱，病毒进入机体后对组织细胞的损伤较轻，不引起临床症状或仅有轻微症状，称为隐性感染，又称亚临床感染。隐性感染后机体可产生特异性免疫力。也有部分隐性感染者一直不产生免疫力，成为病毒携带者，本身无症状，但病毒可在体内增殖并向外界排泄播散，是重要的传染源。

（二）显性感染

由于机体免疫力较弱或病毒毒力较强，病毒进入机体后对组织细胞损伤较重，或由于毒性代谢产物的作用，使机体出现明显临床症状，称为显性感染。显性感染根据发病缓急及病毒在体内的持续时间，可分为急性感染和持续性感染。

1. 急性感染　发病急，病程短（数日至数周），愈后病毒从体内消失，并可获得特异性免疫力，如流行性腮腺炎、乙型脑炎、甲型肝炎等。

2. 持续性感染　病毒在机体内持续数月至数年，甚至数十年，可出现症状，也可不出现症状而长期携带病毒，成为重要传染源。根据致病机制及临床表现，主要有 3 种类型：①慢性感染：隐性或显性感染后，病毒可持续存在于血液或组织中并不断排出体外，患者症状较轻或无明显症状，病程长达数月至数十年，如乙型肝炎、丙型肝炎；②潜伏感染：隐性或显性感染后，病毒存在于某些组织或细胞中，呈潜伏状态，不产生有感染性的病毒体，用一般方法不能分离出病毒。但在某些条件下，病毒可被激活转为急性感染，如单纯疱疹病毒、水痘-带状疱疹病毒；③慢发病毒感染：又称迟发病毒感染，感染后潜伏期长达数年至数十年，缓慢出现进行性病变，常导致患者死亡，如麻疹病毒感染后引起的亚急性硬化性全脑炎(SSPE)。近年研究发现,有些原因不明的疾病如多发性硬化症、动脉硬化症以及糖尿病等,可能与某些慢发病毒感染有关。

三、病毒的致病机制

(一) 病毒对宿主细胞的直接损伤

1. 杀细胞效应　病毒在宿主细胞内增殖,造成细胞裂解并死亡,称为杀细胞效应。多见于无包膜、杀伤性强的病毒,如脊髓灰质炎病毒、腺病毒等。其损伤机制是:①阻断细胞核酸与蛋白质的合成:如病毒核酸编码的早期蛋白能阻断宿主细胞 RNA 和蛋白质的合成,使细胞代谢功能紊乱,造成细胞病变与死亡;②破坏细胞的溶酶体:病毒可使胞浆内溶酶体破坏,释出溶酶体酶引起细胞自溶;③病毒蛋白的毒性作用:可直接杀伤宿主细胞,如腺病毒表面的蛋白纤维突起有毒性作用,可使细胞团缩、死亡;④损伤宿主细胞器:病毒使细胞核、内质网、线粒体和核糖体等损伤,表现为细胞混浊、肿胀等改变。

2. 稳定状态感染　某些病毒在感染细胞内增殖却不引起细胞即刻裂解、死亡,称为稳定状态感染。常见于包膜病毒,如流感病毒、疱疹病毒等。这类病毒以出芽方式释放子代,宿主细胞不会立即溶解死亡,但感染可引起宿主细胞膜的改变:①出现新抗原:即细胞膜表面出现嵌合有病毒特异抗原的蛋白成分,可被机体的特异性抗体或 CTL 所识别,从而使感染细胞成为免疫应答的靶细胞;②细胞融合:某些病毒的酶类或感染细胞释放的溶酶体酶,能使感染细胞膜发生改变,导致感染细胞与邻近的细胞融合。细胞融合是病毒扩散的方式之一。

3. 包涵体形成　有些病毒感染细胞的胞浆或胞核内可出现光镜下可见的圆形、椭圆形或不规则形的斑块结构,称为包涵体。包涵体是由病毒颗粒或未装配的病毒成分组成,可作为病毒感染后留下的痕迹,对诊断某些病毒感染具有重要意义。

4. 细胞凋亡　当病毒感染宿主细胞后,通过病毒基因的表达,激活细胞的死亡基因,导致细胞出现胞膜鼓泡、胞核浓缩、染色体 DNA 降解等,最终导致细胞的凋亡。

5. 细胞转化　某些病毒感染细胞后,将其核酸整合于宿主细胞 DNA 中,并随宿主细胞分裂传给子代细胞。整合作用可使宿主细胞的遗传性状发生改变,引起细胞转化,甚至发生恶性转化,导致细胞癌变。

(二) 病毒感染的免疫病理损伤

病毒诱导的免疫应答,可以表现为抗病毒保护作用,也可导致对机体的免疫病理损伤。

1. 体液免疫损伤　有些病毒感染细胞后,受染细胞膜上可出现新抗原或宿主细胞表面成分发生改变形成自身抗原。这些抗原与相应的抗体结合,通过激活补体、ADCC 效应或调理吞噬作用等引起细胞溶解、破坏,即Ⅱ型超敏反应;有些病毒感染后,病毒抗原与相应抗体结合形成中等大小的免疫复合物,在一定条件下沉积于毛细血管壁,引起肾炎、关节炎或肺毛细支气管炎等Ⅲ型超敏反应。

2. 细胞免疫损伤　由受染细胞表面的病毒抗原或自身抗原致敏的 T 细胞,通过直接杀伤或释放淋巴因子等作用,破坏病毒感染的靶细胞,即Ⅳ型超敏反应。

3. 病毒直接损伤　淋巴细胞或淋巴器官如 HIV 可直接破坏 $CD4^+T$ 细胞,麻疹病毒、冠状病毒等可抑制宿主的免疫应答功能。

四、抗病毒免疫

(一) 固有免疫的抗病毒作用

1. 屏障作用　完整的皮肤、黏膜及其附属腺体构成的皮肤黏膜屏障是抗病毒感染的第一道防线;发育完善的血 - 脑屏障可保护中枢神经系统;胎盘屏障可以阻止母体内的病毒及毒性代谢产物进入胎儿体内,保护胎儿在子宫内的正常发育。

2. 巨噬细胞和 NK 细胞　巨噬细胞在抗病毒感染中具有重要作用,它不仅可以吞噬、灭活病毒,还能产生多种生物活性物质参与抗病毒免疫,如果巨噬细胞功能受损,病毒易侵入血流引起病毒血症。NK 细胞是抗病毒感染中重要的非特异性杀伤细胞,可以杀伤病毒感染的靶细胞。此外,活化的 NK 细胞还可以通过释放细胞因子、活化靶细胞的核酸内切酶等破坏靶细胞。

3. 干扰素　干扰素是机体多种细胞受病毒或干扰素诱生剂刺激后产生的小分子糖蛋白,是后天获得的重要的非特异性细胞因子。IFN 具有广谱抗病毒作用,但不能直接灭活病毒,而是通过诱导细胞合成抗病毒蛋白发挥效应。IFN 的抗病毒作用有相对的种属特异性,一般在同种细胞中活性最高,对异种细胞无活性。

(二) 适应性免疫的抗病毒作用

1. 体液免疫的抗病毒作用　机体受病毒感染后针对病毒抗原可产生多种抗体,针对病毒表面抗原的抗体称为中和抗体(IgG、IgM、SIgA)。中和抗体能与病毒表面的抗原结合,阻止病毒吸附和穿入易感细胞,使病毒失去感染能力。此外,中和抗体与病毒感染细胞膜上出现的新抗原结合,经激活补体、调理吞噬或 ADCC 作用,裂解和破坏病毒感染的细胞。

2. 细胞免疫的抗病毒作用　细胞免疫对清除病毒、促进机体恢复起着至关重要的作用。对细胞内的病毒,主要通过致敏的 CTL 的特异性杀伤以及 Th1 释放的细胞因子发挥抗病毒作用。

第三节　病毒感染的检查方法与防治原则

一、病毒感染的检查方法

(一) 标本的采集与送检

病毒性疾病的标本采集要根据患者的临床症状及流行病学分析,结合侵犯部位决定采集何种标本,如呼吸道感染采集鼻咽分泌物、肠道感染采集粪便、中枢神经系统感染取脑脊液;若做血清学检查应取急性期和恢复期双份血清。此外根据需要还可采集疱疹内积液、活检组织或尸检组织等。由于病毒在室温下很容易被灭活,所以病毒标本应遵循早采、冷藏、快速的原则,尤其在采集和运送标本中注意冷藏。病变组织可放入含有抗生素及 50% 甘油缓冲盐水中低温送检。

(二) 病毒的分离培养与鉴定

实验室分离培养病毒的主要方法有动物接种、鸡胚培养、组织细胞培养等,目前最常用的方法是组织细胞培养。

1. 动物接种　根据病毒种类不同,选择敏感动物的适宜途径及部位接种,观察动物发病及死亡作为感染指标。此为最原始的病毒培养方法,目前已很少应用,但对狂犬病毒和乙脑病毒的分离培养还需应用动物接种,并结合抗体中和试验、免疫荧光染色等以鉴定病毒种类。

2. 鸡胚培养　鸡胚对多种病毒敏感,通常选用孵化 9~14 天的鸡胚。根据病毒种类不同接种于绒毛尿囊膜、尿囊腔、羊膜腔及卵黄囊等不同部位。接种 2 天后观察鸡胚的活动和死亡情况,取尿囊液或羊水,用血凝及血凝抑制实验等作病毒鉴定。

3. 组织(细胞)培养　指在一定条件下用离体的活组织块或活细胞培养病毒的方法,是目前病毒分离鉴定最常用的方法。病毒在敏感的活细胞内经过培养后,选择不同的方法进行鉴定。病毒增殖的鉴定指标有:①细胞病变:病毒在体外组织细胞中培养,可使细胞变圆、聚集、融合、裂解或脱落等,在光学显微镜下可见,称为细胞病变效应(CPE),有的病毒还可形成包涵体;②红细胞吸附:流感病毒等感染细胞后使细胞膜上出现血凝素,可吸附动物红细胞;③干扰作用:如先感染的病毒干扰后感染病毒的复制;④培养液 pH 改变:病毒感染细胞可使培养液的 pH 改变,说明细胞的代谢在病毒感染后发生了变化。这种培养环境的生化改变也可作为判断病毒增殖的指征。

(三) 病毒感染的快速诊断

1. 形态学检查法

(1) 光学显微镜检查:仅用于大病毒颗粒(如痘类病毒)和病毒包涵体的检查。包涵体经 Giemsa 染色后镜检,对某些病毒性疾病有一定诊断意义。

(2) 电镜和免疫电镜检查:含有高浓度病毒颗粒(10^7 颗粒／毫升)的标本,经磷钨酸负染后,用电镜可直接检查病毒颗粒的形态和大小。病毒含量少的标本可用免疫电镜法检查。

2. 血清学检查法

(1) 病毒抗原检测:用已知特异性抗体,检测可疑标本中有无相应的病毒抗原。常用的方法有免疫荧光法、酶联免疫吸附法(ELISA)及固相放射免疫沉淀法等,其中 ELISA 应用最为广泛,具有快速、敏感、特异性高等特点。

(2) 病毒抗体检测:是病毒感染的常规血清学诊断,要做双份血清检查,恢复期血清抗体效价比急性期增高 4 倍以上有诊断意义。检查患者血清中特异性 IgM 抗体有助于早期诊断。

3. 病毒核酸检测法

(1) 核酸杂交技术:核酸杂交是病毒诊断领域中发展较快的一项新技术,是根据双股 DNA 具有解离和重新组合的特性,用一条已知的单链 DNA 标记上放射性核素制成探针,与固定在硝酸纤维膜上的待测单股 DNA 进行杂交,再用放射自显影技术检测,以确定待测核酸中有无与探针 DNA 同源的 DNA 存在。此方法的敏感性一般不高,但对于标本中含病毒核酸量较多时则很实用。

(2) 聚合酶链反应(PCR):是一种快速的体外核酸扩增技术,能在一至数小时内,通过简单的酶促反应使待测 DNA 成数量级扩增,然后取反应物进行琼脂糖凝胶电泳,观察核酸条带进行诊断。该技术特异性强,敏感性高,简便快速,但操作时需注意因污染而出现的假阳性。

(3) 基因芯片技术:将已知病毒探针或基因探针大规模或有序地排列在小块硅片等载体上,与待检样品中的生物分子或基因序列互相作用和并行反应。在激光的激发下,产生荧光谱信号被接收器收集,计算机自动分析结果,可以一次性完成大量样品的检测,在流行病学调查中发挥重要作用。

二、病毒感染的防治原则

(一) 病毒感染的预防

目前,对于病毒感染的治疗尚缺乏特效药物,因此通过人工免疫预防病毒感染显得尤为重要。

1. 人工主动免疫 制备有效的病毒疫苗进行预防接种是控制病毒性疾病最有效的手段。常用疫苗有灭活疫苗、减毒活疫苗、亚单位疫苗、基因工程疫苗及核酸疫苗等。

2. 人工被动免疫 常用生物制剂有人血清丙种球蛋白、胎盘丙种球蛋白、转移因子、特异性抗病毒免疫球蛋白等。注射丙种球蛋白对传染性肝炎、麻疹、脊髓灰质炎等有紧急预防作用。此外,特异性抗病毒免疫球蛋白可用于某些病毒感染的紧急预防,如抗狂犬病的免疫球蛋白。

3. 中草药 在许多病毒性疾病的预防中,中草药发挥着越来越重要的作用,如板蓝根、大青叶、金银花、连翘、黄连等。

(二) 病毒感染的治疗

1. 中草药 运用中医中药治疗病毒性疾病有着悠久的历史与丰富的经验。近几年的实验研究与临床资料显示,大青叶、板蓝根、黄芪、黄芩、黄连、葛根、柴胡、甘草等对某些病毒有一定的抑制或灭活作用,其作用机制尚在研究中。目前,中药制剂的抗病毒作用已成为国内外医学研究的热点之一,中成药、单味药及复方制剂已广泛应用于临床。进一步研究中草药抗病毒机制,发掘有效抗病毒药物,对人类健康有十分重要的意义。

2. 抗病毒化学制剂 常用抗病毒化学药物主要有:①核苷类药物:碘苷滴眼液(疱疹净)、阿昔洛韦(无环鸟苷)、阿糖腺苷、利巴韦林(病毒唑)、齐多夫定(AZT);②非核苷类反转录酶抑制剂:奈韦拉平、吡啶酮等,用于治疗 HIV 感染;③蛋白酶抑制剂:如赛科纳瓦、英迪纳瓦及瑞托纳瓦等,能抑制逆转录酶的活性,影响病毒结构蛋白的合成。

3. 干扰素及诱生剂 干扰素(IFN)具有广谱抗病毒作用,没有明显的毒性和免疫原性,在临床已广泛应用。对某些病毒感染,已取得较好疗效,如 HBV、HCV、人类疱疹病毒、乳头瘤病毒等感染的治疗。干扰素诱生剂能够诱导、刺激细胞产生干扰素,促进机体增强抗病毒感染的能力,如多聚肌苷酸和多聚胞啶酸(Poly I:C)、甘草甜素、云芝多糖等。Poly I:C 为目前最受重视的 IFN 诱生剂,制备较易,作用时间较长,但因对机体具有一定毒性,尚未达到普及阶段。甘草甜素具有诱生 IFN 和促进 NK 细胞活性的作用,可大剂量静脉滴注治疗肝炎。

(崔素华)

复习思考题

1. 病毒的增殖方式和其他微生物有何不同?
2. 病毒持续性感染包括哪些?
3. 试述病毒的复制周期。
4. 病毒的水平传播包括哪些?

第十七章

常 见 病 毒

学习要点

1. 呼吸道病毒的主要种类、致病性与防治原则,流行性感冒病毒抗原变异与流感流行的关系。

2. 肠道病毒的种类、致病性与特异性预防。

3. 肝炎病毒的生物学性状、致病性、免疫性与防治原则,乙型肝炎病毒抗原抗体系统的检测意义。

4. 疱疹病毒的致病特点及所致疾病。

5. 人类免疫缺陷病毒、狂犬病病毒、流行性乙型脑炎病毒、汉坦病毒的致病性、免疫性及防治原则。

第一节 呼吸道病毒

呼吸道病毒是指由呼吸道侵入,引起呼吸道局部或其他组织器官病变的病毒,包括正黏病毒科的流行性感冒病毒,副黏病毒科的副流感病毒、呼吸道合胞病毒、麻疹病毒、腮腺炎病毒及其他病毒科的风疹病毒、腺病毒、鼻病毒、冠状病毒与呼肠病毒等。据统计,大约 90% 以上的呼吸道感染由病毒引起,多数呼吸道病毒具有传播快、传染性强、潜伏期短、可反复感染等特点。

一、流行性感冒病毒

流行性感冒病毒(简称流感病毒)分甲(A)、乙(B)、丙(C)三型,可引起人和动物流行性感冒(简称流感)。其中甲型流感病毒容易发生抗原性变异,常引起世界性大流行。

(一) 生物学性状

1. 形态与结构　流感病毒多为球形或丝状,以球形为多,丝状病毒多见于新分离株。球形病毒直径 80~120nm,核酸为 -ssRNA,核衣壳呈螺旋对称,有包膜。结构可分为三部分(图 17-1)。

(1) 核心:含病毒核酸、核蛋白(NP)和 RNA 多聚酶(PB1、PB2、PA)。核酸分 7~8 个节段,每个节段为一个基因,这一结构特点使病毒在复制中易发生基因重组,导致

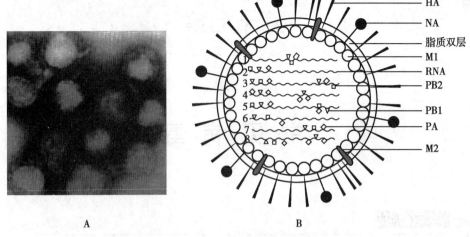

图 17-1 甲型流感病毒的形态与结构

A.病毒的形态,×100 000,透射电镜 B.病毒的结构示意图

新的病毒株出现。核蛋白为可溶性抗原,免疫原性稳定,很少发生变异,具有型特异性,可刺激机体产生的相应抗体但无中和病毒能力。

(2) 包膜内层:为基质蛋白(M 蛋白),由病毒基因编码,位于包膜与核心之间,具有保护核心与维持病毒外形的作用。其免疫原性稳定,具有型特异性。

(3) 包膜外层:是来自宿主细胞的脂质双层膜,其上镶嵌两种糖蛋白刺突,即血凝素(HA)和神经氨酸酶(NA)。HA 是呈柱状的三聚体糖蛋白,与病毒吸附、穿入宿主细胞有关。NA 是呈蘑菇状的四聚体糖蛋白,具有酶活性,可水解宿主细胞表面神经氨酸,促使病毒释放;还可破坏细胞膜表面的病毒特异受体,使病毒从感染细胞膜上解离,有利于病毒的释放和扩散。HA 及 NA 即流感病毒的表面抗原,能诱导机体产生相应抗体,HA 的抗体为保护性抗体,可中和病毒。HA 及 NA 免疫原性极不稳定,常发生变异,是划分流感病毒亚型的重要依据。

2. 分型、命名与变异

(1) 分型与命名:根据核蛋白(NP)和基质蛋白(M)免疫原性不同可将流感病毒分为甲、乙、丙三型;甲型流感病毒又根据 HA、NA 免疫原性的不同分为若干亚型,目前已发现 16 种 HA 亚型($H_1 \sim H_{16}$),9 种 NA 亚型($N_1 \sim N_9$)。在人类流行的亚型主要是 H_1、H_2、H_3 和 N_1、N_2 等抗原构成的亚型,1997 年以来发现 H_5N_1、H_9N_2、H_7N_7、H_7N_2、H_7N_9 等型禽流感病毒也能感染人。乙型、丙型流感病毒至今尚未发现亚型。

1980 年 WHO 规定流感病毒命名规则为:型别 / 宿主 / 分离地点 / 毒株序号 / 分离年代(亚型),若宿主是人则可省略,如 A/Hong Kong/1/68(H_3N_2)。

(2) 变异:最易发生变异的是甲型流感病毒,主要是 HA 和 NA 的免疫原性易发生变异,尤以 HA 变异最快,迄今已经历过多次重大变异(表 17-1),是流行最为频繁和播及全球的重要病原体。其抗原变异有两种形式:①抗原漂移:变异幅度小,属于量变,即亚型内变异,常引起局部中、小型流行,一般认为这种变异是由病毒基因点突变造成;②抗原转换:变异幅度大,属于质变,可能是因病毒基因重组而引起,形成新亚型(如 H_2N_2、H_3N_2),因人群对新亚型缺乏免疫力而多发生大流行。

表 17-1 甲型流感病毒亚型类别、流行年代及代表株

流行年代	亚型类别	病毒代表株
1918（西班牙流感）	Hsw_1N_1	可能为猪流感病毒
1947	H_1N_1（亚甲型）	$A/FM/1/47（H_1N_1）$
1957（亚洲流感）	H_2N_2（亚洲甲型）	$A/Singapore/1/57（H_2N_2）$
1968（香港流感）	H_3N_2（香港甲型）	$A/HongKong/1/68（H_3N_2）$
1977（俄罗斯流感）	H_1N_1，H_3N_2（新甲型与香港甲型）	$A/USSR/90/77（H_1N_1）$
2009（甲型流感）	H_1N_1（新甲型）	$A/California/04/2009（H_1N_1）$

3. 培养特性 流感病毒可用鸡胚和细胞培养，初次分离接种于鸡胚羊膜腔最好，传代适应后可接种于尿囊腔。细胞培养可用犬肾细胞或猴肾细胞。病毒在鸡胚和细胞中增殖后不引起明显的病变，需用红细胞凝集试验和血凝抑制试验等免疫学方法证实病毒的存在并进行种的鉴定。

4. 抵抗力 流感病毒抵抗力较弱，不耐热，56℃30 分钟即被灭活。室温下感染性很快消失，0~4℃能存活数周，−70℃以下可长期保存。对干燥、紫外线、乙醚、甲醛、乳酸等敏感。

（二）致病性与免疫性

流感病毒主要通过飞沫经呼吸道传播，其传染源主要为患者和隐性感染者。病毒侵入机体后，HA 吸附于呼吸道黏膜上皮细胞受体表面，在细胞内增殖，引起细胞产生空泡变性、坏死脱落，黏膜充血水肿，腺体分泌增加等。潜伏期 1~3 天，患者出现鼻塞、流涕、咽痛和咳嗽等局部症状，常伴有全身疲乏无力、肌肉及关节疼痛等。病毒多不入血，但其内毒素样物质可入血引起全身中毒症状。流感一般数日内可自愈，但幼儿、年老体弱、免疫及心肺功能不全者易继发细菌感染，导致肺炎等并发症，可危及生命。

值得注意的是，近年来世界许多国家发生了较大规模的禽流感流行，并从多种禽类和候鸟中分离到高致病性的甲型禽流感病毒 H_5N_1 亚型。2013 年我国也发现人感染 H_7N_9 禽流感病毒病例。禽流感病毒根据致病性强弱分为高致病性、低致病性和非致病性 3 种。禽流感病毒目前尚未证实具有人传人的能力，但重组形成的新病毒有可能会引起人与人之间流行。

知识链接

流感病毒的抗原转换

近年来，关于流感病毒与宿主细胞结合受体的研究大量开展。经研究表明，人流感病毒、禽流感病毒及其他流感病毒都可在猪体内发生基因重组，发生流感病毒的抗原转换，并导致这些新病毒可以直接感染人体，但详细机制目前还不完全清楚。但自从 1997 年香港首例报道有禽流感病毒直接感染人体以来，不断有新的感染出现。2009 年流感大流行的病原体甲型 H_1N_1 流感病毒体内包含有猪流感、禽流感和人流感 3 种流感病毒的脱氧核糖核酸基因片段，同时拥有亚洲猪流感和非洲猪流感病毒特征，可同时感染人和猪，也可以人传染人。

病后对同型病毒有短暂免疫力,一般维持 1~2 年。呼吸道局部 SIgA 在清除呼吸道病毒、抵抗再感染方面起主要作用;血凝素中和抗体、神经氨酸酶抗体及 CTL 在阻止病毒吸附感染细胞及在细胞间扩散起重要作用。

（三）微生物学检查

在流感暴发流行时,根据典型症状即可作出临床诊断。实验室检查主要用于鉴别诊断和分型,特别是对监测新变异株的出现,预测流行趋势和提出疫苗预防建议等方面有指导意义。其检查方法主要是病毒分离培养和用免疫方法(如血凝抑制试验、免疫荧光和 ELISA)检测抗体。也可用核酸杂交、PCR 或序列分析检测病毒核酸和分型。

（四）防治原则

以预防为主。流行期间尽量避免人群聚集,公共场所应通风换气或每 100m³ 空间用 2~4ml 乳酸加 10 倍水混匀,加热熏蒸空气。早期发现并及时隔离、治疗患者。免疫接种是最有效的预防方法,但疫苗必须与当前流行株的型别相同。目前多用三价灭活疫苗或流感病毒亚单位(HA、NA)疫苗进行预防。

流感尚无特效疗法,主要是对症治疗和预防继发性细菌感染。中医有丰富的临床经验,干扰素滴鼻及中草药板蓝根、大青叶、连翘、贯众、黄芪、黄连等有一定疗效;中药方剂中的桑菊饮、银翘散、玉屏风散等对流感病毒感染有防治作用。金刚烷胺及利巴韦林等也可用于流感的治疗。

二、麻疹病毒

麻疹病毒是麻疹的病原体。麻疹是儿童最常见的急性呼吸道传染病,好发于 6 月龄至 5 岁的婴幼儿儿童,无免疫力者接触后发病率几乎达 100%,常因并发症的发生导致死亡。自广泛使用麻疹减毒活疫苗后,发病率显著降低。

（一）生物学性状

麻疹病毒呈球形,直径为 120~250nm,有包膜。核酸为单股负链 RNA,不分节段。核衣壳呈螺旋对称,包膜上有放射状排列的两种糖蛋白刺突,由血凝素(H 蛋白)和融合因子(F 蛋白)组成。免疫原性单一,只有一个血清型。麻疹病毒可在人胚肾细胞、人羊膜细胞及 Hela(宫颈癌细胞)、Vero(非洲绿猴肾细胞)等多种传代细胞中增殖,出现细胞病变,形成多核巨细胞,并在胞浆及胞核内均出现嗜酸性包涵体。麻疹病毒抵抗力较弱,对热、紫外线、脂溶剂敏感。

（二）致病性与免疫性

人是麻疹病毒的唯一自然宿主。急性期患者为传染源,病毒通过飞沫经呼吸道传播,也可通过接触患者的鼻腔分泌物或其污染用具传播,传染性极强。接触病毒后 90% 以上发病,冬春季发病率最高。潜伏期约 10~14 天,发病至出疹期均有传染性,尤以出疹前 2~3 天传染性最强。病毒先在呼吸道上皮细胞和眼结膜上皮细胞内增殖,然后进入血流,形成第一次病毒血症。患者可出现发热、上呼吸道炎症、结膜炎等临床症状。大多患者口颊黏膜出现中间灰白,外绕红晕的黏膜斑,称为柯氏斑(Koplik's spots),可作为早期临床诊断的依据之一。血中病毒继而侵入全身淋巴组织和单核吞噬细胞系统进一步增殖,3~5 天后,再次入血形成第二次病毒血症,此时全身皮肤相继出现红色斑丘疹,先是颈部,然后为躯干,最后到四肢,并有高热、频繁咳嗽等临床症状。无并发症者 4 天后皮疹消退、脱屑。麻疹大多可自愈,年幼体弱的患儿易继发细菌感染,引起支气管炎、肺炎和中耳炎等,严重者可死亡。个别机体幼年感染未发病,但数年后出现慢性中枢神经系统疾患,称亚急性硬化性全脑炎,为慢发病毒感染。患者大脑功能发生渐进性衰退,表现为反应迟钝、精神异常、运动障碍,病程 6~9 个月,最后导致昏迷死亡。麻疹病后可获得牢固的免疫力,很少再次感染。

（三）防治原则

特异性预防是接种麻疹减毒活疫苗,主要接种对象是 6 个月 ~1 岁婴儿,免疫力维持 3~5 年,7 岁时加强免疫。对接触麻疹的易感者,可紧急用丙种球蛋白或胎盘球蛋白被动免疫。紫草、甘草、菊花、蒲公英等中药可用于预防和治疗。

三、冠状病毒和 SARS 冠状病毒

冠状病毒大小约 80~160nm,核酸为单股正链 RNA,极易发生基因重组。核衣壳呈螺旋对称,有包膜,其表面有排列较宽的突起,电镜下病毒形如日冕或冠状,故名。

冠状病毒引起 10%~30% 普通感冒,各年龄组均可发病,婴幼儿为主。冬季为流行高峰。病毒经飞沫传播,仅侵犯上呼吸道,引起轻度感染,多为自限性,但可使原有的呼吸道感染加重,甚至引起肺炎。病后免疫力不强,再次感染较常见。某些冠状病毒株还可引起成人腹泻或胃肠炎。

SARS 冠状病毒（SARS CoV）是目前世界公认一种变异的新的冠状病毒,感染后能引起一种具有明显传染性的、以急性肺部损伤为主的新的呼吸道急性传染病,WHO将其命名为严重急性呼吸综合征（severe acute respiratory syndrome,SARS）,2003 年冬春季全球 30 余国家流行 SARS,2003 年 4 月我国将此病列入法定传染病,称传染性非典型肺炎。

SARS 冠状病毒与普通冠状病毒相比,形态类似,其传染性、致病性更强,且在外界的生存与抵抗力也较强。24℃条件下,在物体表面可存活 2~3 天,在粪便和尿中至少可存活 1~2 天,腹泻患者粪便中的病毒更加稳定（可以存活 4 天）。对温度敏感,随着温度的升高存活率显著下降,在细胞培养物中,在 4℃和 –80℃条件下,经过 21 天,病毒浓度仅有极微量的减少;在常温下 2 天,可减少病毒量的 90%;56℃30 分钟被灭活。但在液氮中可长期保存,对乙醚等脂溶剂及普通消毒剂敏感。

SARS 急性期患者为主要传染源。以近距离飞沫传播为主,也可通过接触呼吸道分泌物经口、鼻、眼传播,不排除经粪 - 口等其他传播途径。该病毒在密闭的环境中易于传播,故有家庭和医院明显聚集现象。人群普遍易感,以老年人、慢性病患者（如糖尿病,慢性肺病等）、医护人员、过度疲劳和抵抗力低下者为高危人群,流行的主要季节是 12 月至次年的 5 月。潜伏期平均 3~7 天,临床上以发热为首发症状,体温持续高于 38℃,可伴有头痛、乏力、关节痛等,继而出现干咳、胸闷气短等呼吸困难症状,严重者进展为呼吸窘迫综合征,还常伴有过敏性血管炎,出现休克、DIC、心律不齐等。大多数 SARS 病毒感染者能够自愈,WHO 报告死亡率约 14%,尤其是 40 岁以上或有潜在疾病者（如糖尿病、冠心病、哮喘以及慢性肺病）死亡率高。病后免疫力不强,对同型病毒的再感染无防御作用。

结合病史、体征、症状及 X 线检查可作出临床初步诊断。目前 WHO 推荐 SARS病原的实验诊断方法主要用 ELISA 或免疫荧光试验（IFA）检测 SARS CoV 抗体,也可用分子生物学检测和病毒分离培养等方法以辅助诊断。

SARS 在预防上应做到早发现,早报告,早隔离,早诊断,早治疗。保持室内空气流通和良好的个人卫生习惯。流行期间,可用 1000mg/L 含氯消毒剂对公共场所及可能受到污染的物品进行喷雾或擦拭消毒。现已研制出灭活疫苗、基因工程疫苗,不久将应用于临床。

SARS 治疗目前尚无特效药物,以综合治疗为主:早期氧疗,结合对症治疗(休息、降温、营养、止咳等),配合抗病毒治疗(如阿昔洛韦、更昔洛韦)及激素治疗,增强免疫,防止细菌感染,辅以中药治疗和心理治疗。用恢复期血清治疗是一种有效措施,但要严防血液传播疾病的发生。

四、腮腺炎病毒

腮腺炎病毒是流行性腮腺炎的病原体。病毒颗粒呈球形,核酸为单股负链 RNA,核衣壳呈螺旋对称,有包膜,表面有血凝素 - 神经氨酸酶(HN 蛋白)和融合因子(F 蛋白)两种刺突,HN 蛋白同时具有 HA 和 NA 的活性,F 蛋白具有融合细胞的活性。腮腺炎病毒只有一个血清型,其抵抗力较弱,56℃30 分钟被灭活,对紫外线及脂溶剂敏感。

人是腮腺炎病毒的唯一自然宿主。病毒主要通过飞沫经呼吸道传播,也可通过接触患者的唾液或其污染的物品而传播,学龄儿童为易感者,好发于冬春季节。潜伏期 2~3 周,病毒在呼吸道上皮细胞和周围淋巴结内增殖后,进入血流,形成短暂的病毒血症。再通过血液侵入腮腺及其他器官,如睾丸、卵巢、胰腺、肾脏和中枢神经系统等。主要症状为一侧或双侧腮腺肿大,有发热、肌痛和乏力等,病程 1~2 周。青春期感染者,男性易合并睾丸炎或副睾炎,女性易合并卵巢炎,有时还可引起无菌性脑膜炎及耳聋等。病后可获得牢固免疫力。

接种疫苗是有效的预防措施,目前使用减毒活疫苗,可刺激机体产生长期免疫效果。我国目前使用腮腺炎病毒 - 麻疹病毒 - 风疹病毒三联疫苗(MMR)进行免疫预防。

五、风疹病毒

风疹病毒是引起风疹的病原体。病毒呈球形,直径约 60nm,核酸为单股正链 RNA,核衣壳呈二十面体立体对称,外有包膜,包膜上有血凝素刺突。风疹病毒只有一个血清型,人是其唯一宿主。

人群对风疹病毒普遍易感,尤其以儿童为主。病毒经呼吸道传播,在局部淋巴结增殖后,侵入血流播散全身。临床表现有发热、轻微的麻疹样出疹,伴耳后和枕下淋巴结肿大,随之面部乃至全身出现浅红色的斑丘疹。成人感染后症状较重,除皮疹外,常伴有关节炎,关节疼痛,血小板减少,出疹后脑炎等。

风疹病毒感染最严重的危害是孕妇受染后可致胎儿先天畸形。若孕妇在妊娠早期感染风疹病毒,病毒可通过胎盘感染胎儿,引起胎儿畸形或先天性风疹综合征,婴儿出生后可表现为先天性心脏病、先天性耳聋、白内障三大主症以及其他风疹综合征,如黄疸性肝炎、肺炎、脑膜脑炎等。病后可获得持久免疫力。

接种风疹减毒活疫苗或 MMR 三联疫苗是预防风疹的有效措施,接种对象是风疹病毒抗体阴性的育龄妇女及学龄前儿童。风疹病毒抗体阴性的孕妇,如接触风疹患者应立即大剂量注射丙种球蛋白进行紧急预防。

六、其他呼吸道病毒

其他呼吸道病毒的主要特征见表17-2。

表17-2 其他呼吸道病毒的主要特征

名称	科	大小(nm)	形态与结构	血清型	所致疾病
副流感病毒	副黏病毒	125~250	球形,-ssRNA,螺旋对称,有包膜,刺突有HN蛋白和F蛋白	1~5型	普通感冒、小儿哮喘病、细支气管炎、肺炎等
腺病毒	腺病毒	70~90	球形,dsDNA,20面体立体对称,无包膜	A~F 6组49个型	婴幼儿咽炎、支气管炎、肺炎、结膜炎、胃肠炎、急性出血性膀胱炎等
呼吸道合胞病毒	副黏病毒	120~200	球形,-ssRNA,螺旋对称,有包膜,刺突有G蛋白和F蛋白	一个型	婴幼儿细支气管炎和支气管肺炎,较大儿童和成人鼻炎、感冒等上呼吸道感染
鼻病毒	小RNA病毒	28~30	球形,+ssRNA,20面体立体对称,无包膜	114个型	婴幼儿细支气管炎和支气管肺炎,成人普通感冒等
呼肠病毒	呼肠病毒	60~80	球形,dsRNA,20面体立体对称,无包膜	3个型	上呼吸道疾病和胃肠道疾病等

第二节 肠 道 病 毒

肠道病毒归属于小RNA病毒科,人类肠道病毒根据交叉中和试验至少分为72个血清型,其中72型为甲型肝炎病毒。其共同特性如下:

1. 体积小,呈球形,直径24~30nm,核衣壳呈20面体立体对称,无包膜。

2. 基因组为单股正链RNA,具有感染性,并起mRNA作用。

3. 耐乙醚及酸,56℃30分钟可灭活病毒,对紫外线、干燥敏感。

4. 主要经粪-口途径传播,病毒在宿主细胞浆内增殖,引起细胞病变。临床表现多样化,引起人类多种疾病,如麻痹症、无菌性脑膜炎、心肌损伤、腹泻和皮疹等(表17-3)。

表17-3 肠道病毒种类及所致疾病

名称	血清型	所致疾病
脊髓灰质炎病毒	1~3型	脊髓灰质炎(小儿麻痹症)、无菌性脑膜炎
柯萨奇病毒	A组1~24型	无菌性脑膜炎、疱疹性咽峡炎、手足口病、类脊髓灰质炎、急性结膜炎等
	B组1~6型	无菌性脑膜炎、流行性胸痛、心肌炎和心包炎、普通感冒、婴幼儿腹泻等

续表

名称	血清型	所致疾病
人肠道致细胞病变孤儿病毒（埃可病毒、ECHO 病毒）	1~34 型	无菌性脑膜炎、普通感冒、婴幼儿腹泻、儿童皮疹、流行性胸肌痛
新肠道病毒	68 型	小儿支气管炎、肺炎等
	69 型	尚不清楚
	70 型	急性出血性结膜炎（俗称红眼病）
	71 型	手足口病、无菌性脑膜炎、脑炎、脊髓灰质炎样麻痹等
轮状病毒	A~G 7 个组	A 组引起婴幼儿腹泻（秋冬季节多见）；B 组引起成人腹泻

 知识链接

TORCH 检测与优生

TORCH 是一组致畸的病原体，1971 年 Nahmias 首先采用这组病原体的首写字母缩写而成，主要包括弓形虫（TOX）、风疹病毒（RV）、巨细胞病毒（CMV）、单纯疱疹病毒（HSV）。妊娠早期感染 TORCH，可致流产、多器官畸形；妊娠中期感染 TORCH 可致胎儿宫内发育迟缓、早产、死胎等，幸存者可发生远期并发症，如耳聋、高度近视等；分娩期孕妇感染 TORCH 可引起小儿神经发育障碍。因无有效的治疗方法，故对孕妇感染的监测非常重要，已受到全世界医学界尤其是妇科、儿科医生的高度重视。许多国家已将 TORCH 检测作为孕期筛查项目，对未曾感染者进行预防接种，对孕早期急性感染者建议终止妊娠，对孕中、晚期感染者酌情处理。因此，对育龄妇女孕前及孕期 TORCH 感染的检测有极其重要的意义。

一、脊髓灰质炎病毒

脊髓灰质炎病毒是脊髓灰质炎的病原体，患者和无症状带毒者为传染源。多数人呈隐性感染，病毒局限于肠道，不出现症状或仅轻微发热、咽痛、腹部不适等。少数人感染后病毒可入血形成病毒血症，引起发热、头痛、乏力、咽痛和呕吐等非特异性症状，并可迅速恢复。病毒随血流扩散至全身淋巴组织或其他易感的非神经组织细胞中继续增殖，大量病毒再次入血，导致全身症状加重。约 1%~2% 抵抗力较低的感染者，病毒可突破血 - 脑屏障到达有病毒受体的中枢神经系统细胞，如脊髓前角细胞、背根神经节细胞和脑膜等处增殖，产生非麻痹型脊髓灰质炎、无菌性脑膜炎或暂时性肢体麻痹，重者可出现永久性弛缓性肢体麻痹。极少数患者发展为延髓麻痹，导致呼吸和循环衰竭死亡。多见于儿童，故脊髓灰质炎也称小儿麻痹症。

病后机体可获得对同型病毒的牢固免疫力。SIgA 可阻止病毒在咽喉部、肠道内的吸附和初步增殖，防止侵入血流。血清中的中和抗体可阻止病毒进入神经系统。6 个月内的婴儿可从母体获得被动免疫。

疫苗接种是预防脊髓灰质炎的有效措施。常用疫苗有脊髓灰质炎灭活疫苗（IPV，Salk 疫苗）和脊髓灰质炎减毒活疫苗（OPV，Sabin 疫苗），都是三价混合疫苗（TIPV

或 TOPV),免疫后都可获得抗 3 个血清型脊髓灰质炎病毒感染的免疫力。经广泛使用,绝大多数发达国家已消灭了脊髓灰质炎野毒株,但在非洲、中东和亚洲仍有野毒株的存在,因此,疫苗主动免疫应继续加强,以尽早实现 WHO 提出的在全球消灭脊髓灰质炎的目标。

我国实行的是 2 月龄开始连服 3 次 TOPV,每次间隔 1 个月,4 岁加强 1 次的免疫程序,可保持持久免疫力。由于 TOPV 热稳定性差,保存、运输、使用均要求高,有毒力回复的可能,特别是从 1979 年以来,美国所发生的麻痹型脊髓灰质炎都与疫苗株有关,即疫苗相关麻痹型脊髓灰质炎(VAPP),因此,新的免疫程序建议最初 2 次免疫使用 IPV,以排除 VAPP 发生的危险。

对与患儿有过密切接触的易感者,可注射丙种球蛋白进行被动免疫,防止疾病的发生或减轻症状。

二、柯萨奇病毒和埃可病毒

柯萨奇病毒和埃可病毒(人肠道致细胞病变孤儿病毒)的生物学性状、传播途径和致病机制与脊髓灰质炎病毒相似。其致病特征是病毒在肠道中增殖,却很少引起肠道疾病,不同型别病毒可引起相同的临床综合征,同一型病毒亦可引起几种不同的临床疾病。

这些病毒以隐性感染多见,表现为轻微上呼吸道感染或腹泻症状。也可引起散发性脊髓灰质炎的麻痹症、暴发性脑膜炎、脑炎、发热等。

柯萨奇病毒主要引起疱疹性咽峡炎、手足口病、流行性胸痛、心肌炎、类脊髓灰质炎、普通感冒等。

埃可病毒主要引起病毒性脑膜炎、婴幼儿腹泻、儿童皮疹等。

近年来,由多种肠道病毒引起的手足口病(HFMD)呈蔓延趋势,具有流行强度大、传染性强、传播途径复杂特点,是全球性传染病,世界大部分地区均有此病流行的报道,好发于春末夏初,发病高峰主要为 5~7 月。2008 年 5 月我国将此病正式纳入丙类传染病。引起手足口病的主要有肠道病毒中的柯萨奇病毒 A 组 16、4、5、7、9、10 型,B 组 2、5、13 型;埃可病毒和肠道病毒 71 型,其中以肠道病毒 71 型及柯萨奇病毒 A 组 16 型最为常见。多发生于学龄前儿童,尤以 3 岁以下年龄组发病率最高。

患者、隐性感染者和无症状带毒者均为传染源,主要通过消化道、呼吸道和密切接触等途径传播。潜伏期一般 2~6 天,没有明显的前驱症状,多数患者急性起病。临床表现为发热,体温可达 38℃以上,口腔黏膜、手、足和臀部出现斑丘疹、疱疹,部分患儿可伴有咳嗽、流涕、食欲不振、恶心、呕吐、头痛等症状。少数患者可并发无菌性脑膜炎、脑炎、急性弛缓性麻痹、呼吸道感染和心肌炎等,个别重症患儿病情进展快,可导致死亡。

本病至今尚无特异性预防方法。加强监测,提高监测敏感性是控制本病流行的关键,做好儿童个人、家庭和托幼机构的卫生是预防本病感染的关键,做到"洗净手、喝开水、吃熟食、勤通风、晒衣被"等良好的卫生习惯可有效地避免感染。治疗原则主要是对症治疗,服用抗病毒药物及清热解毒中草药及维生素 B、维生素 C 等,有合并症的患者可肌内注射丙球蛋白。在患病期间,应加强患儿的护理,做好口腔卫生。进食前后可用生理盐水或温开水漱口,食物以流质及半流质等无刺激性食物为宜。多数患者 1 周内可以痊愈,无后遗症。

三、轮状病毒

轮状病毒是 1973 年澳大利亚学者 Bishop 等在急性非细菌性胃肠炎儿童十二指肠黏膜超薄切片中首次发现,是人类腹泻的重要病原体。病毒颗粒呈球形,直径 60~80nm,双层衣壳,从内向外呈放射状排列,无包膜,负染后电镜下观察,病毒外形呈车轮状,故名。病毒基因组为双链 RNA,由 11 个节段组成。对理化因素有较强的抵抗力,在粪便中存活数天到数周。耐乙醚、酸、碱和反复冻融,在 pH3.5~10 仍可保持其感染性。

轮状病毒经粪 - 口传播,患者和无症状带毒者是传染源,秋冬季发病多见。对人致病的主要是 A~C 组病毒,A 组最为常见,是引起婴幼儿急性胃肠炎的主要病原体,占病毒性胃肠炎的 80% 以上,是导致婴幼儿死亡的主要原因之一,患者以 6 个月 ~2 岁婴儿多见。病毒侵入机体后,在小肠黏膜绒毛细胞内增殖,引起细胞病变和功能障碍,临床上表现为突发水样腹泻、呕吐、发热、水和电解质的丢失。该病一般为自限性,可完全恢复,少数患者因腹泻严重,出现脱水、酸中毒而导致死亡。

成年人和年长儿童,对 A 组病毒常呈无症状感染,B 组病毒可在成年人和年长儿童中引起暴发流行,主要表现为霍乱样腹泻。

知识链接

小儿秋季腹泻

秋季腹泻又叫小儿轮状病毒肠炎,是小儿腹泻的主要病因之一,季节性强,每年秋冬季发病,12 月达高峰,多侵犯 6~24 个月的婴幼儿。由于小儿胃肠功能较弱,胃液及消化液相对较少,胃肠道的抵抗力差,很容易感染此病毒,发病后症状又较重,所以称为"小儿秋季腹泻"。由于该病常呈小流行,因而秋季儿科门诊的小病号容易"扎堆儿"。这种腹泻起病急,病情重,它的特点有"三多",大便次数多、量多、水分多,多为水样或蛋花样,较大幼儿大便呈喷射状,无特殊腥味及黏液脓血,易致患儿脱水酸中毒,危及生命。病程一般 4~7 天,长的可达 3 周。由于目前尚无治疗轮状病毒腹泻的特效药物(主要采用对症治疗,纠正脱水,维持电解平衡),因此,预防显得极为重要。

病后机体可产生 SIgA,对同型病毒感染有保护作用,由于抗体具有型特异性,加上婴幼儿免疫系统发育不完善,SIgA 含量低,故可重复感染。

目前对轮状病毒感染没有特效药物,治疗原则是维持水、电解质平衡,防止严重脱水和酸中毒。预防主要是控制传染源,切断传播途径。口服活疫苗目前已在临床使用。

第三节 肝炎病毒

肝炎病毒是引起病毒性肝炎的主要病原体,目前发现引起人类肝炎的病毒主要有甲型、乙型、丙型、丁型、戊型肝炎病毒。此类病毒分属于不同的病毒科,但均可引起病毒性肝炎。近年来又发现一些与人类肝炎相关的病毒,如己型肝炎病毒(HFV)、庚型肝炎病毒(HGV)和 TT 型肝炎病毒(TTV)等。此外,还有一些病毒(如巨细胞病毒、EB 病毒、黄热病毒等)也可引起肝炎,但仅属其病毒感染的一部分,故不列入肝炎病毒范畴。

病毒性肝炎传播广泛,严重危害人类健康,已成为主要的社会公共卫生问题。

一、甲型肝炎病毒

甲型肝炎病毒(HAV)是引起甲型肝炎的病原体,属小 RNA 病毒科,新型肠道病毒 72 型,近来被列为嗜肝 RNA 病毒属。

(一) 生物学性状

HAV 呈球形,直径约 27nm,20 面体立体对称,无包膜,核酸为单股正链 RNA,约含 7500 个核苷酸。HAV 抗原性稳定,只有一个血清型。

HAV 对乙醚、60℃ 1 小时及 pH3 均有抵抗力。在 4℃ 可存活数月,−20℃ 可存活数年。100℃ 5 分钟或常用消毒剂(如甲醛、乙醇、次氯酸、漂白粉、碘伏等)处理可灭活。

(二) 致病性与免疫性

1. 传染源与传播途径 HAV 主要通过粪 - 口途径传播,传染源为患者和隐性感染者。甲型肝炎的潜伏期为 15~50 天,平均 30 天,在潜伏期末病毒就存在于患者的血液和粪便中。发病 2 周以后,随着肠道中抗 HAV IgA 及血清中抗 HAV IgM/IgG 的产生,粪便中不再排出病毒。HAV 随粪便排出体外,通过污染水源、食物、海产品、食具、玩具等传播而引起散发性流行或大流行。1955—1956 年,印度新德里因城市主要水源被 HAV 污染导致甲型肝炎流行,患者达 29 万;1988 年,我国上海因食入 HAV 污染的毛蚶引起甲型肝炎暴发流行,患者达 30 余万,危害十分严重。

2. 致病机制与免疫 HAV 多侵犯儿童及青少年,且多为隐性感染。HAV 经口侵入人体后先在肠黏膜和局部淋巴结增殖,继而进入血流,引起短暂的病毒血症,最终侵入肝细胞内增殖而致病。由于 HAV 在细胞内缓慢增殖,并不直接造成明显的肝细胞损害,故其致病机制除病毒的直接作用外,机体的免疫病理反应在引起肝细胞损害中也起一定作用。临床表现为发热、疲乏和食欲不振,继而出现肝大及压痛、肝功能损害,部分患者可出现黄疸。甲型肝炎预后良好,一般可完全恢复,不转为慢性或长期带毒者。

甲型肝炎显性或隐性感染后,机体均可产生抗 HAV IgM 和 IgG 抗体,其中 IgG 抗体可维持多年,对病毒再感染有较持久的免疫力。

(三) 微生物学检查

甲型肝炎诊断以血清学检查为主,血清中抗 HAV IgM 检测可作为早期诊断和新近感染的重要指标,抗 HAV IgG 检测常用于流行病学调查。

(四) 预防原则

应搞好饮食卫生,保护水源,加强粪便管理。HAV 的特异性预防可使用 H_2 株甲型肝炎减毒活疫苗,接种 1 次即可获得持久免疫力。与甲型肝炎患者密切接触的易感者,1~2 周内可肌内注射丙种球蛋白或胎盘球蛋白紧急预防。

二、乙型肝炎病毒

乙型肝炎病毒(HBV)是引起乙型肝炎的病原体,属嗜肝DNA病毒科。乙型肝炎的危害性比甲型肝炎大,约10%乙型肝炎转变为慢性肝炎,部分慢性活动性肝炎可转化为肝硬化、肝癌。HBV在世界范围内传播,据估计全世界有2亿多HBV感染者,我国的感染率在10%以上。

(一)生物学性状

1. 形态与结构　乙型肝炎患者的血清中可查到3种与HBV有关的颗粒(图17-2)。

图 17-2　乙型肝炎病毒的形态与结构
A.病毒的三种形态(1.小球形颗粒、2.管形颗粒、3.Dane颗粒), × 100 000,透射电镜　B.病毒三种形态结构示意图

(1) 大球形颗粒:是具有感染性的HBV完整颗粒,又称Dane颗粒(因Dane于1970年首先发现),呈球形,直径42nm,具有双层衣壳。其外衣壳相当于一般病毒的包膜,厚7nm,用去垢剂去除病毒的外衣壳,则暴露出直径为27nm病毒的核衣壳,呈二十面体立体对称,其内部含有病毒的DNA和DNA多聚酶。

(2) 小球形颗粒:直径22nm,是HBV感染后血液中最多见的颗粒,不含DNA及DNA多聚酶,是病毒装配时过剩的衣壳成分,不具传染性。

(3) 管形颗粒:由小球形颗粒串联而成,直径22nm,长度100~500nm不等,也不具有传染性。

2. 基因结构　HBV的基因结构为环状双链未闭合的DNA,其中一段为单链。单链(裂隙区)的长短,约为全基因长度的一半。DNA长链(L)为负链,短链(S)为正链。负链DNA上有4个开放读码框(ORF),均为重叠基因,包括S、C、P和X区。S区中有S基因、前S1和前S2基因,分别编码乙型肝炎表面抗原(HBsAg)、前S1抗原(PreS1)与前S2抗原(PreS2);C区中有C基因及前C基因,分别编码乙型肝炎核心抗原(HBcAg)

及乙型肝炎 e 抗原(HBeAg);P 区基因最长,编码 DNA 多聚酶等;X 区基因编码 X 蛋白称为HBxAg,可反式激活细胞内的某些癌基因及病毒基因,与肝癌的发生发展有关。正、负链的末端两侧分别有一个核苷酸组成的重复序列(DR₁ 和 DR₂),负链的 3' 端在 DR₁ 区,正链的 5'端在 DR₂ 区。DR 区是病毒 DNA 成环与复制的关键序列(图 17-3)。

图 17-3　HBV 基因结构模式图

3. 抗原组成　HBV 的外衣壳和内衣壳上均有抗原,前者主要有 HBsAg、PreS₁ 抗原和PreS₂ 抗原,后者主要有 HBcAg 和 HBeAg。

(1) HBsAg:由 S 基因编码,分子量 25kD,化学成分为糖蛋白。在患者血清中,HBsAg 存在于小球形颗粒、管形颗粒及 Dane 颗粒的外衣壳上。HBsAg 具有共同抗原决定簇 a 和二组互相排斥的抗原决定簇 d/y 和 w/r。按不同的组合方式,构成 4 个基本亚型(adr、adw、ayr、ayw)。HBsAg 亚型的分布有明显的地区和种族差异,我国汉族和日本以 adr 为主。HBsAg 具有免疫原性,可刺激机体产生有保护性的抗 -HBs,是制备疫苗的最主要成分。HBsAg 出现是 HBV 感染的主要标志,抗 -HBs 出现是乙肝恢复及机体对乙肝病毒有免疫力的标志。

(2) PreS₁ 及 PreS₂ 抗原:由前 S₁ 和前 S₂ 基因编码,免疫原性比 HBsAg 强,刺激产生的抗 -PreS₂ 和抗 -PreS₁ 可阻断 HBV 与肝细胞结合。因此有学者建议疫苗中应含此成分。若乙型肝炎患者血清中出现此类抗体,提示病情好转。

(3) HBcAg:由 C 基因编码,分子量 22kD,存在于 Dane 颗粒内衣壳上,其外被HBsAg 所覆盖,故不易在外周血中检出。HBcAg 免疫原性强,能刺激机体产生抗 -HBc,并在血中长时间持续存在,为非保护性抗体。抗 -HBc IgM 阳性常提示 HBV 正在肝内复制,阴性者可排除急性乙肝。

(4) HBeAg:由前 C 及 C 基因编码,整体转录及转译后成为 e 抗原。分子量 19kD,存在于 Dane 颗粒内衣壳上,隐蔽或镶嵌于 HBcAg 之中。HBeAg 为可溶性蛋白质,当HBV 内衣壳裂解时释放出来,游离于血清中。在多数情况下,HBeAg 仅见于 HBsAg阳性的血清中,且与病毒体及 DNA 多聚酶的消长基本一致,故可作为 HBV 复制及具有强感染性的指标。HBeAg 可刺激机体产生抗 -HBe,此抗体常在 HBsAg 效价降低、HBeAg 消失时出现,故抗 -HBe 对 HBV 感染有一定的保护作用,被认为是疾病好转的征象。近年发现存在 HBV 前 C 区突变株,不产生 HBeAg,不被抗 -HBe 及相应的致敏淋巴细胞识别而清除,可在抗 -HBe 阳性情况下大量复制。故对抗 -HBe 阳性者也应检测血清中病毒 DNA,以全面了解病情及判断预后。

4. 抵抗力　HBV 对外界环境的抵抗力强,对低温、干燥、紫外线和一般消毒剂均有耐受性,也不能被 70% 乙醇溶液灭活。高压蒸汽灭菌或 100℃加热 10 分钟、环氧乙烷、0.5% 过氧乙酸溶液、5% 次氯酸钠溶液及 2% 戊二醛溶液等可灭活 HBV,使其失去传染性。

（二）致病性与免疫性

1. 传染源　患者和 HBsAg 无症状携带者是主要传染源。潜伏期为 30~160 天，平均 90 天，在潜伏期、急性期或慢性活动期的患者的血清均具有传染性。

2. 传播途径　①血液、血液制品等传播：HBV 感染者血液中存在大量 HBV，只需极少量进入人体即可致感染。输血、输液、注射、手术、针刺、拔牙等均可传播。有学者认为 HBV 也可通过公用剃刀、牙刷、皮肤黏膜的微小损伤、吸血昆虫叮咬传播。②密切接触传播：HBV 可在感染者的多种分泌液中查到，如唾液、精液、乳汁等，因此经性行为、分娩时经产道或哺乳等方式均可引起感染。③母婴传播：人群中约 1/3~1/2 的 HBV 携带者来自母婴传播。母亲若感染或为 HBV 携带者，孕期可经胎盘垂直感染胎儿。如果 HBsAg 和 HBeAg 同时阳性的母亲比单纯 HBsAg 阳性的母亲生出的婴儿感染率高，常表现为以母亲为核心的家庭聚集倾向。

3. 致病机制　乙型肝炎的临床表现呈多样性，可出现无症状携带病毒、急性肝炎、慢性肝炎、慢性活动性肝炎、重症肝炎等。一般认为，在肝细胞内增殖的 HBV 对肝细胞无明显损害，病毒感染引起的免疫病理反应是引起肝细胞损伤的主要原因。

（1）细胞介导的免疫病理损害：HBV 在肝细胞内增殖可使细胞表面存在 HBsAg、HBeAg 或 HBcAg。由这些抗原致敏的 T 细胞，可攻击表面带有 HBV 抗原的肝细胞，杀伤并清除病毒，此杀伤作用有双重效应，既可清除病毒，也可造成肝细胞的损伤。细胞免疫应答的强弱与临床症状轻重及转归有密切关系：①若病毒感染波及的肝细胞数量不多，机体免疫功能正常时，表现为隐性感染或急性肝炎，最终 HBV 被清除；②若受染的肝细胞为数众多，机体免疫应答过强，可迅速引起大片肝细胞损伤，表现为急性重症肝炎；③若机体免疫功能低下，中和抗体及 CTL 不足以完全清除 HBV，则肝细胞损害持续存在，表现为慢性肝炎或慢性活动性肝炎，慢性肝炎造成的肝病变又可促进成纤维细胞增生，引起肝硬化；④婴幼儿对 HBV 易形成免疫耐受，不诱发免疫应答，成为 HBV 感染无症状携带者。

（2）免疫复合物引起的病理损伤：在部分乙型肝炎患者血液中，HBsAg 与抗 -HBs 结合形成中等大小免疫复合物。免疫复合物大量沉积于肝内，可使肝毛细血管栓塞，并诱导产生肿瘤坏死因子（TNF），导致急性肝坏死，临床表现为重症肝炎。免疫复合物沉积于肾小球基底膜、关节滑液囊等部位后，激活补体，诱发Ⅲ型超敏反应，导致肾小球肾炎、关节炎等肝外组织器官的损害。

（3）自身免疫反应引起的病理损害：HBV 感染肝细胞后，细胞膜上除有病毒抗原外，还会引起肝细胞表面自身抗原的改变，暴露出肝特异性脂蛋白抗原（LSP）。LSP 诱导机体产生针对肝细胞成分的自身免疫反应，通过 CTL 的杀伤作用或释放淋巴因子直接或间接损害肝细胞。

（4）病毒致机体免疫应答低下：HBV 感染后，机体产生干扰素的能力下降；CTL 杀伤受染细胞的作用减弱。幼龄感染 HBV，因免疫系统尚未发育成熟，可对病毒形成免疫耐受，不出现或仅出现较弱抗病毒免疫。

（5）病毒发生变异：HBV 前 C 基因变异，HBeAg 不能正确转译，导致病毒逃逸机体免疫。近年来还发现 HBV 前 C 区及 C 区的变异株可引起重症肝炎。

部分乙型肝炎患者可由于 HBV DNA 整合到人体肝细胞 DNA 中，导致细胞转化而发展成肝癌。

（三）微生物学检查

1. **HBV 抗原抗体系统的检测及结果分析** 目前常用血清学方法检测患者血清中 HBsAg、抗 -HBs、HBeAg、抗 -HBe 及抗 -HBc，俗称"两对半"。抗 -PreS$_1$ 或抗 -PreS$_2$ 的检测不常用。检测 HBsAg 可发现无症状携带者，是筛选献血员的必检指标。检查方法以 ELISA 和 RIA 最为常用。"两对半"检查结果与临床关系较为复杂，通常应对几项指标同时分析，方能有助于临床判断（表 17-4）。

表 17-4 HBV 抗原抗体检测常见结果的临床意义

HBsAg	HBeAg	抗 -HBs	抗 -HBe	抗 -HBc		结果分析
				IgM	IgG	
+	+	−	−	+	−	急性乙肝（传染性强，"大三阳"）
+	+	−	−	−	+	慢性乙肝或无症状携带（有传染性）
+	−	−	+	−	+	急性感染趋向恢复（"小三阳"）
+	−	−	−	−	+	急性或慢性乙型肝炎或无症状携带者（有传染性）
+	−	−	−	−	−	HBsAg 携带者
−	−	+	+	−	+	乙型肝炎恢复期（传染性低）
−	−	+	−	−	−	接种过疫苗或既往感染，已恢复（无传染性，有免疫力）
−	−	−	−	−	+	既往感染或"窗口期"

（1）HBsAg 和抗 -HBs：HBsAg 阳性表示机体感染了 HBV。可见于：①急性乙型肝炎的潜伏期和急性期，检出率为 70%；②HBV 所致的慢性肝病，包括慢性乙型肝炎、肝硬化和原发性肝癌；③无症状 HBsAg 携带者，急性肝炎恢复后，一般 1~4 个月内 HBsAg 消失，若持续 6 个月以上，说明已向慢性肝炎转化。抗 -HBs 阳性表示机体已获得对 HBV 的免疫力。若为患者则表示已开始恢复，预后良好；若为乙肝疫苗接种者，则表示对 HBV 产生了免疫力。

（2）抗 -HBc：包括抗 -HBc IgM 和抗 -HBc IgG。抗 -HBc IgM 常出现于感染早期，且效价很高，可诊断为急性乙肝；而慢性乙型肝炎时抗 -HBc IgM 可持续阳性，但效价低。抗 -HBc IgG 出现较晚，且可持续多年，是曾经感染的指标。

（3）HBeAg 和抗 -HBe：HBeAg 阳性是体内 HBV 复制和血液传染性强的指标。如果 HBeAg 持续阳性，可能预后较差；HBeAg 如转为阴性，抗 -HBe 出现，则表示病毒停止复制，机体已获得一定免疫力，血液传染性降低。出现前 C 区突变者例外。

2. **血清 HBV DNA 检测** 应用核酸杂交法检测血清中 HBV DNA 进行乙型肝炎的诊断，也可作为药物疗效考核的指标。采用 PCR 检测 HBV DNA，因方法过于敏感，易出现假阳性，应根据需要选用。DNA 多聚酶与 HBV DNA 有平行关系，是病毒复制的检验指标，但近年已被 HBV DNA 检测取代。

（四）防治原则

1. **特异性预防**

（1）人工主动免疫：疫苗注射是最有效的预防方法，目前应用的是乙肝血源性疫苗和基因工程疫苗。使用对象包括：①新生儿；②易感婴幼儿及儿童；③有可能接触乙肝患者的高危人群；④婚前检查配偶为 HBsAg 阳性者。

(2) 人工被动免疫：注射高效价抗 -HBs 的人血清免疫球蛋白(HBIg)，可用于紧急预防。主要用于以下情况：①医务人员或皮肤损伤被乙型肝炎患者血液污染伤口者；②母亲为 HBsAg 与 HBeAg 阳性的新生儿(0.08mg/kg，2 个月后需再重复注射 1 次，于出生后 1 周内使用有效)；③发现误用 HBsAg 阳性的血液或血制品者；④性伴侣为 HBsAg 与 HBeAg 阳性者。

2. 一般预防　切断传播途径：①加强对血液及血制品的管理、供血员筛选，禁止静脉吸毒，防止经血液途径传播；②加强婚前检查及性教育，防止性传播乙型肝炎；③防止医院内传播，手术器械进行严格消毒，医疗操作及手术时应避免医务人员感染。

3. 治疗　目前治疗乙型肝炎尚无特效药物，一般用广谱抗病毒药、中草药和调节机体免疫功能的药物进行综合治疗效果较好。利巴韦林、贺普丁、Ara-A、干扰素及清热解毒、活血化瘀的中草药(如茵陈蒿汤、茵陈大枣汤、垂盆草)等对部分病例有一定疗效。

案例分析

患者，男，29 岁。因食欲不振、乏力、恶心、腹胀入院。入院后出现黄疸并迅速加深。实验室检查：转氨酶升高，肝功能异常。血清学检测：抗 -HAV(－)；HBsAg(＋)、HBeAg(＋)、抗 -HBc IgM(＋)；抗 -HCV(－)；抗 -HDV(－)；抗 -HEV(－)。

思考题：

1. 请结合以上描述，试判断患者可能感染了哪种病原体？在患者血清中能否检出该病原体？

2. 你的诊断依据是什么？

3. 该病的感染途径和致病机制是什么？

4. 如何防治该病原体感染？

三、丙型肝炎病毒

1989 年东京国际病毒性肝炎研讨会上，将曾称为非胃肠道途径传播的非甲非乙型肝炎病毒正式命名为丙型肝炎病毒(HCV)。

HCV 呈球形，直径为 40~60nm，核酸是单股正链 RNA，有包膜。根据世界各地分离的 HCV RNA 同源性大小，将 HCV 基因型分为 6 个型别，我国以 Ⅱ 型居多，目前认为此型病毒复制量大，感染后治疗较难。HCV 对温度较敏感，加热 100℃ 5 分钟或 60℃ 1 小时可将其灭活。20% 次氯酸钠溶液可消除其传染性，对氯仿、甲醛、乙醚等有机溶剂敏感。

HCV 引起丙型肝炎。传染源是患者和病毒携带者，主要通过输血或血制品、注射、性接触、血液透析、肾移植等非胃肠道途径传播，传播途径与 HBV 类似。丙型肝炎常发生于输血后 5~12 周，多数可不出现症状，发病时已呈慢性过程，多无黄疸，约

40%~50% 发展成为慢性肝炎,其中约 20% 可发展为肝硬化。HCV 是引起输血后慢性肝炎及肝硬化的主要原因之一,少部分可诱发原发性肝癌。

HCV 感染后,机体可产生 IgM 和 IgG 型抗体,但对机体的免疫力不强,在免疫低下的人群中,可同时感染 HBV 及 HCV。慢性 HBV 携带者感染 HCV(双重感染)与少数急性重症肝炎的发生有关。

用 ELISA 检测抗 -HCV,可快速过筛献血员,并用于诊断丙型肝炎患者。抗 -HCV 阳性者表示已被 HCV 感染,不可献血。采用 PCR 荧光法可定量检测 HCV RNA。

因 HCV 免疫原性不强,毒株易变异,研制疫苗有一定难度。目前尚无特异性预防措施。一般的防治与乙型肝炎相似。

四、丁型肝炎病毒

1977 年,意大利学者 Rizzetto M 在乙型肝炎患者的肝细胞内,发现一种新的肝炎病毒,称 δ 因子,将其命名为丁型肝炎病毒(HDV)。

HDV 呈球形,直径为 35~37nm,核酸为环状单股负链 RNA,是缺陷病毒。HDV 不能独立复制,必须在 HBV 或其他嗜肝 DNA 病毒辅助下才能复制。HDV RNA 编码的 HDV 抗原(HDAg),可刺激机体产生抗 -HD。

流行病学调查表明,HDV 感染呈世界性分布,我国以四川等西南地区较多见。全国各地报道的乙肝患者中,HDV 的感染率为 10% 左右,其传播途径与 HBV 相同。HDV 感染需同时或先有 HBV 或其他嗜肝 DNA 病毒感染的基础。HDV 与 HBV 同时感染,称为共同或联合感染;发生在 HBV 先感染基础上的 HDV 感染,称为重叠感染,此时常可导致 HBV 感染者的症状加重与病情恶化,导致急性重型肝炎。

目前,尚无特异性预防丁型肝炎的方法。由于 HDV 传播途径与 HBV 相同,且需在 HBV 等病毒的辅助下才能复制,故其防治原则与乙型肝炎相同。

五、戊型肝炎病毒

戊型肝炎病毒(HEV)是引起戊型肝炎的病原体,过去曾被称为消化道传播的非甲非乙型肝炎病毒。1989 年,美国学者 Reyes 等成功地克隆了 HEV 基因组,并将其正式命名为戊型肝炎病毒。

HEV 呈球形,直径为 27~34nm,无包膜,为单股正链 RNA 病毒,有两个基因型,其代表株为缅甸株(B)与墨西哥株(M)。HEV 不稳定,对高盐、氯化铯、氯仿等敏感,在液氮中保存稳定。

戊型肝炎的传染源主要是潜伏末期和急性期初的患者,主要经粪 - 口途径传播,常因水源被粪便污染所致。流行有明显季节性,常发生在雨季或洪水后。潜伏期为10~60 天,平均为 40 天,临床表现与甲型肝炎相似,青壮年多见。多数患者于发病后6 周即好转并痊愈,不发展为慢性肝炎,少数可表现为重症肝炎。孕妇感染 HEV 后病情常较重,尤以怀孕 6~9 个月最为严重,常发生流产或死胎,病死率达 10%~20%。

用 ELISA 等方法检测患者血清中抗 -HEV IgM,阳性为 HEV 近期感染。病原学诊断可用免疫电镜技术检测患者粪便中 HEV 颗粒,也可用 PCR 法检测患者粪便中的HEV RNA。

戊型肝炎的预防主要是加强粪便管理、保护水源、注意个人和环境卫生等。HEV

特异性疫苗尚在研制中。

六、庚型肝炎病毒与 TT 型肝炎病毒

庚型肝炎病毒（HGV）为单股正链 RNA 病毒，基因组结构与 HCV 相似，属黄病毒科。HGV 传播途径与 HBV 相同，常与 HBV 或 HCV 合并感染。HGV 单独感染时，肝细胞损伤较轻，无明显症状；与 HCV 合并感染后，有时 HCV 感染消失，HGV 感染仍持续存在。对 HGV 的致病机制仍需进一步研究。HGV 的微生物学检查包括检测患者体内抗 HGV 抗体和 HGV RNA。HGV 的疫苗尚在研制中。

TT 型肝炎病毒是 1997 年首先从 1 例日本输血后非甲～庚型肝炎患者血清中分离出的一种新的 DNA 病毒，根据该患者名字缩写（T.T）而称为 TT 型肝炎病毒（TTV）。TTV 呈球形，直径为 30~50nm，无包膜，基因组为单股负链环状 DNA。TTV 主要通过输血或血制品传播，其致病机制尚不明确。TTV 微生物学检查主要是采用 PCR 技术及核酸探针检测 TTV DNA。

第四节　逆转录病毒

逆转录病毒科是一大组含有逆转录酶的 RNA 病毒。按其致病作用可分为 3 个亚科：① RNA 肿瘤病毒亚科；②泡沫病毒亚科；③慢病毒亚科。对人能致病的只有慢病毒科的人类免疫缺陷病毒和 RNA 肿瘤病毒亚科的人类嗜 T 细胞病毒。

一、人类免疫缺陷病毒

人类免疫缺陷病毒（HIV）是获得性免疫缺陷综合征（AIDS，艾滋病）的病原体。艾滋病以传播迅速、使免疫系统进行性损伤直至崩溃、高度致死性为主要特征。主要有 HIV-Ⅰ和 HIV-Ⅱ两型，两型病毒的核苷酸序列相差超过 40%。世界上艾滋病大多由 HIV-Ⅰ型所致，HIV-Ⅱ型只在西非呈地区性流行。

（一）生物学性状

1. 形态与结构　HIV 呈球形，直径约 100~120nm。核心由 2 条相同的单股正链 RNA 和逆转录酶组成，其外包裹有核衣壳蛋白（p7）和衣壳蛋白（p24），它们共同构成核衣壳。外层为脂蛋白包膜，包膜上嵌有表面蛋白（gp120）和镶嵌蛋白（gp41）两种糖蛋白，gp120 构成包膜表面的刺突，gp41 为跨膜蛋白（图 17-4）。包膜内侧衬有内膜蛋白（p17）。

2. HIV 复制　HIV 包膜糖蛋白刺突 gp120 与靶细胞膜上的特异性受体（CD4 分子等）结合，然后经病毒包膜与宿主细胞膜发生融合，并进入细胞浆内脱去核衣壳，释放核酸 RNA 进行复制。其主要步骤如下：①以病毒 RNA 为模板，在逆转录酶（依赖 RNA 的 DNA 多聚酶）作用下，产生互补的负链 DNA，构成 RNA：DNA 复制中间体；②复制中间体中的亲代 RNA 链由 RNA 酶水解去除，由负链 DNA 产生正链 DNA，从而组成双链 DNA；③在病毒整合酶的作用下，病毒基因组以前病毒的形式整合到宿主细胞染色体中处于潜伏状态，后受某些抗原、丝裂原、细胞因子等作用而激活；④激活的 HIV 基因组 DNA 在宿主细胞 RNA 多聚酶作用下，转录病毒子代 RNA 与 mRNA，mRNA 在宿主细胞核糖体上翻译出子代病毒结构蛋白；⑤病毒子代 RNA 与结构蛋白装配成核衣壳，并从宿主细胞膜获得完整包膜，成为有感染性的子代病毒，最后以出

图 17-4 人类免疫缺陷病毒(HIV)的形态与结构
A. 病毒的形态,透射电镜;B. 病毒的结构示意图

芽方式释放到细胞外。

3. 培养特性 HIV 感染的宿主细胞范围狭窄,仅感染表面有 CD4 分子的细胞。实验室常用新鲜分离的正常人 T 细胞或用患者自身分离的 T 细胞培养 HIV。

4. 抵抗力 HIV 的抵抗力较弱。56℃ 30 分钟可被灭活,但病毒在室温(20~22℃)活力可保存达 7 天。用 0.2% 次氯酸钠溶液、0.1% 漂白粉溶液、70% 乙醇溶液、50% 乙醚溶液或 0.3% H_2O_2 溶液处理 5 分钟,均可灭活 HIV。

(二) 致病性与免疫性

1. 传染源与传播途径 AIDS 的传染源是 HIV 感染者和 AIDS 患者。病毒可从患者外周血液、精液、阴道分泌液、乳汁、唾液、脑脊液、骨髓、皮肤及中枢神经组织等标本中分离到。其主要传播方式有:①性传播:可经同性间或异性间性接触而感染;②血液传播:输入带 HIV 的血液或血液制品,包括器官或骨髓移植、人工授精及静脉药瘾者共用被污染的注射器及针头等;③母婴传播:包括经胎盘、产道或经哺乳等方式传播。

2. 致病机制 HIV 侵入人体后,选择性侵犯 CD4⁺T 淋巴细胞和单核 - 巨噬细胞,引起机体免疫系统的进行性损伤。CD4 分子是 HIV 包膜糖蛋白 gp120 的受体,HIV 感染后,可引起以 CD4⁺T 细胞缺损和功能障碍为中心的严重免疫缺陷。其机制主要有:①HIV 在细胞内增殖造成对细胞的直接损伤作用;②受染细胞膜上的病毒 gp120 与非感染细胞膜表面的 CD4 分子结合,造成细胞融合,形成多核巨细胞而导致细胞死亡;③受染细胞膜上携带的 HIV 糖蛋白抗原引起特异性 CTL 的识别和攻击,或通过 ADCC 作用杀伤细胞;④病毒诱导自身免疫发生,使 T 淋巴细胞损伤或功能障碍。

3. 临床表现 从 HIV 感染到发病有一个完整的自然过程,临床上将此过程分为 4 个时期,即原发感染急性期、无症状潜伏期、AIDS 相关综合征、典型 AIDS。

(1)原发感染急性期:HIV 初次感染人体细胞后即开始大量增殖和释放,引起病毒血症。此时从外周血、脑脊液和骨髓细胞中可分离到病毒,血清中可查到 HIV 抗原,此为 HIV 原发感染急性期。感染者可出现发热、咽炎、淋巴结肿大、皮肤斑丘疹和黏

膜溃疡等自限性症状,持续 1~2 周后,HIV 感染进入无症状潜伏期。

(2) 无症状潜伏期:此期可长达 6 个月至 10 年,一般无临床症状,有的患者出现无痛性淋巴结肿大。此时病毒持续在体内进行低水平的复制,外周血中 HIV 抗原含量很低或检测不到。

(3) AIDS 相关综合征:随着感染时间的延长,当 HIV 重新开始大量复制,并造成机体免疫系统进行性损伤时,则出现临床症状,即 AIDS 相关综合征。临床上表现为发热、盗汗、全身倦怠、慢性腹泻及持续性淋巴结肿大等症状。

(4) 典型 AIDS:此期有 4 个基本特征:①严重的细胞免疫缺陷:特别是发生 CD4$^+$T 细胞严重缺陷;②严重的机会性感染:由于机体免疫功能严重缺损,AIDS 患者的抗感染能力显著下降,某些对正常机体无明显致病作用的病毒(巨细胞病毒、EB 病毒)、细菌(鸟型结核菌)、真菌(白假丝酵母菌、卡氏肺孢菌)等,常可造成致死性感染;③机会性肿瘤:即因免疫缺陷所引起的肿瘤,如 Kaposi 肉瘤及恶性淋巴瘤等;④严重的全身症状:患者出现严重全身恶病质症状并不断加重,还可出现头痛、癫痫、进行性痴呆等神经系统症状。感染 HIV 后,10 年内发展为 AIDS 的约占 50%,AIDS 患者于 5 年内死亡约占 90%,死亡多发生于临床症状出现后的 2 年之内。

4. 免疫性　HIV 感染后,机体可产生多种抗 HIV 蛋白抗原抗体。这些抗体具有一定的保护作用,在急性期可降低血清中的病毒抗原量,但不能清除感染细胞内的病毒。受感染细胞内的病毒主要依靠机体的细胞免疫应答加以清除,特异性 CTL 对杀伤受感染细胞及阻止病毒扩散有重要作用,但不能清除 HIV 潜伏感染的细胞。因此,HIV 仍能在体内持续地复制,构成长期的慢性感染状态。

(三) 微生物学检查

主要包括检测抗体、检测病毒及病毒组分两大类。后者由于检测方法复杂,成本高,并要求极严密的工作条件,故一般不用于临床诊断。现多用抗体测定法,以检测 HIV 抗体作为感染的诊断,主要方法有 ELISA、RIA、IFA 等。由于 HIV 全病毒抗原与其他逆转录病毒有交叉反应,故可出现假阳性结果。因此,可检出针对 HIV 特异抗原决定簇的抗体的免疫印迹试验,其敏感性及准确性均较高。

(四) 防治原则

AIDS 是一种全球性疾病,蔓延速度快、死亡率高,现无特效治疗方法,制定预防和控制 HIV 感染的措施已被全世界所关注。目前,我国正致力于 HIV DNA 疫苗和非复制性重组痘病毒载体疫苗构成的复合型疫苗的研究,现已进入临床试验阶段。预防 AIDS 的基因工程疫苗及重组活病毒载体疫苗尚在研究中。WHO 和包括我国在内的许多国家制定的方针主要包括:①广泛开展宣传教育,普及预防知识,认识 HIV 的传播方式及其严重危害性,杜绝吸毒和性滥交等;②建立和加强对 HIV 感染的监测系统,掌握流行动态;③对供血者进行 HIV 抗体检查,一切血制品均通过严格检疫,确保输血和血液制品的安全性。

AIDS 的治疗药物主要有 3 类:①核苷类逆转录酶抑制剂,如齐多夫定(AZT)、2',3'- 双脱氧肌苷(DDI)和拉米夫定等;②非核苷类逆转录酶抑制剂,如德拉维拉丁和耐维拉平;③蛋白酶抑制剂,如赛科纳瓦、瑞托纳瓦、英迪纳瓦等。目前,临床上使用联合治疗方案(称为"鸡尾酒疗法"),又称"高效抗逆转录病毒治疗方法"(HAART),即使用两种以上逆转录酶抑制剂和蛋白酶抑制剂。该方法比使用单药治疗效果好,可较长期抑制病毒复制,控制病情发展,但不能治愈 AIDS。

二、人类嗜 T 细胞病毒

人类嗜 T 细胞病毒(HTLV)是 20 世纪 80 年代初期分别从 T 淋巴细胞白血病和毛细胞白血病患者的外周血淋巴细胞中分离出的人类逆转录病毒,分为 HTLV-Ⅰ 和 HTLV-Ⅱ 两个亚型。

HTLV 呈圆形,大小约 100nm,核心含病毒 RNA 及逆转录酶,内层衣壳含 P_{18} 和 P_{24} 两种结构蛋白,有包膜,表面刺突嵌有病毒特异糖蛋白 gp120,能与 CD4 分子结合,与病毒的感染及侵入细胞有关。HTLV-Ⅰ 和 HTLV-Ⅱ 基因组的同源性约为 50%。HTLV 仅感染 $CD4^+T$ 细胞并在其中生长。

HTLV-Ⅰ 可通过性接触、输血及注射等途径传播,亦可经胎盘、产道或哺乳等途径将病毒传给婴儿。HTLV 侵入 $CD4^+T$ 细胞后,其基因组逆向转录并以前病毒的形式整合于宿主细胞 DNA 中。在病毒复制过程中,可激活 $CD4^+T$ 细胞,使其 IL-2 基因与 IL-2 受体基因大量表达,使 $CD4^+T$ 细胞大量增殖,但并不出现细胞破坏。在细胞增殖过程中,个别细胞的染色体可发生突变,成为异常的白血病细胞,这些细胞无限增殖后可发展成 T 细胞白血病。HTLV-Ⅰ 除引起成人 T 细胞白血病外,还可引起热带下肢痉挛性瘫痪和 B 细胞淋巴瘤。

目前,尚未研制出有效的 HTLV 疫苗,应用 AZT 治疗 HTLV 感染有一定的效果。

第五节　其 他 病 毒

表 17-5　其他病毒

病毒	所致疾病	传播途径	防治原则
流行性乙型脑炎病毒	流行性乙型脑炎(乙脑)	蚊媒传播	接种乙脑疫苗,防蚊灭蚊
汉坦病毒(HFRS)	肾综合征出血热(流行性出血热)	呼吸道、消化道或直接接触	接种疫苗,灭鼠
狂犬病病毒	狂犬病	被患病动物咬伤、抓伤	接种狂犬疫苗
单纯疱疹病毒(HSV)	HSV-1:龈口炎、疱疹性角膜结膜炎、唇疱疹、脑炎;HSV-2:生殖器疱疹、新生儿疱疹	密切接触和性接触为主要途径,亦可经飞沫传播	尚无特异性预防疫苗,对症处理为主
水痘-带状疱疹病毒(VZV)	原发感染表现为水痘;复发感染表现为带状疱疹	飞沫或直接接触传播	接种 VZV 减毒活疫苗
EB 病毒(EBV)	传染性单核细胞增多症;非洲儿童恶性淋巴瘤;鼻咽癌	唾液传播,偶见输血传播	疫苗研制中,无特效药
巨细胞病毒(CMV)	宫内感染;围产期感染;儿童及成人原发感染;免疫功能低下者感染	母婴传播、接触传播、性传播、医源性传播	尚无有效疫苗

续表

病毒	所致疾病	传播途径	防治原则
登革病毒	登革热	蚊媒传播	无疫苗,以防蚊灭蚊为主
森林脑炎病毒	森林脑炎	蜱叮咬	无疫苗,灭蜱和防蜱叮咬
新疆出血热病毒	新疆出血热	蜱叮咬	疫苗预防效果待定
人乳头瘤病毒	扁平疣、跖疣、尖锐湿疣、宫颈癌	直接或间接接触,新生儿可经产道感染	尚无特异性预防方法,切断传播途径为有效预防措施
埃博拉病毒	埃博拉出血热	接触传播	尚无有效药物和疫苗;隔离患者,对症治疗
寨卡病毒	一般症状轻微;有研究显示可致新生儿小头症、格林 - 巴林综合征	虫媒传播、性接触传播;母婴传播	尚无特异性疫苗或药物,防蚊灭蚊是预防本病的重点

(齐芬芳)

复习思考题

1. 为什么甲型流感病毒易造成世界大流行? 怎样才能控制?
2. 孕妇感染哪些病毒易导致胎儿先天性畸形,其表现是什么?
3. 简述 HBV、HIV 的传播方式及预防对策。
4. 简述 HAV、HBV、HCV、HDV、HEV 的主要异同点。
5. 试述人被动物咬伤后应该采取的措施。

下篇

人体寄生虫学

寄生虫学总论

学习要点

1. 寄生虫、宿主、终宿主、中间宿主、保虫宿主、转续宿主、寄生虫的生活史等概念。
2. 寄生虫对宿主的危害。
3. 寄生虫病的流行环节和防治原则。
4. 寄生虫病现状和流行特征。

概　　述

人体寄生虫学主要研究人体寄生虫的形态、结构、生活史、致病性、实验诊断、流行规律与防治措施,揭示寄生虫与人体及外界环境相互关系的科学。人体寄生虫是引起人类疾病的病原生物之一,种类繁多,按照生物学分类分为医学原虫、医学蠕虫和医学节肢动物。

第一节　寄生虫与宿主的概念

一、寄生虫的概念及分类

自然界生物在长期进化过程中,两种生物生活在一起的现象叫共生。依其利害关系,可归纳为3种类型,即共栖、互利共生和寄生。寄生则是指两种生物生活在一起,其中一方受益,另一方受害;通常将受害一方称为宿主,受益一方称为寄生物。

凡长期或暂时地寄生于另一种生物体内或体表,获得营养并给对方造成损害的多细胞无脊椎动物和单细胞原生生物称为寄生虫。

按寄生虫与宿主的关系,寄生虫可分为以下类别:

1. 据寄生部位可分为　①体外寄生虫:指暂时或永久寄生于人体体表的寄生虫,如蚊、蚤;②体内寄生虫:指寄生于人体体内的寄生虫,如蛔虫。

2. 据寄生的性质可分为　①专性寄生虫:指虫体发育过程中至少有一个阶段营寄生生活,如钩虫;②兼性寄生虫:指虫体既可以营寄生生活也可以营自由生活,如粪类圆线虫;③偶然寄生虫:指寄生虫因偶然机会侵入人体内营寄生生活,如斯氏狸殖吸虫;④机会致病寄生虫:指有些寄生虫在人体内通常处于隐性感染状态,当机体免疫功能受损时则大量增殖导致疾病,如弓形虫和卡氏肺孢子虫等。

3. 据寄生时间长短可分为 ①长期寄生虫:指寄生虫的某一生活阶段不能离开人体,如蛔虫;②暂时性寄生虫:指寄生虫因摄食需要,短时间与人体接触而后离开,如蚊。

二、宿主的概念及类型

被寄生虫寄生的生物称为宿主。寄生虫完成生活史的过程中,有的只需一个宿主,有的需要多个宿主。根据寄生虫不同发育阶段对宿主的需求,可将其分为以下几种:

1. 终宿主 终宿主是指在寄生虫生活史中,成虫或有性生殖阶段所寄生的宿主。如血吸虫的成虫寄生于人体,人就是血吸虫的终宿主。

2. 中间宿主 终宿主是指在寄生虫生活史中,幼虫或无性生殖阶段所寄生的宿主。若需两个以上中间宿主,则依顺序称第一、第二中间宿主。如卫氏并殖吸虫有第一中间宿主川卷螺,第二中间宿主溪蟹或蝲蛄。

3. 保虫宿主或储存宿主 蠕虫的成虫或原虫的某一发育阶段除可寄生于人体外,亦可寄生某些脊椎动物,在一定条件下这些脊椎动物体内的寄生虫又可传给人,这些动物称为保虫宿主。例如华支睾吸虫的成虫除寄生于人体外,还可寄生于猫、狗等动物体内,猫、狗等则为保虫宿主。

4. 转续宿主 有些寄生虫幼虫侵入非正常宿主后,不能发育成熟,但能长期存活并维持幼虫状态,当有机会进入正常宿主体内,便可继续发育为成虫,这种非正常宿主称为转续宿主。例如,卫氏并殖吸虫的感染阶段幼虫进入非正常宿主野猪体内,不能发育为成虫,但可长期保持童虫状态,若犬生吃含有此童虫的野猪肉,则童虫可在犬体内发育为成虫,故野猪为其转续宿主。

三、寄生虫的生活史与感染阶段

寄生虫的生活史是指寄生虫完成一代生长、发育、繁殖的全过程以及所需外界环境。寄生虫种类繁多,生活史差异很大,主要包括感染阶段、体内移行阶段、寄生阶段、离体阶段、体外发育阶段以及发育过程中所需的宿主和环境条件等。

感染阶段是指人体寄生虫发育到能够感染人的阶段,如钩虫必须在泥土中发育成为丝状蚴才能经人体皮肤侵入。

第二节 寄生虫与宿主的相互关系

一、寄生虫对宿主的损害

寄生虫对宿主的损害主要表现在3个方面:

(一)掠夺营养

寄生虫在宿主体内生长、发育和繁殖所需要的营养物质主要来源于宿主,肠道寄生虫还影响机体对营养物质的吸收。因此,寄生虫感染易引起宿主的营养不良。如蛔虫和钩虫等。

(二) 机械性损伤

寄生虫侵入宿主并在体内移行、定居等,可阻塞腔道、压迫组织和破坏细胞,以及虫体移行和吸附作用所造成的机械性损伤。如钩虫丝状蚴侵入皮肤时引起的钩蚴性皮炎;大量蛔虫堵塞肠道引起的肠梗阻等。

(三) 毒性作用与免疫损伤

寄生虫排泄物、分泌物、死亡虫体崩解物等对宿主有毒性作用或诱发超敏反应。如痢疾阿米巴原虫分泌的溶组织酶破坏肠壁组织,引起肠壁溃疡;血吸虫卵分泌的可溶性抗原与宿主抗体结合形成抗原抗体复合物,引起肾小球基底膜损伤等。

二、宿主对寄生虫的免疫作用

寄生虫进入宿主体内,宿主必然会出现防御性生理反应,产生固有免疫和适应性免疫,通过免疫应答对寄生虫产生不同程度的抵抗。

(一) 固有免疫

固有免疫包括各种人体屏障和吞噬细胞的吞噬作用以及补体的溶细胞作用等。

(二) 适应性免疫

1. 消除性免疫 仅见于极少数寄生虫感染(如热带利什曼原虫引起的皮肤利什曼病),表现为宿主受感染后,产生适应性免疫,体内寄生虫完全被消除,并对再次感染具有牢固持久的免疫力。

2. 非消除性免疫 非消除性免疫是寄生虫感染中常见的一种不完全免疫,表现为宿主感染寄生虫后所产生的免疫力,不能清除或不能完全清除体内已感染的寄生虫,但对同种寄生虫的再感染具有一定的免疫力。

(1) 带虫免疫:某些原虫(如疟原虫)感染宿主后可引起适应性免疫,使原虫在宿主体内保持较低水平,并对同种原虫的再感染具有一定的抵抗力,一旦用药物治疗完全清除原虫后,宿主所获得的免疫力也随之消失,这种免疫状态称为带虫免疫。

(2) 伴随免疫:某些蠕虫(如血吸虫)感染宿主后,所产生的适应性免疫,对已寄生的成虫无影响,但对再感染幼虫有一定抵抗力,并随体内活虫体消失而逐渐失去,这种免疫称为伴随免疫。

(三) 超敏反应

超敏反应是宿主对寄生虫感染产生的异常免疫反应。多数寄生虫病出现的过敏症状,属 I 型超敏反应;疟疾和黑热病患者发生的溶血性贫血与 II 型超敏反应有关;疟疾伴发的肾小球肾炎,属 III 型超敏反应;血吸虫卵在肝脏形成的肉芽肿,则是 IV 型超敏反应引起的结果。

(四) 免疫逃避

寄生虫逃避宿主免疫力攻击的现象称为免疫逃避。其机制复杂,主要涉及以下方面:

1. 抗原性的改变 寄生虫表面抗原性的改变是逃避免疫效应的基本机制。包括抗原变异和抗原伪装。抗原变异是某些寄生虫其表面抗原发生变异,直接影响免疫识别。抗原伪装是寄生虫体表结合宿主的抗原,或者被宿主的抗原包被,妨碍了宿主免疫系统的识别。

2. 抑制宿主的免疫应答　寄生在宿主体内的寄生虫释出可溶性抗原,与宿主血清抗体结合,形成抗原抗体复合物,抑制了宿主对虫体的免疫应答。另外,在某些寄生虫感染中发现有免疫抑制因子,如感染布氏锥虫的小鼠血清中就有这种物质。

3. 解剖位置隔离　寄生虫一般都具有较固定的寄生部位。有些寄生在宿主的细胞、组织和腔道中,特有的生理屏障可使之与免疫系统隔离,如寄生在眼部或脑部的囊尾蚴,寄生在红细胞内的疟原虫等。

第三节　寄生虫病流行的环节与特点

一、寄生虫病流行的基本环节

寄生虫病的流行与传播,也与其他传染病一样,必须具备 3 个基本环节,即传染源、传播途径、易感人群。

(一) 传染源

人体寄生虫病的传染源包括患者、带虫者和保虫宿主。

(二) 传播途径

1. 经口感染　有些寄生虫的感染阶段可通过污染的食物、饮水、手指等被人误食而感染,如蛔虫、蛲虫、肝吸虫等。

2. 经皮肤感染　土壤中的丝状蚴、水中的血吸虫尾蚴,这些感染性幼虫与人接触时便能侵入皮肤而使人感染。

3. 经媒介昆虫感染　有些寄生虫必须在媒介节肢动物体内发育至感染期,再通过叮咬等使人受感染,如经蚊传播疟原虫、丝虫等。

4. 经接触感染　寄生腔道或体表的寄生虫可因直接接触或间接接触(浴具、衣物)而感染,如阴道毛滴虫、疥螨等。

5. 经胎盘感染　亦称垂直感染,当母体在妊娠期感染某些寄生虫时,病原体可经胎盘传给胎儿,致使胎儿发生先天性寄生虫感染,如弓形虫、疟原虫等。

6. 其他途径　如输血感染、吸入感染,前者如疟疾患者作为供血源可致受血者感染输血性疟疾,后者如蛲虫卵偶尔可随飞扬的灰尘被吸入人体引起感染。此外,还有自体感染,如蛲虫、微小膜壳绦虫等。

(三) 易感人群

人体对各种人体寄生虫缺乏有效的天然防御功能,均为易感者。一些特定人群,如儿童、从非流行区进入流行区即以前未曾接触该寄生虫的人群则尤其易感。

二、影响寄生虫病流行的因素

1. 自然因素　包括地理环境、气候因素和生物种群。地理环境会影响到中间宿主的孳生与分布,如肺吸虫的中间宿主溪蟹和蝲蛄只适于生长在山区小溪,因此肺吸虫病大多在丘陵、山区流行。气候条件会影响到寄生虫在外界的生长发育及其中间宿主或媒介节肢动物的孳生,如钩虫卵和幼虫在外界发育,需要有温暖、潮湿的环境,因此,我国干燥、寒冷的地区没有钩虫病流行。生物种群(中间宿主)的存在与否,决定了某些寄生虫病能否流行,如血吸虫病流行与其中间宿主钉螺分布相一致,只能在有钉螺的长江中下游地区流行。

2. 社会因素　包括社会制度、经济状况、文化教育、医疗卫生、防疫保健以及人的生产方式和生活习惯等。如有些食物源性寄生虫病,如肝吸虫病、旋毛虫病的流行,与当地居民的饮食习惯密切相关。

三、寄生虫病流行的特点

1. 地方性　受地理环境和中间宿主或媒介节肢动物影响,不同地方寄生虫病流行情况不同,如洞庭湖周边流行日本血吸虫病。

2. 季节性　寄生虫的传播与季节有密切的关系。生活史中需要媒介节肢动物传播的寄生虫,其流行与媒介节肢动物的季节消长一致,也与气候条件、生产和生活习惯等有关。

3. 自然疫源性　某些寄生虫可在脊椎动物和人之间自然传播,称为人畜共患寄生虫病,又称自然疫源性疾病。

第四节　寄生虫病的流行状况与防治措施

一、寄生虫病的流行状况

寄生虫病防治工作在全球取得了阶段性成就,不少寄生虫病的感染率和发病率得到了控制,但是近年随着气候变暖、国际交往频繁、人口流动性增大、区域性不良饮食习惯的扩大、生活方式多样化、AIDS 发病率上升、免疫抑制剂滥用及人们盲目乐观导致的防治力度下降等原因,使得在许多传统的人体寄生虫病出现回升迹象基础上,一些以往未被关注的寄生虫病,如弓形虫病、隐孢子虫病、肺孢子虫病、粪类圆线虫病等,其危害性也日渐显现;另外,恶性疟抗药株、媒介节肢动物抗药性等重大难题,给寄生虫病防治工作带来新的挑战。

知识链接

寄生虫感染现状

寄生虫病的危害仍是普遍存在的公共卫生问题。寄生虫感染者主要分布在发展中国家,特别是热带、亚热带及温带地区。世界公认的危害严重的"六类热带病"中,除麻风病外,疟疾、血吸虫病、丝虫病、利什曼病和锥虫病均为寄生虫病,其中前4类及钩虫病,也是我国1956年提出限期消灭的"五大寄生虫病"。我国地跨寒、温、热三带,自然条件千差万别,人民的生活与生产习惯复杂多样,加以中华人民共和国成立前政治、经济、文化等社会因素的影响,使我国成为寄生虫病严重流行国家之一。中华人民共和国成立后,经过60多年的不懈努力,其中丝虫病和利什曼病达到基本消灭,疟疾和钩虫病的流行得到有效控制,血吸虫病基本达到传播阻断标准,其他许多常见人体寄生虫在人群的感染率也大幅下降。

二、寄生虫病的防治原则

根据寄生虫病流行的基本环节和影响因素,采取综合性的防治措施,有效地控制和消灭寄生虫病。

1. 控制传染源 在流行区,普查、普治患者和带虫者以及保虫宿主是控制传染源的重要措施。在非流行区,监测和控制来自流行区的流动人口,是防止传染源的输入和扩散的必要手段。

2. 切断传播途径 根据不同寄生虫的传播途径,采取相应措施。如加强粪便和水源管理,注意环境和个人卫生;控制或杀灭媒介节肢动物和中间宿主等。

3. 保护易感人群 加强宣传教育工作,普及卫生知识,如改变不良的生活习惯和生产方式,进行预防性服药和涂敷防护剂、驱避剂等。此外,使用有效的寄生虫病疫苗对易感人群有较好的保护作用。

(龚宗跃)

课件
18章PPT

第十八章

医学蠕虫

扫一扫
知重点

学习要点

1. 常见医学蠕虫的感染阶段和致病性。

2. 常见医学蠕虫的形态和生活史。

3. 常见医学蠕虫的实验诊断及防治原则

　　蠕虫是一类能借助肌肉的收缩而进行蠕动状运动的多细胞无脊椎动物,主要包括扁形动物门的吸虫和绦虫、线形动物门的线虫、棘头动物门的棘头虫等。医学蠕虫是指寄生在人体并能导致机体病理损伤的蠕虫,由蠕虫引起的疾病统称为蠕虫病。

第一节　线　虫　纲

　　线虫属于线形动物门,种类多,分布广,大多营自生生活,少数营寄生生活。寄生于人体的常见线虫有10余种。线虫共同特征为:①虫体多呈圆柱形或线状,大小不一;②雌雄异体,雌虫一般大于雄虫;③生殖器官发达;④消化系统完整,有口有肛门。

一、似蚓蛔线虫

　　似蚓蛔线虫简称蛔虫,是最常见的人体消化道寄生虫,为一种大型线虫,成虫寄生在肠道引起蛔虫病。

　　(一) 形态

　　1. 成虫　呈长圆柱形,形似蚯蚓,活虫粉红色或微黄色,死后灰白色。虫体头端有 3 个唇瓣,排列成"品"字形。雌虫长 20~35cm,尾端呈圆锥形;雄虫长 15~31cm,尾端向腹面卷曲。

　　2. 虫卵　蛔虫卵分为受精卵和未受精卵。受精卵呈宽椭圆形,大小为(45~75)μm×(35~50)μm,卵壳外常披一层凹凸不平的蛋白质膜,被胆汁染成棕黄色。卵内含有一个大而圆的卵细胞,在其两端与卵壳间可见新月形空隙。未受精卵呈长椭圆形,大小为(88~94)μm×(39~44)μm,卵壳与蛋白质膜均较受精蛔虫卵薄,卵壳内含许多大小不等的折光颗粒。两种蛔虫卵的蛋白质膜有时可脱落,成为无色透明的脱蛋白质膜卵,由于卵壳较厚,仍可与其他虫卵区别。卵壳厚而透明是蛔虫卵的主要特征(图 18-1)。

| 受精卵 | 脱蛋白膜受精卵 | 感染期卵 | 未受精卵 |

图 18-1　蛔虫卵形态示意图

(二) 生活史

成虫寄生于人体小肠中,以肠内半消化食物为营养。雌、雄成虫交配后雌虫产卵,平均每天每条雌虫可产卵 24 万个。虫卵随粪便排出体外,受精卵在潮湿、氧气充足、荫蔽的泥土中,在 21~30℃ 条件下,约经 3 周发育为内含幼虫的感染期虫卵。

人误食感染期蛔虫卵后,卵内幼虫在小肠内孵出,幼虫侵入肠壁小静脉或淋巴管,经肝、右心到达肺,穿过肺毛细血管,进入肺泡,沿支气管、气管向上移行至咽部,随宿主的吞咽动作进入食管,重新到达小肠,成为童虫,再经数周发育为成虫(图 18-2)。从误食感染期虫卵到雌虫产卵需 60~75 天。成虫寿命约 1 年。

图 18-2　蛔虫的生活史示意图

(三) 致病

1. 幼虫致病　幼虫在移行过程中,人体最常受损的是肺,感染严重时可引起蛔蚴性肺炎、哮喘,临床表现发热、咳嗽、痰中带血、胸痛、呼吸困难等。

2. 成虫致病　成虫是主要致病阶段,其致病机制主要是:①掠夺营养和破坏肠黏膜:成虫寄生于小肠直接掠夺宿主的营养,损伤肠黏膜,导致肠黏膜的炎症反应,引起消化不良和营养吸收障碍,患者可出现阵发性脐周疼痛、食欲减退、恶心、呕吐、消化不良、腹泻与便秘等。儿童感染者,可引起严重的营养不良。②引起超敏反应:

虫体的分泌物、代谢物常使患者出现荨麻疹、血管神经性水肿、皮肤瘙痒等超敏反应。③并发症:成虫有钻孔习性,若宿主发热、胃肠道疾病或大量食入辛辣食物或服用驱虫药物不当等因素刺激下,蛔虫可钻入开口于肠壁的各种管道,甚至肝脏等其他器官,引起胆道蛔虫症、蛔虫性阑尾炎、胰腺炎、肠穿孔、腹膜炎及肠梗阻等。

(四) 实验诊断

可采用直接涂片法、水洗沉淀法或饱和盐水漂浮法自患者粪便中查到虫卵即可确诊。疑似患者,可进行试验性驱虫确诊。

(五) 流行

蛔虫呈世界性分布,尤其在温暖、潮湿和卫生条件较差的地区,人群感染较为普遍。感染率农村高于城市,儿童高于成人。蛔虫普遍感染的主要因素有:①生活史简单;②虫卵抵抗力强;③雌虫产卵量大;④未经无害化处理的粪便施肥;⑤不良的生活和生产行为等。

(六) 防治原则

加强健康教育,注意饮食卫生和个人卫生,重点在儿童的预防。同时加强粪便管理和无害化处理,消灭苍蝇等传播媒介,防止虫卵污染环境。积极治疗患者和带虫者,对学龄儿童采用集体服药驱虫。常用驱虫药有甲苯咪唑、阿苯达唑等。

二、毛首鞭形线虫

毛首鞭形线虫简称鞭虫。成虫主要寄生于人体盲肠,引起鞭虫病。

(一) 形态

成虫前 3/5 细长,后 2/5 明显粗大,形似马鞭。雌虫长 35~50mm,尾端钝圆而直;雄虫长 30~45mm,尾端向腹面呈环状卷曲。虫卵呈纺锤形,大小为 (50~54) μm × (22~23) μm,黄褐色,卵壳较厚,两端各具一透明塞状突起,内含一个未分裂的卵细胞(图18-3)。

虫卵

雌虫   雄虫

图 18-3 鞭虫成虫和虫卵的形态示意图

（二）生活史

鞭虫生活史简单，人是唯一的宿主。成虫寄生于盲肠，雌虫产卵，虫卵随粪便排出体外，在适宜的土壤中，约经 3~5 周发育为含幼虫的感染期卵。经口进入人体小肠，孵出幼虫，先钻入肠黏膜摄取营养，后回到肠腔再移行至盲肠发育为成虫。自感染虫卵到成虫产卵约需要 60 天，成虫寿命一般为 3~5 年。

（三）致病

成虫细长的前端钻入宿主肠黏膜、黏膜下层乃至肌层，吸食组织液和血液，加之虫体分泌物的刺激，可致肠壁黏膜点状出血、炎症或溃疡，引起鞭虫病。轻度感染者多无明显症状，严重感染可致慢性失血，出现头晕、消瘦、贫血、腹痛、腹泻等，营养不良的儿童重度感染，可出现直肠脱垂等。

（四）实验诊断

粪便中查到虫卵即可确诊，常用直接涂片法、饱和盐水漂浮法、粪便浓集法等检查。

（五）流行与防治

鞭虫广泛分布于热带及亚热带地区，流行因素与蛔虫相似，但感染率较蛔虫低。防治原则与蛔虫相同。常用的驱虫药物有阿苯达唑、甲苯咪唑，噻嘧啶与甲苯咪唑合用效果更好。

三、蠕形住肠线虫

蠕形住肠线虫俗称蛲虫。主要寄生于人体回盲部，引起蛲虫病，儿童感染多见。

（一）形态

1. 成虫　虫体细小，乳白色，线头状。雌虫大小为 8~13mm，虫体中部膨大，尾端直而尖细；雄虫大小为 2~5mm，尾端向腹面卷曲。

2. 虫卵　形似柿核，一侧较平，一侧稍凸，卵壳较厚无色透明，大小为$(50~60)\mu m \times (20~30)\mu m$，虫卵排出时内含一蝌蚪期胚胎，在外界与空气接触后，很快发育为幼虫。

（二）生活史

成虫寄生于回盲部，以肠腔内容物、组织液和血液为食。雌虫、雄虫交配后，雄虫很快死亡；雌虫子宫内充满虫卵，在肠内温度和低氧环境中，一般不排卵或仅很少产卵。当宿主睡眠后，肛门括约肌松弛，雌虫向下移行抵达肛门，爬至肛周大量产卵。雌虫产卵后多数死亡，少数可由肛门返回肠腔，或进入阴道、尿道等处引起异位寄生（图18-4）。

黏附在肛门周围的虫卵，约经 6 小时发育为感染期虫卵。感染期虫卵经口或随空气吸入等方式被人摄入，或经肛门 - 手 - 口方式形成自身感染，在十二指肠内孵出幼虫，幼虫沿小肠下行，在回盲部发育为成虫。自吞食虫卵至成虫产卵需 2~6 周。雌虫寿命 2~4 周。

（三）致病

雌虫在肛周产卵，刺激肛门及会阴部皮肤导致瘙痒及炎症，并影响患者睡眠，是蛲虫病的主要症状。反复感染可影响儿童身心健康。异位寄生可引起阴道炎、子宫内膜炎、输卵管炎和尿道炎等。

图 18-4　蛲虫的生活史示意图

（四）实验诊断

根据雌虫肛周产卵的特点，可用透明胶纸法或棉拭子法，于清晨排便前在肛周收集虫卵。检查虫卵为阴性时，可连续检查 2~3 天。夜间在患儿肛周检获成虫也可确诊。

（五）流行

蛲虫呈世界性分布，我国各地都有感染，城市感染率高于农村，儿童高于成人。尤以托儿所、幼儿园等儿童聚集场所感染率较高。蛲虫生活史简单，虫卵发育迅速，感染期虫卵抵抗力强，因此蛲虫病流行广泛。

（六）防治原则

采取综合措施，防止相互感染和自身反复感染。注意公共卫生、家庭及个人卫生，教育儿童养成不吮吸手指、勤剪指甲、饭前便后洗手的卫生习惯。定期烫洗被褥和清洗玩具等。对集体生活的儿童进行普查普治。治疗常用阿苯达唑、噻嘧啶等。也可局部外用 3% 噻嘧啶软膏、蛲虫油膏等。

四、十二指肠钩口线虫和美洲板口线虫

寄生于人体的钩虫主要为十二指肠钩口线虫和美洲板口线虫，分别简称为十二指肠钩虫和美洲钩虫。成虫寄生在小肠，以血液为食，造成人体的慢性失血，引起钩虫病。

（一）形态

1. 成虫　虫体细长，长约 1cm，雌虫大于雄虫，活时肉红色，死后灰白色。虫体前端有一发达的角质口囊，圆形或椭圆形。十二指肠钩虫口囊有 2 对钩齿，虫体前端和尾端均向背面弯曲，呈"C"形；美洲钩虫有 1 对板齿，虫体前端向背面仰曲，尾端向腹面弯曲，虫体呈"S"形。钩虫前端两侧均有 1 对头腺，分泌抗凝素及多种酶类，抑制肠壁伤口的血液凝固。咽管壁有 3 个咽腺，分泌乙酰胆碱酯酶等，干扰神经介质的传递，降低宿主肠壁的蠕动，有利于虫体附着。咽管壁肌肉发达，有利于吸取宿主的血液。

2. 虫卵　两种钩虫卵不易区别，均为椭圆形，壳薄，无色透明，大小为 (56~76) μm × (36~40) μm，新鲜粪便的虫卵内通常含 4~8 个卵细胞，卵壳与卵细胞之间有明显空隙。

（二）生活史

成虫寄生于人体小肠上段,借口囊内的钩齿或板齿咬附于肠黏膜上,以血液、组织液、肠黏膜及脱落的上皮细胞为食。雌雄成虫交配后,雌虫产卵,虫卵随宿主粪便排出外体(图 18-5)。

图 18-5 钩虫的生活史示意图

1. 外界发育阶段 虫卵在外界温暖(25~30℃)、潮湿、荫蔽、氧气充足的疏松土壤中,卵内细胞不断分裂,约经 1~2 天,杆状蚴自卵内孵出,以土壤中细菌及有机物为食,经 7~8 天发育,即发育成为具有感染性的丝状蚴,又称感染期幼虫。

2. 人体发育阶段 丝状蚴具有向温、向湿的特性,当接触人体皮肤时,表现出活跃的穿刺运动,经毛囊、汗腺口或皮肤破损处钻入皮下,在局部停留约 24 小时,随血流经右心至肺,穿过肺微血管进入肺泡,再沿支气管、气管上行至咽,经吞咽而入小肠,发育为成虫。从丝状蚴侵入人体到发育为成虫产卵需 5~7 周。成虫的寿命约 3~5 年。

（三）致病

1. 幼虫致病 主要引起钩蚴性皮炎和钩蚴性肺炎。

(1) 钩蚴性皮炎:丝状蚴侵入皮肤,局部皮肤出现针刺、奇痒和烧灼感,继而见充血斑点或丘疹,1~2 日内呈现红肿、水疱,搔破后常有继发感染则形成脓疱,俗称"粪毒""露水毒"。

225

(2) 肺部病变:大量钩蚴感染,幼虫移行至肺,可引起钩蚴性肺炎,患者出现咳嗽、痰中带血、发热等症状。血中嗜酸性粒细胞增多。症状一般持续数日至10余日。

2. 成虫致病　钩虫对人体的主要损害由成虫引起。

(1) 贫血:成虫咬附肠壁,吸血为食,其分泌的抗凝物质及不断更换吸血部位使失血量增加,致患者长期慢性失血,从而导致贫血。表现为皮肤蜡黄、黏膜苍白、眩晕、乏力、劳动力减弱或丧失;严重者可有心慌、气促、面部及下肢水肿等贫血性心脏病的症状。

(2) 消化道症状和异嗜症:钩虫咬附于肠壁,因经常更换吸附部位,造成肠黏膜散在出血点及小溃疡,引起患者上腹部不适或隐痛、食欲减退、恶心、呕吐、腹泻、腹痛或便秘;重度感染者可见柏油样黑便等。少数患者出现喜食生米、生豆、泥土、瓦片、煤渣等异常症状,称为"异嗜症",若给患者服用铁剂后,症状可自行消失。

儿童感染钩虫易引起营养不良,生长发育障碍,以致出现侏儒症;妇女感染可引起停经、流产等。

(四) 实验诊断

粪便检出虫卵或孵化出钩蚴是确诊依据。常用饱和盐水漂浮法,检出率较直接涂片法高5~6倍。钩蚴培养法指虫卵孵出钩蚴,入水直接观察,可鉴别虫种。

(五) 流行

钩虫病呈世界性分布,以热带、亚热带为多,我国以黄河以南广大农村地区为主要流行区。北方以十二指肠钩虫为主,南方以美洲钩虫为主,但混合感染较为普遍。钩虫病的流行与自然环境、种植作物、生产方式及生活条件等有密切关系。

(六) 防治原则

在流行区定期普查普治。加强粪便管理,使用无害化粪便做肥料。加强个人防护,尽量减少手足与泥土接触,必要时涂防护剂预防感染。常用药物有甲苯咪唑、阿苯达唑等。

第二节　吸　虫　纲

吸虫属扁形动物门,主要具有以下特征:①虫体叶状或舌状,背腹扁平,两侧对称;②有口吸盘、腹吸盘,消化系统不完整,无肛门;③除血吸虫外,雌雄同体,生殖系统发达;④生活史复杂。

一、华支睾吸虫

华支睾吸虫简称肝吸虫,成虫寄生于人体的肝胆管内,引起华支睾吸虫病,又称肝吸虫病。

(一) 形态

1. 成虫　大小为(10~25) mm × (3~5) mm,雌雄同体。体形狭长,活时淡红色,半透明,死后灰白色。前窄后钝,形似葵花籽。口吸盘略大于腹吸盘。1对睾丸前后排列,呈分支状,故名华支睾吸虫。

2. 虫卵　平均为29μm × 17μm,是最小的蠕虫卵。黄褐色,形似芝麻,前端较窄有卵盖,卵盖周围的卵壳增厚,形成肩峰,后端钝圆,有小疣状突起,卵壳内含一成熟毛蚴(图18-6)。

图 18-6 华支睾吸虫各期的形态结构示意图

（二）生活史

成虫寄生于人或哺乳动物的肝胆管内。虫卵随胆汁进入肠腔，随粪便排出体外，进入水中被第一中间宿主淡水螺吞食，孵出毛蚴，经胞蚴、雷蚴等无性增殖阶段，形成许多尾蚴。尾蚴自螺体逸出，如遇第二中间宿主淡水鱼或虾时，即侵入其体内发育为囊蚴，囊蚴是感染阶段。当人或哺乳动物食入含活囊蚴的鱼或虾时，囊蚴在消化液的作用下脱囊成为童虫，继而进入胆总管上行进入肝内胆管，最终发育为成虫（图 18-7）。从食入囊蚴到粪便中出现虫卵约需一个月，成虫寿命为 20~30 年。

（三）致病

虫体的机械性刺激及其代谢产物的毒性作用，可引起胆管内膜及胆管周围炎症；若胆管阻塞，胆汁流出受阻和淤滞，可引起阻塞性黄疸；若并发细菌感染，可引起胆囊炎、胆管炎；虫卵、死亡的虫体及脱落的胆管组织，可形成结石的核心，发生胆结石。儿童感染严重时可引起发育不良或侏儒症。肝吸虫感染还可诱发肝癌或胆管上皮癌。

（四）实验诊断

检获虫卵是确诊的依据。常用沉淀集卵法检查虫卵，粪检阴性者，可用十二指肠引流胆汁查虫卵。免疫学检测常用于辅助诊断。

（五）流行

华支睾吸虫主要分布在亚洲，如中国、日本、印度、越南等国家。本病为人兽共患病，传染源包括患者、带虫者、保虫宿主（猫、犬、猪等）。保虫宿主种类繁多，分布广，粪便污染水源严重，第一和第二中间宿主并存，为幼虫的发育提供了条件。流行区域居民吃生的或未熟的鱼虾是流行的最关键因素。居民也可因生熟刀具、砧板不分而感染。

（六）防治原则

开展卫生宣教，不吃生的或半生的鱼或虾，切生、熟食的刀具、砧板要分开等。加

人体内移行途径

肝胆管中的成虫

卵

囊蚴

胞蚴

毛蚴

雷蚴

尾蚴

第二中间宿主体内发育

第一中间宿主体内发育

图 18-7　华支睾吸虫的生活史示意图

强粪便管理,防止粪便污染水源。积极治疗传染源,首选药物是吡喹酮与阿苯达唑。

二、布氏姜片吸虫

布氏姜片吸虫简称姜片虫,寄生于人或猪的小肠,引起姜片虫病。

(一) 形态

1. 成虫　是寄生人体的最大吸虫,大小为(20~75) mm×(8~22) mm;虫体背腹扁平,前窄后宽,肌肉丰富而肥厚,形似姜片;活时呈肉红色,死后呈灰白色;口、腹吸盘相距很近,腹吸盘比口吸盘大 4~5 倍。

2. 虫卵　是人体寄生虫中最大的蠕虫卵。虫卵长椭圆形,大小为(130~140)μm×(80~85)μm;卵壳薄,淡黄色,内含 1 个卵细胞和 20~40 个卵黄细胞(图 18-8)。

(二) 生活史

成虫主要寄生于人和猪的小肠,虫卵随粪便排出进入水中,在适宜温度下经 3~7 周的发育孵出毛蚴。毛蚴侵入扁卷螺体内经胞蚴、母雷蚴、子雷蚴的无性生殖阶段而发育成许多尾蚴,尾蚴自螺体逸出,附着于水生植物(如菱角、荸荠、茭白等)或其他物体的表面形成囊蚴,囊蚴是姜片虫的感染阶段。

人或猪因生食含囊蚴的水生植物而感染。囊蚴经消化液作用后,幼虫逸出,用吸盘附着于肠壁,经 1~3 个月发育为成虫(图 18-9)。成虫寿命为数月到数年不等。

(三) 致病

姜片虫虫体较大,腹吸盘发达,吸附力强,造成被吸附的肠黏膜与其附近组织发生炎症。患者有腹痛、腹泻和消化不良等症状。轻度感染时可无明显症状,若感染严重时可表现为营养不良、贫血、肠梗阻等。儿童感染可影响发育。

图 18-8　布氏姜片吸虫成虫和虫卵的形态结构示意图

图 18-9　布氏姜片吸虫的生活史示意图

（四）实验诊断

在粪便或呕吐物中检到虫卵或成虫，即可确诊。姜片虫虫卵大，易于识别，常采用直接涂片法或自然沉淀法检查。

（五）流行

本病主要分布于亚洲东部和东南亚国家，我国近几年感染率和感染度均迅速降低。

（六）防治原则

开展卫生宣传教育，不生食未经刷洗过或沸水烫过的菱角、荸荠等水生植物，不饮生水，勿用青饲料喂猪；加强粪便管理，防止粪便污染水源；积极查治患者、带虫者和病猪，以控制传染源，目前最有效的治疗药物是吡喹酮。

三、卫氏并殖吸虫

卫氏并殖吸虫主要寄生于肺部，又称肺吸虫，引起肺吸虫病。

（一）形态

1. 成虫　虫体呈长椭圆形、肥厚，背面隆起，腹面扁平，形如半粒黄豆，大小为(7.5~12) mm × (4~6) mm；口、腹吸盘大小略同，口吸盘位于虫体前端，腹吸盘约在虫体腹面中部；雌雄同体，生殖器官左右并列为本虫的显著特征，故称为并殖吸虫。

2. 虫卵　金黄色，椭圆形，两侧多不对称。大小为(80~118) μm × (48~60) μm，卵盖大，卵内含 1 个卵细胞及 10 多个卵黄细胞（图 18-10）。

图 18-10　卫氏并殖吸虫成虫和虫卵的形态结构示意图

（二）生活史

成虫寄生于人或食肉动物的肺内，以血液及坏死组织为食，虫卵随痰液或被咽下后随粪便排出体外。虫卵入水，在适宜的温度下约经 3 周孵出毛蚴。毛蚴侵入第一中间宿主川卷螺内，经胞蚴、母雷蚴、子雷蚴的无性繁殖阶段发育成尾蚴。成熟尾蚴自螺体逸出，侵入第二中间宿主溪蟹、蝲蛄体内发育为囊蚴，囊蚴是肺吸虫的感染阶段。

人或其他储存宿主因食入含有活囊蚴的溪蟹、蝲蛄而感染，囊蚴在小肠脱囊发育为童虫,童虫穿过肠壁进入腹腔,再穿过横膈经胸腔到达肺发育为成虫(图18-11)。有的童虫亦可侵入其他器官,引起异位寄生。从感染囊蚴到成虫产卵需 2~3 个月,成虫寿命 5~6 年。

图 18-11 卫氏并殖吸虫的生活史示意图

(三)致病

卫氏并殖吸虫的致病主要因童虫在组织器官中移行、窜扰和成虫定居对组织产生的机械性损伤及虫体的代谢产物引起的超敏反应。虫体进入肺所引起的病理过程大致分为脓肿期、囊肿期、纤维瘢痕期 3 期,临床表现有发热、气促、胸痛、咳嗽、咳血或铁锈色痰。幼虫在体内移行或窜扰,可异位寄生造成多个器官受损。肺吸虫病临床表现较复杂,按器官损伤主要分为胸肺型、腹型、皮下型、脑脊髓型、亚临床型等。由于幼虫几乎可以侵犯人体所有器官,因此还可引起其他类型,如心包型、肾型、眼型、脾型等。

(四)实验诊断

痰液或粪便直接涂片或沉淀法查出虫卵即可确诊。皮下结节手术摘除检出童虫或成虫也可确诊。免疫学检查常用皮内试验、ELISA 试验辅助诊断。

(五)流行

分布于亚洲、非洲、拉丁美洲和大洋洲,我国 26 个省、市、自治区有散在流行。本病传染源是患者、带虫者、保虫宿主。虫卵污染水源,可造成中间宿主的感染。不良的饮食习惯是本病流行的关键因素。

(六)防治原则

加强健康教育是控制本病流行的重要措施。治疗常用药物是吡喹酮。

四、日本裂体吸虫

日本裂体吸虫简称日本血吸虫,成虫主要寄生在人体血管内,引起血吸虫病。

(一) 形态

1. 成虫　雌雄异体,在宿主体内呈雌雄合抱状态。雄虫圆柱形略粗短,长 12~20mm,乳白色,有发达的口、腹吸盘,自腹吸盘以下虫体两侧向腹面卷曲,形成抱雌沟。雌虫细长如线,前细后粗,虫体长 12~28mm,腹吸盘不及雄虫明显,虫体呈深褐色(图 18-12)。

图 18-12　日本血吸虫成虫的形态结构示意图

2. 虫卵　大小为 89μm×67μm,椭圆形,淡黄色,卵壳较薄,无卵盖,卵壳一侧有一逗点状小棘,卵壳表面常附有坏死组织。成熟虫卵内含一毛蚴。毛蚴和卵壳间常可见到大小不等的圆形或椭圆形油滴状毛蚴分泌物(图 18-13)。

3. 毛蚴　大小约 99μm×35μm,呈梨形或椭圆形,灰白色,半透明,周身披有纤毛,毛蚴前端有顶腺和 1 对头腺,能分泌溶组织物质(图 18-13)。

4. 尾蚴　体长 280~360μm,属叉尾型,分体部和尾部,尾部又分为尾干和尾叉。尾蚴前端有口吸盘,腹吸盘位于体后部(图 18-13)。

(二) 生活史

血吸虫的生活史包括成虫、虫卵、毛蚴、母胞蚴、子胞蚴、尾蚴及童虫 7 个阶段。成虫寄生于人体或哺乳动物的门脉 - 肠系膜静脉系统,以血液为食。雌虫产卵于肠黏膜下层静脉末梢内。大部分虫卵随血流沉积在肝组织内;少数虫卵沉积于肠壁。成熟卵内毛蚴分泌溶组织物质,引起肠壁坏死,形成以虫卵为中心的嗜酸性脓肿。脓肿破溃虫卵落入肠腔,随粪便排出体外。虫卵进入水中,孵出毛蚴。若遇到中间宿主钉螺即钻入其体内,经母胞蚴、子胞蚴的无性繁殖,最后形成成千上万条尾蚴,尾蚴是血吸虫的感染阶段。

成熟尾蚴逸出螺体,在水中游动时若遇到人或保虫宿主,则靠穿刺腺分泌的溶组织酶和尾部的摆动,钻入皮肤脱去尾部形成童虫。童虫侵入末梢血管或淋巴管内,随血流经右心至肺,再进入体循环到达肠系膜动脉,穿过毛细血管网进入门静脉,待发育到一定程度,雌雄成虫合抱,再移行到肠系膜下静脉寄居,交配产卵(图 18-14)。自

图 18-13　日本血吸虫幼虫和虫卵的形态结构示意图

图 18-14　日本血吸虫的生活史示意图

尾蚴侵入人体到成虫产卵约需 24 天,成虫在人体内的寿命一般为 2~5 年,最长可达 40 年。

(三) 致病

血吸虫发育的不同阶段对宿主均有致病作用,以虫卵的致病作用最为严重。

1. **尾蚴及童虫致病**　尾蚴侵入皮肤,局部出现丘疹、红斑和瘙痒,称尾蚴性皮炎。童虫移行至肺可引起肺炎,患者出现发热、咳嗽、咯血等症状。

2. **成虫致病**　成虫所致的病理损害轻微,机械性损伤可致静脉内膜炎和静脉周围炎;亦可因Ⅲ型超敏反应引起蛋白尿、水肿、肾功能减退等。

3. **虫卵致病**　卵内毛蚴分泌可溶性抗原透过卵壳,刺激 T 细胞产生多种淋巴因子,吸引巨噬细胞、嗜酸性粒细胞、淋巴细胞等集聚于虫卵周围,形成虫卵肉芽肿(Ⅳ型超敏反应),急性期常出现中心坏死形成嗜酸性脓肿。同时,沉积在宿主肝、肠组织中的虫卵引起的肉芽肿又可不断破坏肝、肠组织结构,逐渐发生纤维化引起慢性血吸虫病,导致出现肝脾肿大、腹水、门静脉高压等。晚期患者还可引起肝硬化、巨脾;儿童反复感染,影响生长发育可致侏儒症等。

(四) 实验诊断

1. **病原学检查**　①粪便直接涂片法查虫卵,常用于急性血吸虫病患者;水洗沉淀法加毛蚴孵化法检出率较前者高,用于急性、慢性和晚期血吸虫病的诊断。②肠黏膜活组织检查,适用于慢性、特别是晚期血吸虫病患者。

2. **免疫学检查**　常用的方法有皮内试验、环卵沉淀试验、酶联免疫吸附试验等,作为诊断和疗效考核的指标。

(五) 流行

日本血吸虫主要流行于亚洲的中国、日本、菲律宾及印度尼西亚等国家。我国长江流域及其以南的 13 个省、市、自治区均有流行。血吸虫病流行因素主要包括:①传染源:本病属人畜共患寄生虫病,人和多种家畜及野生动物均可为传染源,其中患者和病牛最为重要;②传播途径:含血吸虫卵的粪便污染水源、水中存在钉螺和人群接触疫水是传播本病的 3 个重要环节;③易感者:不论何种年龄、性别、种族,人类对日本血吸虫均易感。

(六) 防治原则

两管一灭是预防的主要措施,即管水管粪、消灭钉螺。加强宣传教育,改变不良生产、生活方式,加强个人防护。治疗首选吡喹酮。

第三节　绦　虫　纲

绦虫又称带虫,属扁形动物门绦虫纲,寄生人体的绦虫有 30 余种。共同特征如下:①成虫背腹扁平,带状分节;②虫体由头节、颈部和链体 3 部分组成;③无口和消化道,靠体壁吸收营养;④雌雄同体,链体每个节片内均有生殖器官各一套。

一、链状带绦虫

链状带绦虫又称猪肉绦虫、猪带绦虫、有钩绦虫等。成虫寄生在人体的小肠内,引起猪带绦虫病;幼虫寄生于人或猪的肌肉等组织内,引起猪囊尾蚴病。

(一) 形态

1. 成虫 虫体扁平,带状,分节,乳白色,长 2~4m。头节近球形,直径 0.6~1mm,有 4 个吸盘,顶端具顶突,其上排列两圈小钩。颈部纤细,具有生发功能。链体由 700~1000 个节片构成,根据节片内生殖器官发育成熟程度不同分为幼节、成节和孕节。近颈部的幼节宽大于长,成节近方形,具有发育成熟的雌雄生殖器官各一套;孕节长大于宽,子宫内充满虫卵,其他器官退化,子宫由主干向两侧分支,每侧 7~13 支,内含虫卵约 3 万 ~5 万个(图 18-15)。

图 18-15 链状带绦虫的形态结构示意图

2. 虫卵 圆球形,直径 31~43μm,卵壳薄而透明,内为胚膜。虫卵自孕节散出后卵壳多已脱落,称不完整虫卵。胚膜较厚,棕黄色,其上有放射状条纹,内含一个六钩蚴(图 18-15)。

3. 猪囊尾蚴 又称囊虫,黄豆大小,乳白色半透明、卵圆形的囊状体,囊内充满透明的囊液,头节凹入囊内呈白点状,构造与成虫头节相同(图 18-15)。

(二) 生活史

猪带绦虫的发育需要 2 个宿主。人是猪带绦虫唯一的终宿主,也可为中间宿主。猪是主要的中间宿主。

成虫寄生于人体小肠,头节深埋于肠黏膜内,孕节常单独或数节连在一起脱落至

含囊尾蚴的猪肉

人生食含囊尾蚴的猪肉被感染

人误食虫卵后,囊尾蚴在人的皮下、肌肉及脑等组织内寄生

成虫在小肠内寄生

在组织内发育成囊尾蚴

六钩蚴在小肠内孵出

猪吞食孕节及虫卵

虫卵

孕节

孕节及虫卵从肛门排出

囊尾蚴在小肠内伸出头节

图 18-16　链状带绦虫的生活史示意图

肠腔,随粪便排出体外。孕节或虫卵被中间宿主猪吞食后,在消化液的作用下,经 1~3 天孵出六钩蚴,六钩蚴钻入小肠壁血管或淋巴管,随血液到达猪体全身,多寄生于运动较多的肌肉如股、肩、心、舌、颈等处。经 60~70 天发育为囊尾蚴,有囊尾蚴寄生的猪肉称为"米猪肉""豆猪肉""米糁肉"等。人因食入生的或未熟透的"米猪肉"而感染。囊尾蚴在小肠受胆汁的刺激,头节翻出附着于小肠壁上,2~3 个月发育为成虫(图 18-16)。成虫寿命长达 25 年以上。当人误食虫卵或孕节后,卵内孵化出六钩蚴,到达人体各部位发育成囊尾蚴,但无法继续发育为成虫。

（三）致病

寄生于人体小肠的成虫可引起猪带绦虫病。患者多无明显症状,粪便中发现节片是常见的主诉,部分患者表现为腹部不适、腹泻、恶心等消化系统症状。虫体代谢产物被吸收后,可表现头痛、头晕、失眠等神经系统症状。

寄生组织内囊尾蚴引起囊尾蚴病,又称囊虫病。危害程度因囊尾蚴的数量及寄生部位而不同。常见的有皮下、肌肉囊虫病,可形成皮下结节;脑囊虫病,癫痫发作、颅内压增高和精神改变为主要症状;眼囊虫病,可引起视力障碍、甚至失明等。

（四）实验诊断

粪检排出的孕节,计数子宫侧支的数目确定虫种;检查虫卵可用粪便涂片法、浮聚法、沉淀法等。皮下囊尾蚴病通过手术摘除结节后检查;眼部的囊尾蚴可用眼底镜检查;脑和深部组织的囊尾蚴可通过影像学检查、免疫学检测等辅助诊断。

（五）流行

世界性分布,我国几乎遍及全国。近年来,各地感染有增加趋势。患者以青壮年为主,农村高于城市。猪的饲养与管理不善及人生食或食入半生猪肉的饮食习惯是引起本病的主要因素。

（六）防治原则

综合防治,主要为"驱、管、检、食"。①驱:驱虫治疗患者和带虫者,控制或消灭传染源,常用药物有吡喹酮、甲苯咪唑、阿苯达唑、槟榔和南瓜子等;②管:加强粪便管理和对猪的饲养管理,切断传播途径;③检:严格肉类检疫,避免"米猪肉"流入市场;

④食:不食生的或未煮熟的猪肉,生熟菜刀、砧板要分开,注意个人卫生和饮食卫生,去除不良生活习惯。

二、肥胖带绦虫

肥胖带绦虫又称牛带绦虫、牛肉绦虫或无钩绦虫。成虫寄生于人体小肠、引起牛带绦虫病。

牛带绦虫的形态与猪带绦虫相似,主要区别见表18-1。牛带绦虫呈世界性分布,我国各地均有报道,在牧区或以牛肉为主的肉食民族中流行,主要与粪便污染牧草和水源及食用牛肉方法不当有关。

表 18-1 牛带绦虫与猪带绦虫形态区别

	猪带绦虫	牛带绦虫
体长	2~4m	4~8m
节片	700~1000 节,薄,略透明	1000~2000 节,肥厚、不透明
头节	球形,直径约 1mm,具有顶突及小钩	方形,直径 1.5~2mm,无顶突及小钩
成节	卵巢分左右两叶及中央小叶,睾丸 150~200 个	卵巢仅两叶,睾丸 300~400 个
孕节	子宫分支每侧 7~13 支	子宫分支每侧 15~30 支
囊尾蚴	头端有小钩	头端无小钩

三、细粒棘球绦虫

细粒棘球绦虫又称包生绦虫。幼虫即棘球蚴,也称包虫,可寄生于人和多种食草动物的内脏组织中,引起棘球蚴病或称包虫病。

(一) 形态

1. 成虫 虫体微小,体长 2~7mm。头节呈梨形,有 4 个吸盘及明显的顶突,有两圈小钩。除头节和颈部外,整个链体只有幼节、成节和孕节各 1 节。孕节内的子宫具不规则的分支和侧囊,内含 200~800 个虫卵(图 18-17)。

2. 棘球蚴(幼虫) 棘球蚴为圆形或不规则的囊状物,大小不等,是棘球蚴生长发育的营养物。囊壁分两层,外层为角皮层,乳白色,无细胞结构,厚约 1mm,脆弱易破。内层为胚层又称生发层,厚约 20μm,含无数细胞核,胚层向囊内生长出许多原头蚴和生发囊。原头蚴、生发囊及胚层脱落的碎片可发育成子囊,子囊又可向囊内长出原头蚴、生发囊及孙囊。原头节、育囊、子囊悬浮于囊液中,统称为棘球蚴砂(图18-17)。

3. 虫卵 与猪带、牛带绦虫卵相似,镜下检查无法区别。

(二) 生活史

成虫寄生于犬科动物小肠,脱落的孕节和虫卵随粪便排出体外,污染牧草、水源及周围环境。人或食草类动物食入孕节和虫卵,在十二指肠中孵出六钩蚴并钻入肠壁的血管或淋巴管,随血流至全身各部位,经 3~5 个月发育成棘球蚴。含有棘球蚴的牛、羊等食草类动物的内脏,被狼、犬等肉食动物吞食后,囊内原头节散出,在小肠中约经 8 周发育为成虫,可有数百、数千条,多则数万条(图 18-18)。

图 18-17　细粒棘球绦虫的形态与结构示意图

图 18-18　细粒棘球绦虫的生活史示意图

（三）致病

棘球蚴病是绦虫中危害人体较为严重的一种。其危害程度，与寄生的数量、部位和时间等有密切关系，主要寄生在肝、肺、脑、骨等处。临床表现为局部压迫、过敏反应及全身中毒症状。若棘球蚴破裂，囊液及棘球砂溢出，可引发严重过敏反应，甚至引起休克而死亡。

（四）实验诊断

本病严禁穿刺，要综合诊断。可采用影像学手段诊断和定位。手术摘除棘球蚴或从痰液、尿液、腹水或胸水中镜检发现棘球蚴砂，即可确诊。

（五）流行

世界性分布。我国是世界上棘球蚴病流行最严重的国家之一，主要流行在我国新疆、青海、甘肃、宁夏、西藏、内蒙古和四川 7 个省、自治区。流行因素主要有：①虫卵对环境的严重污染；②人与家畜和环境的密切接触；③病畜内脏喂狗和乱抛。

（六）防治原则

我国已将包虫病列为法定传染病，应特别注意预防。

加强卫生宣教，提高个人防护能力。应焚烧或深埋病畜内脏，定期为家犬、牧犬驱虫。治疗首选手术摘除棘球蚴。

（龚宗跃）

 复习思考题

1. 蛔虫可致哪些疾病？

2. 钩虫引起贫血的原因有哪些？

3. 血吸虫病流行因素主要有哪些？

4. 猪带绦虫感染方式有哪些？分别可以引起什么疾病？

扫一扫
测一测

课件
19章PPT

扫一扫
知重点

第十九章

医 学 原 虫

 学习要点

1. 疟原虫、阴道毛滴虫及溶组织内阿米巴的形态、生活史、致病性和防治原则。

2. 杜氏利什曼原虫、蓝氏贾第鞭毛虫、刚地弓形虫的致病性。

3. 常见医学原虫的形态及防治原则。

第一节　医学原虫概述

原虫是单细胞真核动物,能独立完成生命活动的全部生理功能。虫体微小,结构简单,基本构造包括胞膜、胞质、胞核三部分。胞膜由单位膜构成,参与原虫的运动、排泄、营养、侵袭等多种生物学功能;胞质由基质、细胞器和内含物构成,大多数原虫的基质分为内质和外质;胞核由核膜、核质、核仁和染色质组成,多数原虫的细胞核属于泡状核,少数为实质核。

寄生在人体的致病性和非致病性原虫称为医学原虫,约有40余种。在原虫的生活史中,具有运动、摄食和生殖能力的阶段称为滋养体,是大多数原虫的基本生活型,通常是寄生原虫的致病阶段;某些原虫的滋养体在不良环境下分泌某些物质形成囊壁而成包囊,是多数原虫的感染阶段,在流行病学上具有重要意义。

拓展阅读

医学原虫属于原生动物门,根据运动细胞器的不同,医学原虫分为根足虫、鞭毛虫、孢子虫和纤毛虫4种,其分属于原生动物亚界下的叶足纲、动鞭纲、孢子虫纲和动基裂纲。

第二节　根 足 虫 纲

一、溶组织内阿米巴

溶组织内阿米巴(*Entamoeba histolytica* Schaudinn,1903)又称痢疾阿米巴,主要寄生于人体结肠内,在一定条件下侵入肠壁组织,引起阿米巴痢疾;也可随血液侵入肝、肺、脑等组织,引起肠外阿米巴病。本病呈世界性分布,多见于热带和亚热带,全球感染者约有 5000 万。

（一）形态

1. 滋养体　是阿米巴活动期,形态多变而不规则。虫体大小约为 12~60μm,有透明的外质、富含颗粒的内质和 1 个泡状核,运动时虫体外质首先向外流出形成透明的伪足,而后内质缓慢覆盖进入伪足,借助伪足作单一定向运动。从有症状患者组织中分离出的滋养体常含吞噬的红细胞,有时也可见白细胞和细胞。

2. 包囊　圆球形,外有光滑透明囊壁,直径 10~20μm,由滋养体在肠腔内形成。未成熟包囊包括 1 核包囊和 2 核包囊,囊内可见糖原泡及棒状拟染色体;成熟包囊为 4 核包囊,是原虫的感染阶段,糖原泡和拟染色体均消失(图 19-1)。

图 19-1　溶组织内阿米巴的滋养体和包囊形态示意图

（二）生活史

人是溶组织内阿米巴的适宜宿主,偶可寄生于猫、狗、猪和猴等动物体内。生活史简单,包括包囊期和滋养体期。人因食入被 4 核包囊污染的饮水或食物而感染,在回肠末端或结肠经碱性消化液作用,虫体脱囊而出形成 4 个囊后滋养体,再进一步分裂为 8 个滋养体,虫体在结肠上端摄食细菌和肠黏液,以二分裂法增殖。当虫体移行至结肠下段时,因营养及水分减少而停止活动,虫体团缩并分泌胶状物质,形成包囊,随粪便排出体外,在外界适宜条件下可保持感染性数日至一个月,但在干燥环境中易死亡(图 19-2)。

当机体免疫力降低、肠功能紊乱或肠壁受损时,肠腔内的滋养体可侵入肠黏膜,吞噬红细胞,破坏肠壁组织,引起肠壁溃疡;也可随血流侵入肝、肺、脑等组织中寄生,引起肠外阿米巴病。部分滋养体随坏死脱落的肠壁组织落入肠腔,随粪便排出体外。滋养体在外界生存时间短,无传播疾病作用。

图 19-2　溶组织内阿米巴的生活史示意图

（三）致病性

溶组织内阿米巴的致病性与虫株毒力、数量、宿主肠道菌群状况及宿主免疫功能有关。大多表现为无症状带虫者，仅有少数表现为肠或肠外阿米巴病。

1. 致病机制　当机体免疫力下降、肠壁有损伤、肠道致病性细菌混合感染及肠道内环境改变时，滋养体通过释放凝集素、穿孔素、半胱氨酸蛋白酶等黏附分子，同时借助伪足运动穿破细胞，最终导致疾病发生。

2. 临床表现　①肠阿米巴病：病变多见于回盲部和升结肠，其典型病理改变为口小底大的"烧瓶样"溃疡，溃疡间的黏膜正常或稍有充血水肿。急性阿米巴痢疾患者表现为腹痛、腹泻、里急后重，粪便呈果酱色，血多脓少，伴奇臭。慢性阿米巴病可表现为间歇性腹泻、腹胀、腹痛，有些患者可出现阿米巴肿。②肠外阿米巴病：侵入肠壁的滋养体随血流侵入肝、肺、脑等部位，可引起相应的肠外阿米巴病。以阿米巴性肝脓肿最多见，其次为肺脓肿。脓液呈巧克力酱色，含大量滋养体。

（四）实验诊断

1. 病原学检查　生理盐水直接涂片法进行粪检是确诊肠阿米巴病最有效的方法，可检出活动的滋养体，滋养体内可见被吞噬的红细胞。对慢性患者及成形粪便常用碘液染色法检查包囊。肠外阿米巴病可采集脓肿穿刺液行涂片检查。

2. 免疫学检查　常用的方法有酶联免疫吸附试验、间接血凝试验或琼脂扩散法等。

（五）防治原则

1. 治疗　患者和带虫者可用甲硝唑（灭滴灵）、替硝唑和塞克硝唑等。中药鸦胆子仁、大蒜素、白头翁等均有一定疗效，且副作用小。

2. 对粪便进行无害化处理，杀灭包囊，防止污染水源；注意个人及饮食卫生，消灭苍蝇和蟑螂。

二、消化道非致病阿米巴

寄生于人体消化道的阿米巴除溶组织内阿米巴外，还有其他肠道共栖阿米巴原虫，如迪斯帕内阿米巴、结肠内阿米巴、哈门内阿米巴、微小内蜒阿米巴、布氏嗜碘阿米巴和齿龈内阿米巴等。它们一般不致病，若重度感染或宿主抵抗力减弱时可出现非特异性症状。常见的有迪斯帕内阿米巴和结肠内阿米巴。

迪斯帕内阿米巴与溶组织内阿米巴形态相同，生活史相似，其感染者在所有感染内阿米巴的人中占绝大多数。通过同工酶分析、ELISA 和 PCR 可与溶组织内阿米巴鉴别。结肠内阿米巴与溶组织内阿米巴形态相似，但感染后不侵入组织，也无临床症状。其滋养体胞质内多含细菌而不含红细胞，包囊较大，核 1~8 个，需与溶组织内阿米巴相鉴别。

第三节　鞭 毛 虫 纲

一、蓝氏贾第鞭毛虫

蓝氏贾第鞭毛虫（*Giardia lamblia* Stile, 1915）简称贾第虫，主要寄生于人和某些哺乳动物的小肠，引起以腹泻和消化不良为主的贾第虫病，偶尔侵犯胆道系统造成炎性病变。本病呈世界性分布，尤其以旅游者居多，故又称为"旅游者腹泻"。近年来，该虫与艾滋病合并感染的病例不断增多。目前，贾第虫病已被列为全世界危害人类健康的 10 种主要寄生虫病之一。

（一）形态

贾第虫发育阶段有滋养体和包囊两个阶段。滋养体呈半梨形，左右对称，腹面扁平，背部隆起，大小为 $(9~21)\mu m \times (5~15)\mu m$。腹面前半部向内凹陷形成吸盘，一对泡状核位于虫体前端 1/2 靠近吸盘处，其内有核仁。虫体有前、后侧、腹侧和尾鞭毛 4 对，1 对轴柱与尾鞭毛相连将虫体分为对称的两半。包囊呈椭圆形，大小为 $(8~14)\mu m \times (7~10)\mu m$，内含 2 或 4 个核。4 核包囊是成熟包囊，为贾第虫的感染阶段（图 19-3）。

（二）生活史

该虫生活史简单，滋养体为繁殖阶段，包囊为传播阶段。人因误食被 4 核包囊污染的饮水或食物而感染。包囊在十二指肠脱囊形成 2 个滋养体，虫体借吸盘吸附于十二指肠或小肠上段的肠黏膜上夺取营养，以二分裂法增殖。在不利环境下，滋养体分泌囊壁形成包囊，随粪便排出体外。

腹面　　　　　　　側面　　　成熟包囊
滋养体

图 19-3　蓝氏贾第鞭毛虫的形态结构示意图

(三) 致病性

贾第虫的致病性与虫株毒力、宿主的免疫力及二糖酶缺乏等均有关系。大多数感染者无明显症状，仅呈带虫状态。若滋养体大量增殖，造成肠黏膜损伤和炎症，使肠黏膜的吸收功能下降，脂肪吸收障碍，患者可表现为急、慢性腹泻，后者常伴有吸收不良综合征。典型病例表现为突发性水泻、量多、恶臭、无脓血，粪便内可含有大量脂肪颗粒，常伴有恶心、厌食、上腹或全身不适。儿童感染可引起营养不良和发育障碍。滋养体偶可寄生于胆道，引起胆囊炎和胆管炎。

(四) 实验诊断及防治原则

取新鲜粪便标本或十二指肠引流液检出滋养体即可确诊，亚急性或慢性患者可用碘染法查包囊。预防应加强粪便管理，注意饮食卫生和个人卫生，积极治疗患者和带虫者。治疗常用药物有甲硝唑、替硝唑等。

二、阴道毛滴虫

阴道毛滴虫 (*Trichomonas vaginalis* Donne, 1837) 简称阴道滴虫，主要寄生于人体阴道、尿道内，引起滴虫性阴道炎和尿道炎。该虫呈世界性分布，主要通过性接触传播。

(一) 形态

阴道毛滴虫仅有滋养体期。活体无色透明，活动力强，体态多变。经固定染色后呈梨形，体长约为 7~23μm。虫体前端有一椭圆形的泡状核，核上缘的毛基体发出 4 根前鞭毛和 1 根后鞭毛，后鞭毛向后伸展与位于虫体外侧前 1/2 处的波动膜外缘相连。一根轴柱由前向后纵贯虫体并自后端伸出 (图 19-4)。虫体借鞭毛和波动膜做旋转式运动。

图 19-4　阴道毛滴虫的形态结构示意图

244

（二）生活史

阴道毛滴虫生活史简单,滋养体既是繁殖阶段,也是感染及致病阶段,虫体以纵二分裂法增殖。滋养体主要寄生于女性阴道,尤以阴道后穹窿多见,偶可寄生于尿道;男性感染者多侵入尿道、前列腺,也可侵及睾丸、附睾和包皮下组织。虫体在外界环境中抵抗力较强,主要通过性接触直接传播,也可通过使用公共浴池、浴具、共用泳衣裤、坐式马桶等间接接触方式感染。

（三）致病性

阴道毛滴虫的致病力与虫株毒力和宿主生理状态变化有关。正常情况下,健康妇女的阴道内存在的乳酸杆菌能酵解阴道上皮细胞的糖原产生乳酸,使阴道保持酸性(pH3.8~4.4),可抑制虫体生长繁殖,称为阴道的自净作用。而滴虫寄生于阴道时,消耗糖原,妨碍乳酸杆菌的作用,使阴道内环境变成中性或碱性,滴虫得以大量繁殖,同时继发细菌感染,加重炎症反应。在妊娠期或月经前后,阴道内环境变为中性或碱性,更有利于阴道毛滴虫和细菌增殖。

大多数女性感染者无临床症状或症状不明显;典型病例表现为外阴瘙痒或烧灼感、白带增多,分泌物呈灰黄色或乳白色、泡沫状,有异味;若侵入尿道,可引起尿道炎。男性感染者常呈无症状的带虫者,也可致尿道炎或前列腺炎。

（四）实验诊断

取阴道后穹窿处分泌物、尿液沉渣或前列腺液,生理盐水直接涂片或涂片染色镜检,检出阴道毛滴虫即可确诊。必要时可采用培养法进行检查。标本应注意保温并及时送检。

（五）防治原则

加强卫生宣传,及时治疗带虫者和患者,控制传染源。夫妻双方应同时治疗。首选药物为甲硝唑,局部可用乙酰胂胺、1:5000高锰酸钾溶液、蛇床子等药物。

三、杜氏利什曼原虫

杜氏利什曼原虫(*Leishmania donovani*)又称黑热病原虫,主要寄生于内脏巨噬细胞内,引起内脏利什曼病,即黑热病;亦可引起皮肤利什曼病和淋巴结型利什曼病。

（一）形态

按发育时期将杜氏利什曼原虫分为两种:①无鞭毛体:又称利杜体,寄生于人和其他哺乳动物(如犬)的巨噬细胞内。虫体呈卵圆形,大小为$(2.9~5.7)\mu m \times (1.8~4.0)\mu m$。瑞氏染色后,细胞质呈蓝色,核圆形呈红色或淡紫色。动基体呈细杆状,染色较深,点状的基体与根丝体相连。②前鞭毛体:又称鞭毛体,寄生于白蛉的消化道内,是本虫的感染阶段。虫体呈梭形,大小为$(14.3~20)\mu m \times (1.5~1.8)\mu m$。核位于虫体中部,前端有动基体、基体及游离于虫体外的1根鞭毛(图19-5)。

图19-5 杜氏利什曼原虫的形态结构示意图

（二）生活史

杜氏利什曼原虫包括在人体内和白蛉体内发育两个时期,犬是重要的保虫宿主。当雌性白蛉叮吸患者或病犬血液时,血液中的无鞭毛体被吸入白蛉胃内,发育为前鞭毛体,以纵二分裂法增殖,经 1 周后成熟为具感染性的前鞭毛体并聚集在口腔和喙。此时,当雌性白蛉再次叮吸健康人血液时,前鞭毛体随唾液进入人体,一部分前鞭毛体可被多形核白细胞吞噬消灭;一部分则被巨噬细胞吞噬后进入细胞内发育为无鞭毛体,并进行分裂增殖,最终导致巨噬细胞破裂,游离的无鞭毛体又可侵入其他巨噬细胞并重复分裂增殖。

（三）致病性

人感染杜氏利什曼原虫后,经 3~5 个月或更长的潜伏期后发病。表现为:①内脏利什曼病:典型症状为长期不规则发热,肝、脾及淋巴结肿大,全血细胞减少性贫血,其中脾肿大是黑热病最重要的体征。②皮肤利什曼病:表现为皮肤溃疡,溃疡中常有脓液渗出。溃疡可发生在肘、膝及手腕关节等部位,若继发感染可并发淋巴管炎,面部皮肤溃疡愈合后可残留瘢痕。③淋巴结型利什曼病:无黑热病史,病变局限于淋巴结,主要表现为全身多处淋巴结肿大,以腹股沟和股部最多见。④皮肤型黑热病:部分黑热病患者在用锑剂治疗过程中,或者治愈后数年至十余年可发生皮肤黑热病,主要表现为面部、四肢或躯干等部位出现皮肤结节,呈大小不等的肉芽肿或暗色丘疹状。

黑热病愈后可获得牢固的免疫力,一般不会再感染。

（四）实验诊断

取患者骨髓、淋巴结或脾脏穿刺液涂片染色镜检,检出无鞭毛体即可确诊。也可使用培养法或动物接种法。皮肤型病变可采取皮肤活组织检查。免疫检测主要包括检测血清抗体和循环抗原。

（五）防治原则

治疗患者,捕杀病犬。防蛉灭蛉,加强个人防护。常用药物为葡萄糖酸锑钠、喷他脒等。

知识链接

黑热病流行状况

黑热病在世界上广泛分布,主要流行于中国、印度、地中海沿岸国家、中非、北非等地区。我国主要分布在长江以北的 17 个省、市、自治区,以农村地区多见。经过长时间大规模有效防制后,我国多数地区已基本消灭了黑热病,现在仅有甘肃、新疆、四川、山西、陕西、内蒙古等地偶有新病例发生。

第四节　孢子虫纲

一、疟原虫

疟原虫（*Plasmodium*）是疟疾的病原体。疟疾俗称"打摆子""瘴气"等,是我国古老的疾病之一。在殷墟甲骨《卜辞》中已有"疟"字的记载。西周时期《周礼·天官》中记载"秋时有疟寒疾",即为对疟疾的描述。寄生人体的疟原虫有4种,即间日疟原虫[*P.vivax*(Grassi and Feletti,1890)]、恶性疟原虫[*P.falciparum*(Welch,1897))]、三日疟原虫[*P.malariae*(Laveran,1881)]和卵形疟原虫[*P.ovale*(Graig,1900)]。目前世界上有90多个国家有疟疾流行,其中80%以上的病例发生在非洲。我国以间日疟原虫最多见,其次为恶性疟原虫,三日疟原虫少见,卵形疟原虫罕见。

（一）形态

疟疾患者的血涂片经瑞氏或姬氏染色后,疟原虫细胞质呈蓝色,细胞核呈红色,疟色素(为疟原虫分解血红蛋白后的代谢产物)呈棕褐色。现以间日疟原虫为例,描述其各期形态(彩图3)。

1. 滋养体 按发育的先后顺序分为两类:①早期滋养体:也称小滋养体,胞核点状,胞质少且呈环状,中间有空泡,故又称环状体。②晚期滋养体:也称大滋养体或阿米巴样体。由环状体发育长大而成,核变大,胞质增多,并出现伪足,细胞质内开始出现疟色素。被寄生的红细胞胀大,色变淡,胞浆内开始出现红色的薛氏小点。

2. 裂殖体 晚期滋养体继续发育,伪足消失,虫体变圆,核分裂成2~10个,但细胞质尚未分裂,疟色素增多并集中,此时称早期裂殖体或未成熟裂殖体;细胞核分裂至12~24个时,细胞质也随之分裂并包围每个核,形成相应数目的裂殖子,疟色素集中成块状,称成熟裂殖体。此时受染红细胞明显胀大,颜色变淡,可见薛氏小点。

3. 配子体 疟原虫经过数代裂体增殖后,部分裂殖子侵入红细胞不再进行裂体增殖而直接发育为雌、雄配子体。雌配子体虫体较大,呈圆形或卵圆形,胞质致密,深蓝色,核亦致密,深红色,偏于虫体一侧,疟色素分散;雄配子体虫体较小,胞质稀薄,淡蓝色,胞核疏松、较大,淡红色,位于虫体中央,疟色素分散。

（二）生活史

4种疟原虫的生活史基本相同,需要人和雌性按蚊两个宿主。在人体内进行裂体增殖并形成配子体;在蚊体内完成配子生殖并进行孢子增殖,现以间日疟原虫为例阐述其生活史。

1. 在人体内的发育 包括肝细胞内的发育和红细胞内的发育两个阶段。

（1）红细胞外期(红外期):即疟原虫在肝细胞内的裂体增殖。当体内含子孢子的雌性按蚊刺吸人血时,子孢子即随蚊唾液进入人体,约30分钟后随血流进入肝细胞内进行裂体增殖,发育为成熟裂殖体,其内含大量裂殖子;裂殖子胀破肝细胞释出,一部分被吞噬细胞吞噬杀灭,一部分侵入红细胞内开始红细胞内期的发育。间日疟原虫完成红外期的时间约8天,三日疟原虫为11~12天,恶性疟原虫约6天。红外期与疟疾的潜伏期长短有关。

近年来研究表明,间日疟原虫的子孢子具有遗传学上不同的两种类型,即速发型子孢子和迟发型子孢子。当子孢子进入肝细胞后,速发型子孢子继续完成红外期的裂体增殖,而迟发型子孢子视虫株不同,经过一段或长或短(数月至数年)的休眠期后,才完成红外期的裂体增殖过程。迟发型子孢子(休眠子)是日后疟疾复发的根源。

（2）红细胞内期(红内期):即疟原虫在红细胞内的裂体增殖。红外期的裂殖子侵入红细胞,先形成早期滋养体(环状体)、再经晚期滋养体、未成熟裂殖体,最后发育为成熟裂殖体。成熟裂殖体破裂红细胞,裂殖子释出,其中一部分被吞噬细胞消灭,其余的在数秒内侵入其他正常红细胞,重复其红细胞内的裂体增殖过程。间日疟原虫完成一代裂体增殖约需48小时,三日疟原虫约需72小时,恶性疟原虫约需36~48小时。红内期与疟疾的发作和再燃有关。

红内期疟原虫经过几代裂体增殖后,部分裂殖子侵入红细胞后不再进行裂体增殖,而是直接发育为雌、雄配子体,开始有性生殖。配子体的进一步发育需在蚊体内进行,否则在人体内经30~60天,即因衰变被吞噬细胞杀灭。

2. 在蚊体内的发育 当雌性按蚊刺吸患者或带虫者血液时,红细胞内的各期疟原虫被吸入蚊胃,除雌、雄配子体能继续发育为雌、雄配子外,其余各期均被消化。雄配子钻入雌配子体内结合形成合子,合子变长能动,成为动合子,动合子穿过蚊的胃壁,在蚊胃弹性纤维膜下形成圆球形的卵囊,卵囊内的虫体反复分裂完成孢子增殖,形成数万个梭形的子孢子,子孢子随卵囊破裂释出或由囊壁上的微孔逸出,经蚊血淋巴到达蚊唾液腺,发育为成熟的子孢子。当雌性按蚊再次刺吸人血时,子孢子即可随蚊唾液进入人体,开始在人体内发育(图19-6)。

图 19-6 间日疟原虫的生活史示意图
虚线左侧为蚊体内发育过程,右侧为人体内发育过程

(三) 致病性

疟原虫侵入人体后,经过包括红细胞外期发育和红细胞内期裂体增殖的一段潜伏期后即引起疾病。红内期的裂体增殖期是疟原虫的主要致病阶段。

1. 疟疾发作 典型的疟疾发作表现为周期性寒战、高热、出汗退热3个连续阶

段。红内期疟原虫经几代裂体增殖后,血中原虫的密度达到发热阈值,成熟裂殖体胀破红细胞后,大量裂殖子、疟原虫代谢产物及红细胞碎片进入血液,被单核吞噬细胞和中性粒细胞吞噬,刺激此类细胞释放内源性致热原,作用于下丘脑的体温调节中枢,引起发热等一系列临床症状。由于疟原虫红细胞内期裂体增殖具有周期性,故疟疾的周期性发作与红细胞内期裂体增殖的周期一致。典型的间日疟和卵形疟隔日发作 1 次,三日疟每隔 2 日发作 1 次,恶性疟每隔 36~48 小时发作 1 次。

2. 再燃与复发 疟疾初发停止后,在无再感染的条件下,红细胞内残存的疟原虫在一定条件下又大量增殖,再次引起疟疾发作称为再燃。再燃与宿主抵抗力和适应性免疫力的下降及疟原虫的抗原变异有关。若疟疾经治疗后,红内期疟原虫已被消灭,在未经蚊媒传播感染,经数周至年余,再次出现疟疾发作,称为复发。复发的原因考虑与肝细胞内迟发型子孢子有关。恶性疟原虫和三日疟原虫无迟发型子孢子,故只有再燃而不引起复发。间日疟原虫和卵形疟原虫既有再燃又有复发。

3. 贫血与脾肿大 疟疾反复发作数次后,红细胞被大量破坏,患者可出现不同程度的贫血,尤以恶性疟为甚。由于脾充血及单核吞噬细胞增生,故患者脾脏明显肿大。

4. 凶险型疟疾 多见于恶性疟,患者可出现持续高热、抽搐、昏迷、重症贫血、肾衰竭等凶险病状,称凶险型疟疾。此型疟疾发病急骤,病死率高。临床分为脑型、超高热型、厥冷型和胃肠型等,以脑型多见。其发生机制可能与脑微血管被疟原虫寄生的红细胞黏附、阻塞引起局部缺氧及细胞损伤有关。

拓展阅读

(四)实验诊断

1. 病原学检查 从患者耳垂或指尖采血,制作厚、薄血膜,经姬氏或瑞氏染色后镜检,检出疟原虫可确诊。采集标本时应注意采血时间,恶性疟应在发作时采血,间日疟应在发作后数小时至十余小时采血。

2. 免疫学检查 常用间接免疫荧光试验、酶联免疫吸附试验、放射免疫试验等方法检测循环抗原或循环抗体。

3. 分子生物学检查 可采用 DNA 探针技术和聚合酶链反应,其敏感度高,尤其对低原虫血症检出率较高。

(五)防治原则

1. 做好疟疾监测,防蚊灭蚊,保护易感者,坚持预防服药。常用药物有氯喹、乙胺嘧啶、磺胺多辛等。

2. 普查普治 现症患者和休止期患者,以控制传染源。可用氯喹、伯氨喹等药物,中药可选用青蒿素、常山、小柴胡汤等。

 案例分析

患者,男,35 岁,畏寒、高热 1 周,隔天发作 1 次,热退后活动正常。病前 1 个月曾公派非洲出差。

思考题:

1. 患者可能是哪种疾病?

2. 如要确诊,需做何种检查?

3. 如何防治该病?

二、刚地弓形虫

刚地弓形虫简称弓形虫,广泛寄生于人和多种动物的有核细胞内,引起人畜共患的弓形虫病。弓形虫呈全球性分布,是一种机会致病原虫,在宿主免疫力低下时可导致严重感染。

弓形虫的生活史有滋养体、包囊、裂殖体、配子体、卵囊5种形态,与传播及致病有关的是滋养体、包囊和卵囊。①滋养体:包括速殖子和缓殖子。速殖子呈香蕉形,长 $(4~7)\mu m × (2~4)\mu m$,姬氏染色后胞核红色,位于中央,胞质蓝色。急性期速殖子在中间宿主细胞内增殖,由宿主细胞膜包裹,形成假包囊。②包囊:圆形或卵圆形,大小为 $30\mu m × 60\mu m$,外有一层囊壁,内含大量缓殖子,其形态与速殖子相似,但虫体略小,核稍偏位。③卵囊:卵圆形,大小为 $10\mu m × 12\mu m$,具有两层囊壁。成熟卵囊内含2个孢子囊,每个孢子囊内含4个新月形子孢子(图19-7)。

滋养体　　　假包囊　　　包囊　　　卵囊

图 19-7　刚地弓形虫的形态示意图

弓形虫在猫或猫科动物体内完成有性和无性生殖,猫既是终宿主,也是中间宿主;在人和其他动物体内只有无性生殖,为中间宿主。猫粪中的卵囊或动物肉类中的包囊或假包囊是感染阶段,被中间宿主吞食后,可寄生在除红细胞外几乎所有的有核细胞。在终宿主体内虫体5种形态均可出现,在中间宿主体内,只出现滋养体和包囊。

弓形虫急性感染的主要致病阶段是速殖子,而慢性感染的主要致病阶段是包囊内的缓殖子。感染后通常无症状,但先天性感染和免疫功能低下者(如肿瘤患者和艾滋病患者)的获得性感染常引起严重的弓形虫病。孕妇感染弓形虫,可经胎盘垂直传播引起胎儿先天性弓形虫病,在孕早期可致流产、早产、畸形或死胎等,而存活者中90%精神发育障碍,表现为脑积水、大脑钙化灶、视网膜及脉络膜炎等。获得性弓形虫病最常见的临床表现是淋巴结肿大,以颌下和颈后淋巴结多见。免疫缺陷者表现严重,多因弓形虫脑炎导致死亡。

采用涂片染色法、动物接种或细胞培养法检出虫体是确诊的依据。检验标本为血液、胸水、腹水、羊水、脑脊液或骨髓。免疫学检查方法有间接血凝试验、间接荧光抗体试验、酶联免疫吸附试验等。近年来,PCR及DNA探针技术已应用于检测弓形虫感染,效果较好。

防治方面应加强对家畜、家禽和可疑动物的隔离、监测;注意饮食卫生,严格肉类食品的卫生检疫制度;不食未熟的肉、蛋、奶制品;尽量不接触猫及猫粪。对急性患者可采用乙胺嘧啶、磺胺类药物治疗,联合用药可提高疗效。孕妇感染首选螺旋霉素。

(阳　莉)

复习思考题

1. 简述溶组织内阿米巴原虫的生活史及致病特点。
2. 试述阴道毛滴虫的致病机制。
3. 简述疟疾发作的原因。
4. 解释再燃与复发的概念。

第二十章

医学节肢动物

学习要点

1. 常见医学节肢动物的分类及危害。
2. 蚊、蝇、蚤、虱、蜱、螨的生活史、致病性及防治原则。
3. 常见医学节肢动物的防制。

第一节 概 述

一、概念、主要特征与分类

节肢动物是节肢动物门动物的总称,种类繁多,分布广泛,占动物种类的 2/3 以上。医学节肢动物是指以骚扰、刺蜇、吸血、寄生和传播疾病等方式危害人类健康的节肢动物。

节肢动物的主要特征是:躯体及附肢均分节,虫体两侧对称;体表被有坚硬的几丁质外骨骼;循环系统呈开放式,整个循环系统的主体称为血腔,内含血淋巴;发育过程中有蜕皮或变态等现象。

与医学有关的节肢动物有 5 个纲,其中最重要的是蛛形纲和昆虫纲。

1. 昆虫纲 虫体分头、胸、腹三部分,头部有触角 1 对,胸部有足 3 对,有翅或无翅。与医学有关的有蚊、蝇、白蛉、蚤、虱、臭虫等。

2. 蛛形纲 虫体分头胸和腹两部分或头胸腹融合成一个躯干,无触角,头上有螯肢与须肢,足 4 对。与医学有关的有蜱、螨等。

3. 唇足纲 虫体窄长,背腹扁平,由头及若干形态相似的体节组成,每节有 1 对步足,主要种类有蜈蚣。

4. 甲壳纲 虫体分头胸和腹两部分,头胸部有头胸甲,有触角 2 对,足 5 对。与医学有关的有淡水蟹、淡水虾、蝲蛄等。

5. 倍足纲 体呈长管状,由头和若干形态相似的体节组成。触角 1 对,除第一体节外,每节均有足 2 对,如马陆。

二、生态与发育

(一) 生态

生态是指生物与周围环境中各种因素相互关系的总和,包括温度、湿度、地理、季节、宿主、食性等非生物环境因素和生物环境因素。了解节肢动物的生态因素,对确定、控制和消灭医学节肢动物及其传播的疾病有重要医学意义。

(二) 变态

变态是指昆虫发育到成虫过程中,其形态、结构、生理功能、生活习性等方面发生的一系列变化过程。包括完全变态和不完全变态两种类型:①完全变态(全变态):是指生活史经历卵、幼虫、蛹、成虫 4 个发育阶段,各阶段形态、生理及生活习性完全不同。如蚊、蝇、白蛉、蚤等。②不完全变态(半变态):是指生活史经历卵、幼虫、若虫、成虫中的 4 个或 3 个发育阶段,无蛹期,称为不完全变态。如虱、臭虫的发育。

三、医学节肢动物对人体的危害

节肢动物对人体的危害是多方面的,可分为直接危害和间接危害两类。

(一) 直接危害

直接危害是指节肢动物直接对宿主造成的损害,因骚扰、吸血、螫刺、毒害、寄生和引发的超敏反应等引起的节肢动物源性疾病。

1. 骚扰与吸血　某些节肢动物能叮刺、嗜吸人血,并引起痒感。如蚊、蚤、虱等。

2. 螫刺与毒害　某些节肢动物具有毒腺和毒毛,或体液有毒,螫刺时分泌的毒液注入人体,使局部出现红肿、剧痛等皮炎症状,严重时还可引起全身中毒症状,如松毛虫、蜈蚣等。

3. 寄生　某些节肢动物的幼虫或成虫可寄生人体引起疾病。如蝇的幼虫寄生可引起蝇蛆病,疥螨寄生人皮下引起疥疮。

4. 超敏反应　医学节肢动物的分泌物、排泄物、脱落的表皮等物质均属于异种蛋白,可引起超敏反应。如尘螨所致的哮喘、过敏性鼻炎等。

(二) 间接危害

间接危害是指节肢动物携带病原体传播疾病。凡能传播疾病的节肢动物称传播媒介或媒介节肢动物。由媒介节肢动物传播病原体引起的疾病称虫媒病。间接危害是节肢动物对人体的主要危害,包括机械性传播和生物性传播。

1. 机械性传播　指仅通过携带、传递等机械性作用传播病原体的方式。在传播过程中,病原体的形态和数量没有变化,如蝇传播的痢疾、伤寒、霍乱等均属于此种方式。

2. 生物性传播　指病原体必须在节肢动物体内经过发育和(或)繁殖阶段,再传给人,某些病原体还可经卵传至下一代。如蚊传播的丝虫病和疟疾,蚤传播鼠疫,恙螨传播恙虫病等。

第二节　昆　虫　纲

一、蚊

蚊（mosquito）通过叮人吸血传播多种疾病，对人类危害很大，是重要的医学节肢动物。与疾病有关的蚊类有按蚊、库蚊和伊蚊三属。

蚊属于小型昆虫，体长 1.6~12.6mm，呈灰褐色、棕褐色或黑色，分头、胸、腹 3 部分。头部半球形，有复眼、触角及触须各 1 对，喙细长如针状，由下唇及包藏其内的 6 根刺针即上、下颚各 1 对，上内唇及舌各一根共同组成，为典型的刺吸式口器。雌蚊吸食人和动物血液，雄蚊因口器退化不吸血。胸部分前、中、后三节，有足 3 对，翅 1 对。腹部细长，分节明显。

蚊为全变态发育，生活史经卵、幼虫（孑孓）、蛹及成虫 4 个阶段。卵、幼虫和蛹均在水中生活，成虫生活于陆地。雄蚊以植物汁液为食，于交配后死去；雌蚊需吸血后卵巢才能发育，卵成熟后产在适宜水体。小溪、稻田、污水坑、树洞积水等均可成为蚊的孳生地。蚊完成一代生活史需 9~15 天，一年可繁殖 7~8 代。雌蚊在 23~25℃时运动活跃，吸血频繁。除白纹伊蚊于白天吸血外，其他蚊种多在夜晚吸血。外界气温在 10℃以下时蚊开始越冬，伊蚊大多以卵越冬，微小按蚊以幼虫越

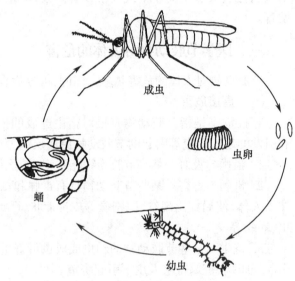

图 20-1　蚊的形态与生活史示意图

冬。热带、亚热带地区适宜蚊的生长，无越冬现象（图 20-1）。

成蚊除通过叮咬吸血骚扰人体外，还可传播多种疾病，如疟疾、丝虫病、流行性乙型脑炎、登革热、黄热病等。

防制应消除孳生环境，杀灭成蚊和幼虫，做好个人防护，避免蚊虫叮咬。

案例分析

患者，女，5 岁，因高热伴头痛、呕吐 2 天入院。查体呈急病面容，精神倦态，嗜睡，颈项轻度强直。经检查后确诊为流行性乙型脑炎。

思考题：

1. 该病由何种节肢动物传播？

2. 该种节肢动物还可传播哪些疾病？

二、蝇

蝇(fly)是重要的医学节肢动物,能传播多种疾病。我国常见的有舍蝇、家蝇、大头金蝇、麻蝇、丝光绿蝇、巨尾阿丽蝇、厩腐蝇等。

蝇体粗短,全身披有鬃毛,体长 4~14mm,呈暗灰、黑或黄褐等色,有些蝇类带有青、紫、蓝绿等金属光泽。成虫分头、胸、腹 3 部分。头部呈半球形,具有复眼、触角各 1 对,单眼 3 个;多数蝇类的口器为舐吸式,吸血蝇类的口器为刺吸式。胸部有翅 1 对,足 3 对,足跗节末端各有 1 对爪和爪垫,其上密布细毛,并分泌黏液,可黏附及携带大量病原体。腹部呈圆筒状,分节明显。

蝇为全变态发育,生活史历经卵、幼虫(蛆)、蛹和成虫 4 个阶段。完成一代发育需 8~10 天,每年繁殖 7~8 代,成蝇寿命 1~2 个月(图 20-2)。

蝇多栖息孳生于粪便、垃圾、腐败的动植物中,属杂食类昆虫,既食人和动物的粪便、脓血,又食瓜果、饭菜等,并有边食、边吐、边排泄的生活习性,在传播疾病上具有重要意义。蝇善飞翔,有趋光性。白天活动,夜间栖息。热带蝇种多以 7—9 月密度最高,不耐热蝇种可于每年 4—5 月和 10—11 月出现 2 次密度高峰。蝇密度与夏秋季胃肠道传染病的流行密切相关。大多数蝇类以蛹越冬,少数蝇类以幼虫和成虫越冬。

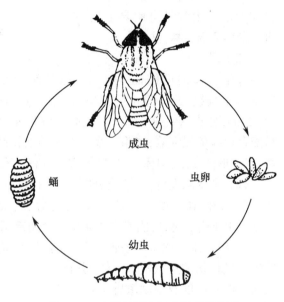

图 20-2　家蝇的形态与生活史示意图

机械性传播为蝇传播疾病的主要传播方式。蝇的消化道、唇瓣、爪垫细毛和黏液及全身鬃毛可黏附和携带大量病原体,通过机械性方式传播包括伤寒、痢疾、霍乱、脊髓灰质炎、蠕虫病、阿米巴痢疾、结核病及结膜炎等多种疾病。另外,蝇还能以生物性传播方式传播疾病,如舌蝇传播锥虫病、冈田绕眼果蝇可作为眼结膜吸吮线虫的中间宿主等。某些蝇类幼虫还可寄生于人体的皮肤、眼、消化道、创伤等处直接引起蝇蛆病。

防制主要是清除孳生场所,注意饮食卫生和个人卫生。杀灭蛆、蛹和成虫。

三、其他昆虫

(一) 蚤

蚤(flea)的成虫一般 3mm 左右,左右扁平,棕黄色或深褐色,体分头、胸、腹 3 部分,有刺吸式口器及足 3 对,长而粗壮,无翅,善于跳跃。

蚤的生活史为全变态,包括卵、幼虫、蛹和成虫 4 个阶段。由卵发育为成虫约需 1 个月,成蚤寿命为 2~3 个月或 1~2 年不等(图 20-3)。

雌、雄成蚤均吸血,有边吸血边排便的习性;蚤耐饥饿能力很强,可长达10个月以上,善跳跃,对温度敏感,当宿主体温过高或降低时,则离开另觅新宿主。

蚤主要通过生物性传播方式传播鼠疫、地方性斑疹伤寒、绦虫病等。

防制应着重处理蚤的孳生地,防鼠灭鼠,加强猫、狗的管理,针对猫和犬皮毛中的蚤可用除虫菊、三氯苯醚菊酯等涂抹、洗浴。

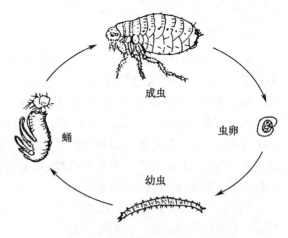

图 20-3 蚤的形态与生活史示意图

(二) 虱

寄生人体的虱(louse)包括人虱和耻阴虱,人虱又分为人头虱和人体虱。虱成虫体小且狭长,背腹扁平,呈灰白色或灰褐色,人虱长约2.5~4.2mm,耻阴虱长约1.5~2mm,分头、胸、腹3部分。人虱具刺吸式口器1个,无翅,有足3对,足的胫突与爪配合形成的抓握器,能附于宿主毛发与衣物纤维上,不易脱落。耻阴虱体形粗短似蟹,若虫形似成虫,但体小,生殖器官未发育成熟。

虱为半变态发育,生活史分卵、若虫和成虫3个阶段。由卵发育为成虫人虱约需16~25天,耻阴虱约需34~41天,成虫寿命1个月。人头虱多寄生于人头发根部,人体虱多寄生于内衣缝,耻阴虱主要寄生于会阴部阴毛处。

雌、雄若虫和成虫均嗜吸人血,常边吸血、边排粪,虱粪内或被压碎的虱体内的病原体可经损伤的皮肤侵入人体,引起疾病。虱对温度及湿度敏感,当宿主因患病体温过高、出汗或死亡体温降低时,虱逃离人体,转换新宿主。人虱通过直接或间接接触传播,耻阴虱主要通过性接触传播。虱通过生物性传播方式传播流行性斑疹伤寒、战壕热和虱媒回归热等(图20-4)。

防制应搞好个人和公共卫生,保持衣、被及身体清洁。对人头虱和耻阴虱可剃去毛发,用0.01%~0.02%二氯苯醚菊脂或0.01%的氯菊酯醇剂涂擦,也可用50%的百部酊涂擦杀灭耻阴虱。

图 20-4 人体虱的形态与生活史示意图

知识链接

毒隐翅虫皮炎

毒隐翅虫皮炎是夏秋季节常见的皮肤病，每年的7—9月是高发季节。毒隐翅虫属于昆虫纲鞘翅目，常栖于隐蔽潮湿的环境中，昼伏夜出，有较强的趋光性。其血淋巴液中含有一种剧烈的接触性毒素，称毒隐翅虫毒，当虫体被压碎时该毒素与皮肤接触引起毒隐翅虫皮炎，也称线状皮炎。皮损多于清晨起床后发现，好发于面、颈、胸背及四肢暴露部位，初为红斑，稍水肿，随后出现密集小丘疹，继之发展为水疱、脓疱等。患处自觉灼热刺痛，可伴痒感。病程一般1周左右，愈后可暂时遗留色素沉着斑。

第三节 蛛 形 纲

一、蜱

蜱（tick）为蛛形纲节肢动物，包括硬蜱和软蜱两大类。我国主要的虫媒蜱种有全沟硬蜱、亚东璃眼蜱、草原革蜱、乳突钝缘蜱等。

虫体呈椭圆形，黄褐色，体长2~10mm，饥饿时背腹扁平，吸饱血后胀大如豆，呈红褐色。虫体分颚体和躯体2部分，颚体前端有螯肢1对，无翅，有足4对，硬蜱背面有盾板而软蜱无盾板。

蜱的生活史包括卵、幼虫、若虫、成虫4个时期，孳生于森林、草原、畜圈等处。硬蜱寿命数月至数年，软蜱为5~6年或更长。蜱的幼虫、若虫和成虫均能刺吸人畜血液。硬蜱在叮咬吸血时可导致宿主局部充血、水肿，还可引起继发感染；若同时分泌毒素，可引起蜱瘫痪，重者可因呼吸衰竭致死。蜱属于自然疫源性疾病的重要虫媒，可通过生物性方式传播森林脑炎、新疆出血热、Q热、蜱媒回归热、莱姆病等（图20-5）。

防制上应清除孳生地，搞好个人防护。进入有蜱区域可涂擦趋避剂，且避免将蜱带出疫区。

图20-5　硬蜱的形态与生活史示意图

拓展阅读

二、人疥螨

人疥螨（itch mite）寄生于人体皮肤表皮角质层内，是一种永久性寄生螨。

成虫呈类圆形，背面隆起，乳白或淡黄色。雌螨约0.3~0.5mm，雄螨略小。前端有短小颚体,包含螯肢和须肢各1对,腹面有足4对。其生活史经历卵、幼虫、前若虫、后若虫及成虫5期。疥螨多寄生于人体皮肤薄嫩处,如指间、手背、肘窝、腋窝、脐周、腹股沟、外生殖器、股内侧和女性乳房下等处,儿童可遍及全身。人体经直接或间接接触感染。

雌螨啮食角质组织和淋巴液,利用螯肢和足在皮下开凿形成隧道,在其中发育为成虫并产卵,导致机械刺激和超敏反应。皮损常为淡红色丘疹、水疱及隧道,针头大小,对称分布。其最突出的症状是剧痒,尤以夜间虫体活动时为甚,搔抓后可引起继发性感染,临床称为疥疮(图20-6)。

从病变处发现隧道、检出虫体即可确诊。注意个人卫生,及时治疗患者,消毒衣物和卧具是防制关键。治疗药物有硫黄软膏、苯甲酸苄酯乳剂等。

图20-6　疥螨的形态与生活史示意图

三、蠕形螨

蠕形螨俗称毛囊虫(follicle mite),属永久性寄生螨。致病虫种有毛囊蠕形螨和皮脂蠕形螨。成虫细长呈蠕虫状,乳白色,半透明,长0.1~0.4mm,由颚体、足体和末体组成(图20-7)。

蠕形螨的生活史包括卵、幼虫、前若虫、若虫和成虫5期。经接触方式侵入人体毛囊或皮脂腺寄生,常寄生于鼻、额、颈、外耳道、背等皮肤处,以面部感染率最高。主要刺吸毛囊上皮细胞和皮脂腺分泌物。毛囊蠕形螨多群居于毛囊,而皮脂蠕形螨常单个寄生于皮脂腺和毛囊。

图20-7　蠕形螨的形态与生活史示意图

大多数人感染无明显症状,在毛囊炎、脂溢性皮炎、酒渣鼻、痤疮、眼睑缘炎和外耳道瘙痒等患者中,蠕形螨检出率高。临床上常用挤压涂片法或透明胶纸法采集标本,光镜下检出该虫即可确诊。预防应注意避免与患者接触,不用公共盥洗器具,治疗可口服甲硝唑、伊维菌素等,局部用药包括硫黄软膏、苯甲酸苄酯乳剂等。

四、恙螨与尘螨

(一)恙螨

恙螨(chigger mite)又称恙虫,仅幼虫营寄生生活。常见种类有地里纤恙螨和小盾纤恙螨。

幼虫呈椭圆形,橘红色或淡黄色,长 0.2~0.5mm。生活史包括卵、前若虫、幼虫、若蛹、若虫、成蛹及成虫 7 期。恙螨孳生于地势低洼、潮湿、杂草丛生、鼠类较多的地方,多数幼虫对宿主选择性不强,可寄生于哺乳类、鸟类、爬行类和两栖类。在人体主要寄生于体表皮肤薄嫩和湿润处,如后头发缘、颈部和肩部等处。

　　恙螨幼虫叮咬可导致恙螨皮炎,恙虫病和肾综合征出血热。后两种病原体在恙螨体内可经卵传递,属生物性传播。

　　灭鼠,清除杂草,填平低洼,保持干燥是防制恙螨的根本措施。

　　(二) 尘螨

　　尘螨(dust mite)广泛存在于谷物、中药材、棉花、尘埃及居室内,营自生生活,以粉末性物质(如面粉、真菌、花粉、皮屑等)为食。与人类关系密切的包括屋尘螨、粉尘螨和埋内宇尘螨。

　　成虫长椭圆形,乳黄色,体长 0.17~0.5mm。发育过程包括卵、幼虫、第一若虫、第二若虫和成虫 5 期。尘螨畏热怕光,喜阴暗潮湿的环境。尘螨的代谢产物、死亡虫体的分解产物等均是强烈的过敏原,可引起人体超敏反应性疾病,如尘螨性哮喘、过敏性鼻炎、特应性鼻炎和慢性荨麻疹等。

　　注意清洁卫生,保持干燥和通风是防治尘螨的有效方法。治疗上以对症为主,也可使用尘螨浸液进行脱敏治疗。

（阳　莉）

 复习思考题

扫一扫
测一测

　　1. 试述医学节肢动物对人体的危害。

　　2. 什么是完全变态和不完全变态? 举例说明。

　　3. 蚊、蝇、蚤、虱、蜱、人疥螨分别能传播哪些疾病?

附录一　中医与免疫

一、中医学对免疫的认识与贡献

中医学源远流长,几千年来为人类健康和民族繁衍昌盛作出了重要贡献。我国古代民间医家在防治疾病的实践中,早已认识到机体免疫功能与疾病的发生、发展有着密切关系。中医古典著作中早就记载对机体免疫的认识。"天花"又名痘疮,是一种传染性较强的急性发疹性疾病。早在晋代时,著名医药学家葛洪在《肘后备急方》中对天花就有记载,他说:"比岁有病时行,仍发疮头面及身,须臾周匝,状如火疮,皆戴白浆,随决随生","剧者多死"。同时他对"天花"的起源进行了追溯。指出:此病起自东汉光武帝建武年间(23—26)。这是我国也是世界上最早关于"天花"的记载。书中还说:"永徽四年,此疮从西流东,遍及海中。"这是世界最早关于"天花"流行的记载。对于"天花"书中尚载有具体治疗药物方法。16世纪明代《痘疹世医心得》中指出:"至于疹子则与痘疹相似,彼此传染,但发过不再作耳。"《家传痘疹心法》中说:"终身但作一疫,后者其气不复传染。"《黄帝内经》指出:"真气从之,精神内守,病安从来。"他们都很早就观察到患过某种传染病后,便不再感染的事实。

用人工主动免疫方法预防传染病,是中医对免疫学的重大贡献。东晋时葛洪《肘后备急方》中提到:"杀所咬犬,取脑敷之,后不复发。"就是说被狂犬咬后,杀死该狂犬取其脑外敷伤口,以防狂犬病发生。我国的人痘苗接种预防天花是世界人工免疫法的先驱,也是世界上最早的免疫实践。据清代医学家朱纯嘏在《痘疹定论》中记载,宋真宗(998—1022)或仁宗(1023—1063)时期,四川峨眉山有一医者能种痘,被人誉为神医,后来被聘到开封府,为宰相王旦之子王素种痘获得成功。后来王素活了67岁,这个传说或有讹误,但也不能排除宋代有产生人痘接种萌芽的可能性。到了明代,随着对传染性疾病的认识加深和治疗痘疹经验的丰富,便正式发明了人痘接种术。到明代,此种方法得到了重大改进,将生苗(天花患者的痘痂)逐渐改成熟苗(人工种痘后出痘的痘痂),减轻了痘苗的毒性。清康熙年间,沙俄派人来中国学习人痘接种,后又传入土耳其、英国以至整个亚洲、欧洲,这对英国乡村医生琴纳(Jenner)牛痘苗的发明和法国微生物学家巴斯德(Pasteur)减毒疫苗的发明也提供了线索。

西医学将胎盘球蛋白用做人工被动免疫制剂,而我国李时珍的《本草纲目》早已有用紫河车(胎盘粉及脐带粉)来预防麻疹的记载。在古代医书中可以看到大量类似近代医学中的人工免疫法、疫苗保藏法、患病后可获得抵抗力以及接触油漆或食物引起超敏反应等现象的记载。

二、中医理论与免疫

中医认为,人体的气血、经络、阴阳、脏腑各部之间相互联系、相互制约,为统一的整体。将人体的正常生理活动归结为"阴平阳秘,精神乃治",即阴气平顺,正气固守,两者相互调节,才能维持相对平衡。中医把人体的功能活动及抗御各种有害因素的作用归之于"正气",将破坏人体健康的各种有害因素归之于"邪气"。正气包括脏腑之气、经络之气及营卫之气等,也包括人体免疫系统的功能;邪气有内邪、外邪之分,病原微生物及外来抗原物质属外邪,自身抗原则属内邪。中医所说"正气存内,邪不可干",也就是免疫功能正常可防止体内外各种致病物质的侵袭,维护人体健康。正气虚则免疫功能低下,中医扶正的主要机制在于调节阴阳、气血、脏腑的生理功能,进而增强机体免疫力,使机体处于健康状态,中医治病必治本,是调理整体而治病,其实就是增强机体免疫功能,通过自身免疫机制治疗疾病。

中医认为"肾者精神之舍,性命之根"。张景岳更进一步强调,"五脏之伤,必穷及肾","肾为先天之本,肾藏精主生殖"。肾的结构与免疫系统虽无直接关系,但中医所说的"肾"极有可能是指下丘脑 - 垂体 - 肾上腺皮质系统的功能。"肾"是全身各脏的根本,肾藏的精气推动全身各组织器官的生理活动,维持人体的生长发育及生命。脑垂体是调节免疫反应的重要环节,垂体分泌的生长激素促进免疫反应,分泌的促肾上腺皮质激素(ACTH)可促使皮质类固醇分泌,抑制免疫反应,因而"肾"有调节免疫的作用。中医认为"久病者多肾虚",肾虚者免疫功能多紊乱。扶正固本方药的免疫调节作用是能够调节下丘脑 - 垂体 - 肾上腺皮质系统,改善机体的核酸代谢和改善骨髓的造血功能,促进血细胞增生等,以达到调节机体免疫功能的作用。

中医认为脾为后天之本,主运化、统血,主肌肉四肢。脾有运化食物精华和水液以滋养全身的功能,脾还能统摄血液,为人身气血生化之源。正气的强弱也有赖于脾的滋养。脾运化正常,使机体有足够的气血和营养以维持正常生理活动,增强抗病能力。西医学研究认为,中医所指的脾应包括脾脏、造血器官和淋巴器官等,都属于免疫器官。所以脾在机体免疫中发挥重要作用。健脾补气可以调整机体免疫功能。张仲景讲"四季脾旺不受邪",也是强调了脾对邪气的抵抗力。实验也证明,脾虚型患者不仅有胃肠道功能的改变,在免疫功能方面也有异常,如脾虚型的溃疡病、腹泻病、萎缩性胃炎、慢性细菌性痢疾等患者的免疫功能均较低下,应用一些健脾理气方药可以改善其免疫功能,使疾病好转而愈。

正气与肺有关,"肺主气后卫,卫气者所以温分肉,充皮肤,肥腠理,司开阖者也",由于肺气推动,使气血津液散布全身,维持各组织器官的正常功能。卫气的作用也是依靠肺气宣发,卫气强,机体防御功能也强。如果肺气虚,则宣发卫气的能力下降,外邪极易乘虚而入引起疾病。卫气具有湿润肌肤、滋养腠理、启闭汗孔、保护体表的作用。中医所指肺气、卫气即为人体的各种生理性屏障,具有抗御外来致病因素入侵的功能,与固有性免疫有关。补肺能增强免疫功能和抵抗超敏反应发生。

肾、脾、肺与机体免疫功能有密切关系。肾是根本,脾是化源,肺是敷布与辅助作用。若慢性病长久失治,由轻而重,也多按肺、脾、肾的规律发展。实验证明,三脏之虚,都能影响免疫功能,影响程度基本也是肾 > 脾 > 肺。近年来大量研究资料证明,虚证患者的免疫功能均在一定程度上受到损害。中医认为虚证的发生、发展与先天肾气不足、后天营卫失调有关,即肺、脾、肾三脏功能的亏损所致。以上可说明中医学的脏象学说与免疫学有密切联系。

三、针灸与免疫

针灸对机体免疫功能的影响具有双向调节作用。作为整体疗法,针灸对人体既可扶正又可祛邪,提高机体免疫力。针刺足三里,可见到外周血的中性粒细胞增多,单核-巨噬细胞的吞噬功能活跃,杀菌力增强。针灸足三里、大椎和肺俞等穴,在产生一定疗效的同时还能提高淋巴细胞的转化率、E-花环形成率等。针灸足三里、大椎、曲池、关元、气海等穴位,可增加B细胞的数量,提高血清中免疫球蛋白的含量。针灸还能抑制过高的免疫反应,对某些过敏性疾病,针灸可降低IgE的含量,减轻过敏症状。在治疗免疫性疾病,如哮喘、麻疹、过敏性鼻炎等,也有一定疗效。针灸对细菌性痢疾、肺结核、疟疾等感染性疾病,不但能控制症状,而且还能帮助清除病原体。大量实验证明,针灸可通过神经-体液途径,调整机体内环境平衡,增强抗病能力。

四、中草药与免疫

中草药对免疫具有双向调节作用。有些中草药既能增强机体免疫功能,有时也具有免疫抑制作用,如活血化瘀、清热解毒、扶正固本、益气养阴及软坚散结等方药。更有单味中药含有不同的成分,具有双向调节作用。在临床使用中应遵循辨证论治原则,通过"虚则补之,实则泻之,低则升之,高则抑之",达到免疫调节之功效。只有补益得法,祛邪对症,才能达到免疫调节作用。

常用与免疫有关的中草药如下:

1. 增强免疫的中草药

(1) 补气药:灵芝、人参、黄芪、党参、白术、大枣、山药等。

(2) 补血药:阿胶、熟地黄、当归、鸡血藤、白芍等。

(3) 补阳药:淫羊藿、肉苁蓉、锁阳、补骨脂、鹿角胶、紫河车、肉桂等。

(4) 补阴药:麦冬、石斛、玄参、沙参、银耳、枸杞子、桑寄生、何首乌等。

(5) 其他:茯苓、猪苓、白花蛇舌草、黄芩、黄连、鱼腥草、红花、丹参等。

2. 抑制免疫的中草药

(1) 清热解毒药:白花蛇舌草、穿心莲、大青叶、金银花、蒲公英、板蓝根、紫花地丁、鱼腥草、龙胆、青蒿、黄芩、黄连、黄柏、大黄等。

(2) 活血化瘀药:丹参、赤芍、牡丹皮、桃仁、红花、益母草、三棱、莪术等。

(3) 祛风除湿药:蝉蜕、僵蚕、苍耳子、柴胡、细辛、荆芥、防风、泽泻等。

(4) 其他:斑蝥、蟾酥、雷公藤、砒石、喜树碱、山海棠等。

3. 促进免疫的方剂　六味地黄丸、附子理中丸、补中益气丸、四君子汤、四物汤、生脉散等。

4. 抑制免疫的方剂　桂枝汤、荆防败毒散、黄连解毒汤、活络效灵丹、益肾汤、过敏煎等。

(刘文辉)

复习思考题

1. 联系中医药知识和免疫学知识认识中医学对免疫的贡献。

2. 理解中医药与免疫的关系。

附录二 实验指导

实验一 凝集反应与沉淀反应

【实验目的】

1. 掌握凝集反应、沉淀反应的原理。

2. 熟悉凝集反应、沉淀反应的类型及方法。

3. 了解凝集反应、沉淀反应在临床检验中的应用。

【实验内容】

(一)直接凝集反应——玻片凝集试验

1. 原理 颗粒性抗原与相应抗体在有适量电解质存在的条件下特异性结合,出现肉眼可见的凝集现象。

2. 器材和试剂 ①标本:待测病原菌18~24小时斜面培养物;②试剂:志贺菌属多价诊断血清;③酒精灯、载玻片、接种环等。

3. 方法和步骤 ①取洁净载玻片,于一端加1∶20稀释的志贺菌属多价诊断血清1滴,另一端加生理盐水1滴作对照;②用灭菌接种环挑取待测病原菌斜面培养物少许,先后与盐水及血清分别混匀;③室温下轻轻摇动载玻片,数分钟后将载玻片稍微倾斜对光观察结果。

4. 实验结果 生理盐水对照为均匀混浊的乳状液,试验侧出现肉眼可见的凝集块为阳性结果;如与对照相同则为阴性结果。

(二)间接凝集试验——类风湿因子检测

1. 原理 用聚苯乙烯胶乳颗粒作为载体吸附人类变性IgG,称为致敏胶乳颗粒或胶乳抗原,以检测血清中的类风湿因子。

2. 器材和试剂 ①标本:待测血清;②类风湿因子检测试剂:胶乳抗原、阳性血清、阴性血清、生理盐水;③器材:黑色方格反应板、牙签、刻度吸管、毛细滴管、试管、水浴箱等。

3. 方法和步骤 ①将待测血清、阳性血清、阴性血清分别1∶20稀释,备用。②在黑色方格反应板上取3个格,用毛细滴管分别加入稀释的待测血清、阳性血清和阴性血清各1滴(约50μl),然后每格分别加胶乳抗原1滴(约50μl);用牙签充分混匀。③轻轻摇动玻片2~3分钟后观察结果。

4. 实验结果 阳性对照侧应出现明显凝集颗粒,液体澄清;阴性对照侧应呈均匀一致的胶乳状;试验侧如出现明显凝集颗粒为阳性,保持均匀胶乳状则为阴性。

5. 注意事项　①试剂应在 4℃保存,使用时应接近室温并摇匀;②试验同时应设阴、阳性对照。

（三）双相免疫扩散试验

1. 原理　可溶性抗原和相应抗体在含有电解质的琼脂糖凝胶中可自由扩散,两者相遇后即发生特异性结合,在比例适合处形成肉眼可见的白色沉淀线。以甲胎蛋白（AFP）的检测为例。

2. 器材和试剂　①标本:待测患者血清;②试剂:AFP 诊断血清、胎儿血清、正常血清、生理盐水、琼脂粉;③微量加样器、打孔器、载玻片、吸管、湿盒、水浴箱或温箱。

3. 方法和步骤　①制板:将洁净载玻片置于水平实验台上,用吸管吸取 3~4ml 溶化的琼脂（10~15g/L）加在玻片上（应平整无气泡）;②打孔:待琼脂凝固后,用直径 3mm 的打孔器打孔（梅花状）,孔间距约 4~5mm,孔应圆整、光滑;③加样:用微量加样器吸取等量:AFP 诊断血清加至中间孔,待测血清及阴、阳性对照分别加至周围各孔;④温育:将加好样的琼脂凝胶板置湿盒中,37℃温育过夜。

4. 阴性对照孔与抗体孔之间应无沉淀线,阳性对照孔与抗体孔之间应出现沉淀线。若待测血清孔与抗体孔之间出现沉淀线,且与阳性对照孔的沉淀线相吻合则为阳性结果。

5. 注意事项　①玻片要洁净,无水,制板要匀速;②加样时要避免溢出孔外,以保证结果的准确性;③当使用脂血症、溶血症或陈旧标本做试验时可在孔周围出现沉淀环,注意与沉淀线结果鉴别。

实验二　动物过敏实验

【实验目的】

1. 学会豚鼠过敏反应实验的操作方法。

2. 观察豚鼠过敏反应的临床表现,能分析其发生机制。

【实验准备】

1. 物品　健康豚鼠 3 只（250kg 左右）、新鲜鸡蛋清、马血清、生理盐水、注射器、无菌棉签、75% 乙醇溶液等。

2. 器械　无菌注射器、手术刀、手术剪、镊子等

3. 环境　免疫学实验室

【实验方法与结果】

（一）实验方法

1. 选用健康豚鼠 3 只,体重 200~300g,雌鼠应无孕,分别编号为甲、乙、丙,其中甲、乙两只分别经腹腔或皮下注射（豚鼠皮下注射最适宜的部位是后大腿内侧或小腹部）1：10 稀释的马血清 0.1ml,使其致敏。丙豚鼠注射 0.1ml 生理盐水作为对照。

2. 两周后,甲豚鼠心脏注射鸡蛋清 1~2ml,乙豚鼠和丙豚鼠分别心脏注射马血清 1~2ml。心脏内注射时,要固定好动物以避免划破心脏;当看到注射器内有回血时就注入变应原。

3. 注射后观察并记录 3 只豚鼠的表现,对死亡豚鼠可进行解剖观察其脏器变化。

4. 注意事项　心脏内注射时,要将豚鼠固定好,以免划破或扎穿心脏;注射器内有回血时方可一次性注入抗原。

（二）实验结果

1. 致敏豚鼠(乙豚鼠)于注射后数分钟可发生过敏性休克反应,表现出兴奋、不安、竖毛、抓鼻、呼吸困难、抽搐、大小便失禁等症状,严重者于数分钟死亡。

2. 对照豚鼠(甲、丙豚鼠)均不出现过敏症状。

（三）书写实验报告

分析豚鼠过敏反应的发生机制。

实验三　免疫标记技术

【实验目的】

1. 掌握酶联免疫吸附实验的基本原理。

2. 熟悉乙型肝炎病毒检测的 ELISA 法。

3. 了解免疫酶斑点技术的基本原理及方法。

【实验内容】

（一）酶联免疫吸附实验

1. 原理　利用酶催化底物反应的生物放大作用,提高特异性抗原抗体反应检测敏感性的一种免疫标记技术。

2. 方法和步骤　①将已包被 96 孔反应板的孔编号,分别加入阳性对照血清、阴性对照血清及待测血清各 1 滴;②在各孔内加入酶标抗体 1 滴,于 37℃温育 30 分钟;③各孔分别加入洗涤液(加满)洗板,反复 3 次,每次 3 分钟,然后在吸水纸上吸干(倒扣在吸水纸上);④各孔内加入底物液 A、B 各 1 滴,轻轻摇动混匀,室温避光反应 15 分钟;⑤各孔内加入终止液 1 滴,观察结果。

3. 实验结果　①若待检孔显色浅于阴性对照定为阴性;②若待检孔显色深于或等于阳性对照孔则定为阳性;③若待检孔显色介于阴性对照孔和阳性对照孔之间则定为弱阳性。

4. 注意事项　①加样应加在板孔的底部,避免产生气泡并迅速完成;②洗涤必须彻底,防止产生假阳性;③温育时间要严格控制。

（二）免疫酶斑点试验

1. 原理　硝酸纤维素膜和醋酸纤维素膜具有很强的静电吸附力,在中性条件下即可有效地吸附蛋白质等生物大分子。将免疫物质吸附于纤维素膜后,就可利用纤维素膜作为固相进行抗原抗体反应。

2. 实验方法　①取硝酸纤维素膜片,用笔做好标记方便加样;②将稀释的抗原液 5~10μl 加于相应格内,室温自然干燥;③将膜片放入封闭液中震荡封闭 15 分钟后用洗涤液震荡洗 3 次,每次 1 分钟,吸干;④将膜片放入稀释好的酶标抗体液中,震荡 15 分钟,吸干后再将膜片放入洗涤液中,震荡涤洗 1 分钟,重复 3 次,吸干;⑤将膜片放入底物液中,震荡 15 分钟左右观察。

3. 试验结果　明显棕色斑点者为阳性。

4. 注意事项　①底物要临用前新鲜配置。②包被 NC 膜的抗原浓度对试验结果影响较大,多以蛋白质含量 500~1000μg/ml 为宜,浓度过高可出现假阳性,过低则降低试验的敏感性。③酶结合物浓度对试验成功与否至关重要,最适浓度常与包被抗原浓度有关,应根据试验具体条件做方阵滴定来确定。④显色时间,一般认为 5~10 分钟较好。显色时间过长常导致本底着色加深,降低试验的特异性。⑤用抗原包被 NC 膜检测抗体时,待检样品加样不宜过多。加样过多可使相邻的样品混淆,一般 5~10μl 即可。

实验四 细菌形态结构的观察

【实验目的】

1. 掌握制作细菌涂片的方法及革兰染色法的基本步骤;学会显微镜油镜的使用和保护。

2. 熟悉细菌的基本形态和特殊结构的观察。

3. 了解不染色标本检查法(观察细菌动力)。

【实验内容】

(一)显微镜油镜的使用与保护

1. 原理 光线从标本经空气进入镜头时,由于介质密度不同而发生折射,使光线不能全部进入物镜中,在使用低、高倍镜时,因镜头孔径较大,影响尚不显著。而油镜头孔径小,标本反射的光线散射使光线不能全部进入物镜,物像不清晰。当在玻片上滴加折光率与载玻片(n=1.52)相近的香柏油后(n=1.515)可避免光线的散射,从而获得清晰的物像。

2. 使用方法及注意事项 ①置显微镜于平稳的实验台上,不要将镜台倾斜,以免镜油流出污染镜台。镜检者姿势端正。②调节光源,把光圈完全开放,升高集光器,先将低倍镜转至中央,眼睛移至接目镜上,调节粗调节器使镜筒升降至合适的高度,转动反光镜,待视野明亮即可。以天然光为光源时,宜用反光镜的平面,采用人工光源时,宜用反光镜的凹面。③将标本片固定于载物台上,用粗调节器将镜筒提起约 2cm,将油镜转至正下方。④先在玻片上滴一滴香柏油,从侧面注视,用粗调节器将镜筒小心地下降,使油镜头浸在香柏油中,镜头几乎与标本接触。再用眼从接目镜观察,一边观察一边旋转细调节器使镜筒上移,待看到模糊物像时再缓慢调节至物像清晰时为止,如油镜已离开油而仍未见物像,必须重复操作。观察标本时两眼同时睁开,以减少疲劳。最好以左眼看镜,右眼配合左眼绘图或记录。⑤使用完毕,用擦镜纸拭去镜头上的香柏油,再用擦镜纸沾少许二甲苯擦拭,并随即用干的擦镜纸拭去残留的二甲苯。切忌用手或其他纸擦拭镜头,以免损坏镜头。显微镜用毕及清洁后,需将低倍镜移至中央或将各接物镜转成"八"字形,集光器和镜筒下移,轻轻放回贮镜箱。

(二)细菌的基本形态和特殊结构观察

观察细菌的注意其形态、大小、排列方式、染色特性和特殊结构。

1. 细菌基本形态 ①球菌:观察葡萄球菌、链球菌、肺炎双球菌、脑膜炎球菌等玻片标本;②杆菌:观察大肠埃希菌、伤寒沙门菌、结核分枝杆菌等玻片标本;③螺形菌:观察霍乱弧菌、弯曲菌等玻片标本。

2. 细菌特殊结构 ①鞭毛:观察变形杆菌、伤寒沙门菌等玻片标本。注意鞭毛和菌体的颜色及鞭毛的位置与数目(单鞭毛、双鞭毛、丛鞭毛、周鞭毛);②荚膜:观察肺炎链球菌等玻片标本。注意荚膜与菌体的颜色及荚膜的厚度;③芽胞:观察破伤风梭菌、枯草杆菌、炭疽芽胞杆菌等玻片标本。注意芽胞的形态、大小及位置。

(三)细菌动力的观察

1. 取一洁净玻片,以无菌接种环取菌各 1 环,分别置于载玻片两端。

2. 用镊子取盖玻片压于每滴菌液上,放置盖玻片,注意避免气泡产生。

3. 置标本于显微镜载物台上,下降聚光器,缩小光圈,先用低倍镜寻找,再用高倍镜观察。有鞭毛的细菌在液体中有活跃的大范围改变位置的运动,即为鞭毛运动;无鞭毛的细菌仅有位置不变的分子颤动,即为布朗运动。

（四）细菌涂片和革兰染色法

1. 原理　细菌的等电点低,在 pH2~5,在近于中性的环境中带负电荷,易与带正电荷的碱性染料结合,从而使菌体着色,便于观察。最常用的是革兰染色法,通过革兰染色,可将细菌分成两大类,对鉴定细菌、指导临床选择药物、研究细菌的致病性等具有重要的意义。

2. 方法与步骤　①涂片:临床标本和细菌菌液可直接涂于载玻片上,若为固体培养基上的细菌,取生理盐水 1 滴置于玻片上,然后用接种环从固体培养基上取菌落或菌苔少许,在盐水中磨匀,涂布成约 $1cm^2$ 大小的圆形薄膜。②干燥:细菌涂片最好在室温下自然干燥,必要时可将膜面向上,在火焰上方不烤手的高处微微烘烤,以助水分蒸发。③固定:常用火焰加热法固定,即将已干燥的细菌涂片膜面向上,以钟摆速度通过火焰温度最高处 3 次。注意切勿将菌体烤焦。④初染:滴加结晶紫染液于涂膜上,染色 0.5~1 分钟后,用水慢慢冲洗。⑤媒染:滴加碘液,约 1 分钟后,用水缓缓冲洗。⑥脱色:滴加 95% 乙醇溶液,轻轻摇动玻片,0.5~1 分钟后,立即用水将酒精缓缓冲洗。⑦复染:加碱性复红染液,约 1 分钟后,用水慢慢冲洗。⑧结果观察:待标本片自然干燥或用吸水纸吸干后,用油镜观察,革兰阳性菌染成紫色,革兰阴性菌染成红色。并注意观察标本中细菌的形态、大小和排列方式。

实验五　细菌的人工培养技术、细菌的生长繁殖与代谢

【实验目的】

1. 熟悉细菌接种的无菌操作技术;熟悉细菌在培养基上的生长情况;初步学会细菌接种的方法。

2. 了解培养基制备的基本原则和基本程序;了解常用培养基的种类。

【实验内容】

（一）培养基的制备原则和种类介绍（示教）

1. 培养基的制备原则　①适当的营养成分;②合适的酸碱度(pH);③配制后经灭菌处理使之无菌,方可应用。

2. 制备程序　配料→加热溶化→测定及调整 pH →滤过:①液体培养基、半固体培养基→分装→灭菌→冷却备用;②固体培养基→灭菌→分装→冷却备用。

3. 常用培养基的种类　按物理性状可分为:①液体培养基;②半固体培养基;③固体培养基。按用途不同可分为:①基础培养基;②营养培养基;③鉴别培养基;④选择培养基;⑤厌氧培养基。

（二）细菌接种法

1. 平板划线分离培养法　①右手以持笔式握接种环,在火焰上烧灼灭菌。②接种环冷却后,以无菌操作方法分别蘸取葡萄球菌、大肠埃希菌混合培养物 1 环。③左手持平板培养基平皿底部,右手将蘸到菌液的接种环在平板表面的边缘部分涂抹。烧灼接种环,冷却后自涂抹部分开始,连续在平板表面左右划线,第 1 区划线约占平板表面的 1/5~1/4。④再次烧灼接种环,待冷,将培养基转动 80° 左右进行第 2 区划线,第 2 区划线与第 1 区划线开始相交 2~3 条,以后可不相交。烧灼接种环后用相同方法进行第 3 区、第 4 区、第 5 区划线。⑤接

种完毕后,接种环经火焰灭菌,平板底部做好标记(姓名、日期、标本名称等),放37℃温箱培养24小时后观察结果。⑥划线接种时,力量要适中,接种环与培养基面的夹角约45°为宜,切勿划破平板表面;划线要密而不重复,充分利用平板表面;严格无菌操作。

2. **斜面培养基接种法** 琼脂斜面培养基主要用于纯培养和保存菌种,某些特殊斜面培养基可用于观察生化反应等特殊用途。①取待接种斜面培养基试管,先标记(菌名、日期、接种人等)后,左手食指、中指、无名指分别夹持菌种试管与待接种的斜面培养基,拇指压住试管底部上方,接种管位于左侧,培养基管位于右侧,斜面均向上;②右手拇指和食指分别松动两管棉塞,用火焰灭菌法灭菌接种环;③以右手小指与手掌,小指与无名指分别拔取两管棉塞(先外后内),将两管口迅速通过火焰灭菌;④将灭菌过的接种环插入菌种试管内,从斜面上取菌苔少许,退出标本试管,迅速伸入待接种的培养管,在斜面上先由底部向上拉一条线,再从斜面底部向上轻轻曲折连续划线;⑤取出接种环,在火焰上方灭菌管口,塞上棉塞(先塞菌种试管,后塞接种试管),灭菌接种环。置37℃温箱培养18~24小时观察结果。

3. **液体培养基接种法** ①同斜面培养基接种法1、2、3;②接种环灭菌冷却后,从标本试管挑取少量菌苔移到肉汤管,在接近液面上方的管壁上轻轻研磨,并蘸取少许肉汤调和,使细菌混合于肉汤中;③把接种环和试管口,放在酒精灯火焰上方烧灼灭菌,置37℃温箱培养24小时后观察结果。

4. **半固体培养基接种法** ①同斜面培养基接种法1、2、3;②右手持接种针,灭菌冷却后,以接种针挑取菌苔接种于半固体培养基时,垂直刺入培养基中心,深入培养基高度约3/4处,然后接种针沿原路退出。接种后放入37℃温箱培养18~24小时观察结果。

(三) 细菌的生长现象及代谢产物观察

1. **细菌在培养基中的生长现象** ①液体培养基:呈均匀混浊生长(葡萄球菌),形成菌膜(枯草杆菌)和沉淀生长(链球菌)。②半固体培养基:观察细菌的动力。无鞭毛的细菌(痢疾志贺菌)沿穿刺线生长,穿刺线清晰,周围培养基透明;有鞭毛的细菌(大肠埃希菌)沿穿刺线向周围扩散生长,穿刺线模糊,周围培养基变混浊。③固体培养基:形成菌落和菌苔。注意菌落的大小、形态、透明度、凸起度、黏稠度、颜色、表面和边缘是否整齐及周围有无溶血环等。

2. **细菌代谢产物的观察**

(1) 细菌对糖分解的观察:将不同细菌接种于糖发酵管中,若细菌分解其中的糖类产酸,在指示剂(溴甲酚紫)作用下,糖发酵管由紫色变为黄色;若产气则出现气泡;若细菌不分解其中的糖类,则不变色。将大肠埃希菌和伤寒沙门菌分别接种于葡萄糖、乳糖发酵管中,置37℃温箱培养24小时后观察。大肠埃希菌分解葡萄糖和乳糖产酸产气,伤寒沙门菌分解葡萄糖产酸不产气,不分解乳糖;

(2) 细菌对氨基酸分解的观察:①靛基质试验:有些细菌具有色氨酸酶,可分解蛋白质中的色氨酸,产生无色靛基质,当加入试剂对二甲基氨基苯甲醛时,形成红色的玫瑰靛基质。分别接种大肠埃希菌和伤寒沙门菌于蛋白胨水培养基(含色氨酸)内,置37℃温箱培养24小时后取出,沿管壁徐徐加入靛基质试剂数滴,静置片刻,在液面出现红色环者为靛基质试验阳性(大肠埃希菌),无红色环者为阴性(伤寒沙门菌)。②硫化氢试验:有些细菌能分解含硫的氨基酸产生硫化氢,遇醋酸铅或硫酸亚铁生成黑色的硫化铅或硫化亚铁。将乙型副伤寒沙门菌和大肠埃希菌分别接种于含有硫酸亚铁或醋酸铅的培养基中,乙型副伤寒沙门菌能分解培养基中含硫的氨基酸产生硫化氢,进而与硫酸亚铁或醋酸铅反应,生成黑色的硫化亚铁或硫化铅沉淀,为硫化氢试验阳性;大肠埃希菌则无黑色沉淀产生,为硫化氢试验阴性。

实验六　微生物的分布与消毒灭菌

【实验目的】

1. 熟悉各种环境中微生物的检查。
2. 熟悉常用的物理、化学消毒灭菌方法。
3. 了解微生物的分布,进一步建立无菌观念。

【实验内容】

(一) 细菌分布的检查

1. 空气、人体上呼吸道微生物的检查　①取普通琼脂平板2个,先标记。一个揭开盖放在实验室内,在空气中暴露20分钟后盖上平皿盖;另一个揭开盖放在无菌室或超净工作台上,暴露20分钟后盖上平皿盖,置37℃温箱培养18~24小时后观察结果。②取血平板一个标记,用一支无菌棉拭子,在正常人体咽喉扁桃体部涂抹,无菌操作将棉拭子标本涂于血平板,置37℃温箱培养24小时后观察。

2. 水中微生物的检查　取自来水及河水各1ml,分别滴入标记好的两个空平皿中,将两管营养琼脂高压灭菌后冷却至50℃左右,分别倾入两平皿中轻摇混匀,待凝。再取一比标记好的无菌培养皿做对照。放入37℃温箱培养18~24小时观察结果。

3. 手指皮肤消毒前后微生物的检查　取无菌培养皿3个标记,先将一手指在标明"消毒前"的培养基表面轻轻地来回涂抹,然后将此手指用2%碘酒及75%酒精依次做皮肤消毒,待干后再在标明"消毒后"的培养基上轻轻涂抹。标有"对照"的培养基表面不作涂抹,供对照用。将3个营养琼脂平板置37℃温箱中培养24小时后观察结果。

(二) 常用消毒灭菌器和滤菌器介绍

1. 高压蒸气灭菌器　是应用最广的灭菌器,凡能耐高温的普通培养基、敷料、手术器械、药品、玻璃器皿等均可用此法灭菌。先向外桶内加水,把需灭菌的物品放入桶内,盖好盖并将螺旋拧紧;打开排气阀开始加热,水沸腾后,排气阀开始排出气体;待桶内空气完全排出,持续排水蒸气时,关上排气阀。此时桶内压力逐渐升高。至压力表显示压力达到103.4kPa(1.05kg/cm²)时,此时温度为121.3℃,调节热源维持15~30分钟可达灭菌目的。灭菌完毕,关闭热源,待压力下降到零时,方可开盖取物。

2. 干热灭菌器(干烤箱)　干烤箱是用两层金属板制成的箱子,中间充以石棉,箱底有热源(电炉),并附有温度计和自动调节器。灭菌时,加热箱内空气,靠热空气灭菌。主要用于玻璃器皿、试管、吸管、三角烧瓶、油剂、粉剂等的灭菌。将需灭菌的物品经清洗和晾干之后整齐地摆放在箱内,不宜过挤,关闭两层箱门通电,待温度升到160~170℃,维持2小时即可。温度不可过高,如超过180℃,棉塞和包装纸会被烤焦甚至燃烧。灭菌完毕,关闭电源,待温度自然下降到50℃以下再开门取物,以防玻璃器皿骤冷发生破裂。

3. 滤菌器　用物理阻留的方法将液体中细菌除去,以达到无菌目的。常用的滤菌器有以下几种:①蔡氏滤器:为金属滤器。以石棉为滤板,每次用后换一石棉滤板。石棉滤板按孔径大小分为K号和EK号两种。前者可供滤清用,后者能阻止细菌通过。②玻璃滤器:全部用玻璃粉制成,使用比较方便,但滤孔易堵塞。孔径大小为0.15~250μm不等,一般分为

$G_1 \sim G_6$，G_5 和 G_6 号均可阻止细菌通过。滤菌器常用于不耐热的培养基、血清、溶液及药品的除菌或分离细菌外毒素及病毒。

（三）紫外线的杀菌试验

1. 原理　紫外线的波长为 200～300nm，其中 265～266nm 杀菌力最强，此波长与 DNA 吸收波峰一致，易被细菌 DNA 吸收，导致菌体死亡或变异。但紫外线穿透力弱，玻璃、纸张、尘埃等均能阻挡紫外线，故此法只适用于空气及物品表面的消毒。

2. 方法与步骤　取普通平板一个标记，密集画线接种大肠埃希菌。用无菌镊子把经灭菌的长方形黑纸片贴于平板表面中央部分。打开平皿盖，置紫外线灯下距离约 20～30cm 处照射 30 分钟，用无菌镊子除去纸片并烧掉，盖好平板盖，置 37℃ 温箱培养 24 小时后观察结果。纸片遮盖部分细菌生长，未遮盖部分无细菌生长或仅有少量细菌生长。

实验七　药物敏感试验

【目的要求】

1. 掌握药物敏感试验常用方法及其临床意义。

2. 熟悉药物稀释的方法。

【实验原理】

抗生素是某些微生物在代谢过程中产生的一种能抑制或杀死某些生物细胞的抗微生物物质。根据抗菌范围的大小，将抗生素分为广谱和窄谱两大类。临床上常通过药敏试验选择有效的抗菌药来治疗某些传染病。测定细菌对药物敏感性的常用方法有连续稀释法和琼脂扩散法。连续稀释法可用于测定药物的最低抑菌浓度和最低杀菌浓度，而琼脂扩散法是临床常用的药物敏感性定性测定方法，原理是：将含有抗生素的滤纸片放在接种有被测试菌的平板上。抗生素向周围扩散抑制细菌生长，而形成抑菌环，根据抑菌环大小判断药物对细菌敏感程度的强弱。

【实验内容】

（一）材料

金黄色葡萄球菌、大肠埃希菌、青霉素、氨苄青霉素、庆大霉素、生理盐水、注射器（1ml、5ml）、镊子、滤纸片、试管架、培养皿、接种环、标记笔、酒精灯、火柴、培养箱、尺子等。

（二）方法与步骤

1. 抗生素滤纸片的制备

（1）青霉素滤纸片（80 万 U/ 支，最终浓度 1000U/ml）

1）用 5ml 注射液抽取 4ml 注射用水，注入青霉素小瓶内，溶解（20 万 U/ml）。

2）用 1ml 注射器抽取 0.5ml 药液，再吸入注射液用水至 1ml（10 万 U/ml）。

3）将药液推至 0.1ml，再吸入注射液用水至 1ml（1 万 U/ml）。

4）重复 1 次 3），即成为 1000U/ml 药液。

5）将 4）液推入含滤纸片的小瓶中，即成。

（2）氨苄西林（每支 0.5g，最终浓度 10mg/ml）

1）用 5ml 注射液抽取 4ml 注射用水注入氨苄西林小瓶内溶解（0.5g/4ml）。

2）用 1ml 注射器抽取药液 0.4ml，再吸入注射用水至 1ml（50mg/ml）。

3）将药液推至 0.2ml，再吸入注射用水 1ml（10mg/ml）。

4) 将 3) 液推入含滤纸片的小瓶,即成。

(3) 庆大霉素(8 万 U/ 支,最终浓度 1000U/ml)

1) 用 1ml 注射器抽取药液 0.5ml 再吸入注射用水至 1ml(2 万 U/ml)。

2) 将药液推至 0.5ml 再吸入注射用水至 1ml(1 万 U/ml)。

3) 将药液推至 0.1ml,再吸入注射用水至 1ml(1000U/ml)。

4) 将 3) 液推入含滤纸片的小瓶,即成。

(4) 生理盐水:用 1ml 注射器抽取 1ml 生理盐水推入含滤纸片的小瓶中。

2. 平板划线接种细菌

(1) 每人 1 个平板,在底部平分为四等份,标记班级、姓名、细菌、抗生素的名称。

(2) 无菌操作接种菌。

3. 贴放滤纸片　用镊子夹取含药液的滤纸片贴放在培养基上,注意用前、用后均灭菌。

4. 培养　置 37℃,24 小时。

5. 结果观察　带尺子观察并量好抑菌环的直径。

实验表 -1　常用药敏试验纸片判断标准

抗菌药物	抑菌环直径(mm)		
	耐药	中度敏感	敏感
青霉素	≤28	10~20	≥29
氨苄西林	≤11	12~13	≥14
链霉素	≤11	12~14	≥15
庆大霉素	≤12	13~14	≥15
红霉素	≤13	14~17	≥18
四环素	≤14	15~18	≥19
磺胺	≤10	11~15	≥16

药敏试验结果判断:(φ,mm)

注意:①滤纸片放置于琼脂面上适当的部位,注意滤纸片之间的距离要大致相等。在放置滤纸片时,应先确定好放置的位置,然后再将滤纸片准确地放置于所选定的部位,并用镊子轻压滤纸片,使之贴紧。若不慎已将滤纸片掉到未选定的琼脂面上,切勿再移动滤纸片,以免影响试验效果。②将放有滤纸片的琼脂平板,置 37℃温箱培养 18~24 小时。③观察在滤纸片周围有没有抑菌环,并测量其直径大小,再根据所测数值来判定细菌的敏感度。注意对比两种细菌对同一种抗生素敏感性的差异,一种细菌对两种抗生素敏感性的差异。

实验八　药物的微生物学检查

【目的和原理】

临床上无论是注射药物还是口服药物,按照药典规定必须是无菌或一定的微生物限度。通过本次实验了解药物在单位体积内(每克或每毫升)所含有的活菌数。

【实验材料】

10ml 注射器、10ml 吸管、1ml 吸管、100ml 三角烧瓶、针头、试管架、大试管、橡皮吸头、洗

耳球、无菌培养皿、标记笔、酒精灯、火柴、待检药物(莱阳梨止咳糖浆)、生理盐水

【方法和步骤】

(一) 准备阶段

实验用玻璃器械应清洗干净、灭菌。

1. 5% 稀盐酸浸泡过夜。

2. 自来水冲洗后,洗洁净浸泡,水冲洗。

3. 浸洗液浸泡 6 小时。

4. 自来水冲洗晾干。

(二) 实验步骤

1. 物品和稀释液

(1) 每实验组 1 个试管架。

(2) 每两组取 1 个 100ml 三角烧瓶。

(3) 每实验组 2 支大试管。

(4) 20ml 无菌注射器取 9ml 生理盐水分别注入 2 支大试管。

(5) 用 20ml 注射器取 45ml 生理盐水注入 100ml 三角烧瓶内。

2. 药物稀释

(1) 用 10ml 吸管吸取 5ml 药物,加入 45ml 生理盐水的三角烧瓶内,混匀制成 1∶10 的稀释液。

(2) 用 1ml 吸管吸取 1∶10 的上清液 1ml 加入装有 9ml 无菌生理盐水的试管内充分混匀制成 1∶100 的稀释液。

(3) 再用一支 1ml 吸管吸取 1∶100 的上清液 1ml 加入装有 9ml 无菌生理盐水的试管内充分混匀制成 1∶1000 的稀释液。

3. 培养基制备

(1) 每人取 1 个无菌培养基,在底上标记姓名、班级、药液稀释倍数。

(2) 用 1ml 吸管吸取 1∶1000 稀释液 1ml 加入无菌平板。

(3) 用 1ml 吸管吸取 1∶100 稀释液 1ml 加入无菌平板。

(4) 用 1ml 吸管吸取 1∶10 稀释液 1ml 加入无菌平板。

(5) 无菌操作将冷却至 50℃左右的培养基倒入平板(每平板约 10ml),并与药液充分混匀,注意勿使培养基洒出。

4. 将混匀的培养基冷却凝固后,翻转,置入 37℃,24~48 小时,观察结果。

5. 结果观察

(1) 菌落计数:用肉眼观察,以蜡笔或钢笔在平板底点数,不能遗漏!

(2) 细菌总数 × 稀释倍数:即为每毫升(或克)的细菌总数。

若 1 个实验组有几个相等浓度的平板取平均值。

【注意事项】

1. 所有操作应按严格无菌操作。

2. 取样要有代表性。

3. 检测时应注意药物不应有抑菌成分或防腐剂。

4. 药物在检测时应呈均匀状态。

5. 稀释后药液 pH 应近似中性。

6. 操作时每步都应严格、认真、仔细。

实验九 病原性细菌的检查

【目的要求】

1. 掌握脓汁标本的采集和涂片检查;掌握病原性球菌、肠道杆菌、结核分枝杆菌的形态特点。

2. 熟悉结核病患者痰标本直接涂片检查法。

3. 了解血浆凝固酶试验的意义;了解肠道杆菌的生化反应及其在鉴定上的意义;了解肥达反应操作方法与结果分析。

【实验内容】

(一)病原性球菌的形态和培养物观察

1. 普通光学显微镜下观察葡萄球菌、链球菌、肺炎链球菌、脑膜炎奈瑟菌和淋病奈瑟菌革兰染色标本片。注意各菌的形态特征、排列及染色性。

2. 观察葡萄球菌、链球菌、肺炎链球菌、脑膜炎奈瑟菌等血琼脂平板 18~24 小时培养物,观察菌落特点、溶血及有无色素等。

(二)血浆凝固酶试验

1. 材料 ①金黄色葡萄球菌、表皮葡萄球菌 18~24 小时斜面培养物;②兔血浆、生理盐水、玻片、标记笔、酒精灯、火柴等。

2. 方法与步骤 ①每人 1 张洁净的载玻片,先标记;②取生理盐水 2 滴,分别置于载玻片的两端;③无菌操作,用接种环取金黄色葡萄球菌和表皮葡萄球菌斜面培养物少许,分别置于两端的生理盐水混匀,观察有无自凝现象;④如无自凝现象,在两端的混悬菌液内,分别加入兔血浆各 1 滴,混匀。在 1~2 分钟内,若出现凝集颗粒则为阳性;若无凝集现象出现为阴性。

(三)脓汁标本的细菌学检查

1. 材料 脓汁、血琼脂平板、玻片、接种环等。

2. 方法和步骤 ①脓汁标本的采集:应在治疗前采集,溃疡面先消毒皮肤,再用无菌盐水棉签擦净表面的脓汁,然后用无菌棉拭子取深层脓液。如为深部脓肿,应用无菌注射器抽取脓液,注入无菌试管中,采集标本后应立即送检。②标本采集后直接涂片,革兰染色、镜检。③无菌操作,用接种环挑取脓汁接种于血平板上,置 37℃温箱培养 18~24 小时,光镜下观察菌落特征及溶血性,并进一步做革兰染色镜检、生化反应等鉴定步骤。

(四)肠道杆菌及霍乱弧菌形态观察

1. 普通光学显微镜下观察大肠埃希菌、伤寒沙门菌、志贺菌属、变形杆菌、霍乱弧菌等革兰染色标本片,注意各种细菌形态及染色特性。

2. 观察大肠埃希菌、伤寒沙门菌、志贺菌属等(在 SS 琼脂平板上及在双糖铁培养基、半固体培养基、靛基质液体培养基中)的培养物,观察其菌落特点及糖发酵、硫化氢和靛基质等生化反应。

(五)肥达反应

1. 材料 ①待检血清、沙门菌诊断菌液(O、H、A、B)、生理盐水;②小试管或 28 孔塑料板、吸管等。

2. 方法和步骤　①取干燥清洁小试管 28 支,以四排七列置于试管架上,并标记。②用 5ml 吸管吸取生理盐水 3.8ml 放入大试管中,再用 1ml 吸管吸取待检血清 0.2ml,加入生理盐水中混匀,即成 1∶20 的稀释血清。吸取此稀释血清 2ml,分别加入每排第一管,每管 0.5ml。③再向盛有 1∶20 血清的大试管中加入生理盐水 2ml 混匀,即成 1∶40 稀释血清。吸取此血清 2ml 分别加入每排第二管中,每管 0.5ml,如此继续操作至第六排各管中。此时每排 1~6 管中血清的稀释度分别为 1∶20、1∶40、1∶80、1∶160、1∶320 和 1∶640。④向每排第七管中加入生理盐水 0.5ml(不加血清)以作对照。⑤向每排各管分别加入含 10 亿 /ml 的 H、O、A、B 菌液各 0.5ml。振荡混匀,置 55℃水浴箱中 2~4 小时或置 37℃温箱中 8 小时,观察结果。⑥结果观察:待检血清中如有抗伤寒或副伤寒的抗体,则与相应菌液(抗原)作用发生凝集反应。伤寒"O"抗原凝集为颗粒状凝集块,称"O"凝集;伤寒"H"抗原凝集时出现絮状凝集块,称"H"凝集,凝集的程度通常以不同"+"表示之,不凝集则以"–"表示。

凝集效价(血清效价)的判定,以能出现"++"凝集反应的血清最高稀释倍数作为该血清的效价或凝集价。

(六) 痰标本涂片及抗酸染色查结核分枝杆菌

1. 材料　①肺结核患者已灭菌的痰标本;②抗酸染色染液;③显微镜、香柏油、擦镜纸、载玻片、酒精灯、试管夹、接种环、火柴、洗瓶。

2. 方法及步骤　①用接种环挑取痰液作成厚涂片,自然干燥后经火焰固定。②加石炭酸复红于玻片上,用试管夹夹住标本片,在火焰上慢慢加热至冒白雾(不可煮沸),持续染色 5 分钟。在加热过程中,应使染液始终保持不干(中间可加染液)。③待玻片冷却后用水冲洗。④用 3% 盐酸酒精脱色,至无红色染液流下为止(约 30 秒)、水洗。⑤加美蓝染液复染约 1 分钟,水洗、干燥、镜检。⑥结果:结核分枝杆菌呈红色,标本其余部分及非抗酸细菌染成蓝色。

(七) 破伤风梭菌形态及厌氧培养观察

1. 普通光学显微镜下观察破伤风梭菌,注意形态及染色特征。

2. 观察破伤风梭菌在庖肉培养基上的生长现象。

【附】抗酸染色液的配制方法

1. 石炭酸复红染液

碱性复红酒精饱和液(碱性复红 4g 加入 95% 乙醇溶液 100ml)	90ml
5% 石炭酸水溶液	10ml

将以上两液混合即成。

2. 3% 盐酸酒精溶液

浓盐酸	3ml
95% 乙醇溶液	97ml

将以上两液混合即成。

3. 碱性美蓝溶液

美蓝酒精饱和溶液(美蓝 2g 加入 95% 乙醇溶液 100ml)	30ml
10% 氢氧化钠溶液	0.1ml
蒸馏水	100ml

将以上各液混合摇匀即成。

实验十 线 虫 实 验

【实验目的】

1. 熟悉各种线虫成虫及虫卵形态特征和鉴别要点。

2. 了解粪便直接涂片法、饱和盐水浮聚法、透明胶纸法检查虫卵。

【实验内容】

(一) 成虫及虫卵观察（彩图4）

1. 蛔虫 ①镜下观察虫卵的形态、大小、颜色、卵壳厚薄,蛋白质膜的颜色、厚薄及卵内细胞的特点。并注意受精卵与未受精卵的区别;②成虫大体标本:用肉眼观察虫体外形、大小、颜色、侧线和雌、雄虫的区别。

2. 钩虫 ①镜下观察虫卵形态、大小、卵壳厚薄、卵内容物,特别注意卵壳薄、无色透明以及卵壳与卵细胞之间有明显空隙的特点。应注意与脱蛋白质膜的蛔虫受精卵鉴别。②钩虫成虫玻片标本:镜下观察两种钩虫口囊内钩齿或板齿形状、数目及雄虫尾部交合伞和交合刺的特征。③成虫大体标本:肉眼观察两种钩虫的体态、长度、雄虫尾部特征及雌、雄虫区别。

3. 蛲虫 ①蛲虫卵:镜下观察其形态、大小、颜色、卵壳厚薄及卵内幼虫的形态;②成虫玻片标本:低倍镜观察,注意其头翼、食道球的结构,区别雌、雄蛲虫。

4. 丝虫 班氏微丝蚴和马来微丝蚴玻片标本:高倍镜下观察比较两种微丝蚴的大小、体态、头间隙、体核形态、排列及尾核有无等特征,并进行区别。

(二) 技术操作

1. 粪便直接涂片法 ①取清洁载玻片1张,于中央滴加生理盐水1~2小滴;②用竹签挑取少量粪便与生理盐水混匀,涂成2cm×3cm的椭圆形薄膜,涂片厚度以透过涂片可看清报纸字迹为宜;③将涂片置低倍镜下观察,必要时再换高倍镜观察,但需加盖玻片,以免污染镜头。检查时应将整张涂片看完,不能遗漏。

2. 饱和盐水浮聚法 本法利用某些虫卵比重较轻,能漂浮于饱和盐水表面的原理,而达到浓集虫卵的目的。本方法适用于线虫卵的检查。①用竹签自粪便不同处挑取黄豆大小粪块,置入漂浮管或青霉素小瓶内;②先加入少量饱和盐水将粪块捣碎搅散,再加饱和盐水至管口处;③将满时,改用滴管,加至略高出管口又不溢出为止;④取洁净载玻片1张盖在管口上,静置15分钟左右;⑤垂直向上平提载玻片,迅速翻转,加盖玻片后镜检。(实验图1)

3. 透明胶纸法 ①取透明胶带剪成2cm宽,4~6cm长的小条,贴于载玻片上备用;②检查时将胶纸揭开,将胶面贴于受检者肛门周围皮肤,并用干棉签按压胶纸无粘胶的一面,使胶面与肛周皮肤充分接触;③揭下胶纸重新贴于玻片上,镜检时可在胶纸与玻片之间滴加二甲苯1滴,使胶纸平展,虫卵清晰,提高检查效果。本法适用于蛲虫卵或牛带绦虫卵的检查。

4. 钩蚴培养法 在适宜温度、湿度条件下,钩虫卵能很快发育成幼虫,用肉眼或放大镜可观察到,常用试管法培养钩蚴以助诊断。①取1cm×10cm的洁净试管1支,加入冷开水1ml;②将滤纸剪成与试管等宽但略短于试管的"T"字形纸条;③用竹签挑取黄豆大小的粪便,均匀涂于滤纸的上2/3处,将滤纸插入试管内,使其下端与试管内水面接触,勿使粪便混

1. 自粪便不同处挑取如蚕豆大小的粪块，置于盛有少量饱和盐水的漂浮管中

2. 将粪便捣碎，与盐水搅匀，再加饱和盐水

3. 将满时，改用滴管加至略高于管口，但不溢出为止

4. 取洁净载玻片一张盖在管口上，静置15分钟左右

5. 垂直向上提起载玻片

6. 敏捷地翻转，覆以盖片镜检

实验图 1　饱和盐水浮聚法

入水中；④将试管置 25~30℃温箱内培养，注意每天补充试管内蒸发的水分。3 天后取出纸条，用肉眼或放大镜观察水中有无蛇形运动的钩蚴。

实验十一　吸虫实验

【实验目的】

1. 熟悉肝吸虫卵、姜片虫卵、肺吸虫卵、日本血吸虫卵的形态特征及及其中间宿主或媒介植物。

2. 了解自然沉淀法、毛蚴孵化法查血吸虫卵。

【实验内容】

(一) 吸虫虫卵及成虫形态观察

1. 肝吸虫　①镜下观察其形态、大小、颜色、卵壳厚薄、卵盖特征及卵内毛蚴等。注意虫卵是最小的蠕虫卵，外形似芝麻粒，易被粪渣掩盖，应仔细查找。②成虫玻片标本：用低倍镜观察虫体的口吸盘、腹吸盘、子宫、受精囊和睾丸的形状、位置等特点。③成虫大体标本：肉眼观察虫体的形态、大小、颜色、透明度及葵花籽样外形特点。④中间宿主：肉眼观察豆螺及淡水鱼、虾的形态特征。

2. 布氏姜片吸虫　①姜片虫卵玻片标本：镜下观察虫卵形态、大小、颜色、卵壳、卵盖、卵内细胞的特点。注意姜片虫卵是寄生人体最大的蠕虫卵。②成虫玻片标本：低倍镜下观察其口吸盘、腹吸盘的位置、形态特征、消化器官和生殖器官，注意睾丸的位置和特点。③成虫大体标本：肉眼观察虫体的形态、大小、厚度、颜色及形似生姜片的特征。④中间宿主及媒介植物：肉眼观察扁卷螺、菱角、荸荠、茭白的外形特点。

3. 肺吸虫　①肺吸虫卵玻片标本：镜下观察肺吸虫卵的形态、大小、颜色。注意卵盖、

卵壳厚薄不均、两侧不对称和卵内细胞的特征。②成虫玻片标本:低倍镜下观察其口吸盘、腹吸盘的大小、位置、生殖器官并列等形态。③成虫大体标本:肉眼观察虫体外形、大小、颜色及如半粒黄豆状的外形特征。④中间宿主:肉眼观察川卷螺、石蟹、蝲蛄的形态特征。

4. 日本血吸虫 ①血吸虫卵玻片标本:镜下观察日本血吸虫卵的形态、大小、颜色、卵壳、卵内容物。注意卵壳周围有无黏附的坏死组织、卵壳的侧棘和卵内的毛蚴。②成虫雌雄合抱大体标本:肉眼观察虫体雌雄合抱状态,虫体外形、口吸盘、腹吸盘的特点,雄虫抱雌沟和雌、雄虫的区别。③尾蚴玻片标本:观察尾蚴形态、尾部分叉及尾叉长度小于尾干长度 1/2 的特点。④中间宿主:肉眼观察钉螺的形态、大小、颜色、表面结构特征。

(二) 技术操作

1. 自然沉淀法 ①以竹签挑取粪便约 30g,置于粪筛中,将粪筛中的粪便浸入量杯清水中,用竹签捣碎粪便,搅拌均匀,使虫卵通过粪筛滤入盛满清水的锥形量杯内,弃去粪筛内残存的粪渣,洗净粪筛并置消毒液中消毒处理。②静置 20~30 分钟,缓缓倒去上层液体,留下沉淀物再加清水至满杯,静置。如此反复数次,直至上清液澄清为止。③弃去上清液,吸取沉渣涂片镜检。此法适用于吸虫卵的检查(实验图 2)。

实验图 2　自然沉淀法

2. 毛蚴孵化法 用于检查日本血吸虫虫卵。本法与自然沉淀法常搭配使用,是检查血吸虫病的常规方法。①将自然沉淀法检查虫卵后的沉淀物,倒入洁净的三角烧瓶内,加清水至瓶颈处;②将三角烧瓶置于 25~30℃室温或温箱中孵化;③2~6 小时后观察,如在瓶颈处水中见到乳白色针尖大小做直线运动小生物,即为血吸虫毛蚴。如阴性则继续培养,18~24 小时后再观察 1 次,确保准确无误。

实验十二　绦虫实验

【实验目的】

1. 熟悉猪带绦虫卵和猪囊尾蚴的形态特征,了解猪囊尾蚴寄生部位与致病的关系。

2. 了解猪带绦虫、牛带绦虫成虫的形态特征,鉴别猪带绦虫和牛带绦虫的头节和孕节。

【实验内容】

1. 猪带绦虫　①猪带绦虫卵:镜下观察其形态、大小及颜色,胚膜的放射性条纹、卵内六钩蚴的形态特征。②猪囊尾蚴浸制标本和玻片标本:肉眼观察猪囊尾蚴浸制标本,注意其形状、大小、颜色等;低倍镜下观察囊尾蚴头节,注意其顶突、吸盘、小钩的形态特征。③孕节染色玻片标本:用肉眼或放大镜观察孕节形状、子宫侧支数。④成虫大体标本:肉眼观察虫体长度、节片数、节片厚薄、头节形状及链体幼节、成节、孕节的特征。⑤受染动物病理标本:观察被囊尾蚴寄生的猪肉标本,注意观察囊尾蚴的形状、大小、透明度以及囊内白色小结节状头节的特点。

2. 牛带绦虫　①囊尾蚴浸制标本和玻片标本:肉眼观察牛囊尾蚴浸制标本,注意其形状、大小、颜色等;低倍镜下观察牛囊尾蚴头节,注意其仅有吸盘而无顶突和小钩。②孕节染色玻片标本:用肉眼或放大镜观察牛带绦虫孕节,注意孕节肥大、子宫侧支数多的特点。③成虫大体标本:肉眼观察虫体长度、节片数、节片厚薄。④受染动物病理标本:观察被囊尾蚴寄生的牛肉标本。

实验十三　医学原虫实验

【实验目的】

1. 熟悉间日疟原虫红细胞内期形态特点;溶组织内阿米巴滋养体和包囊、阴道毛滴虫、弓形虫。

2. 初步学会厚、薄血片检查疟原虫的方法。

【实验内容】

(一) 形态观察

1. 溶组织内阿米巴　①用油镜或高倍镜观察包囊形态、大小、核的结构及数目。未成熟包囊的拟染色体及糖原泡形状等。②溶组织内阿米巴大滋养体染色标本:高倍镜或油镜下观察大滋养体的大小,内、外质的区别,内质中有无吞噬的红细胞,伪足的特点,细胞核的形状、核仁及核染色质粒等结构。

2. 阴道毛滴虫　①阴道毛滴虫玻片标本:观察虫体形状、大小、鞭毛数目、核、轴柱和波动膜等结构;②阴道毛滴虫活体标本:镜下观察其活体呈水滴状的形态特征和旋转运动的特点。

3. 贾第虫　贾第虫滋养体及包囊玻片标本:油镜下观察滋养体的大小、形状、轴柱和鞭毛的数目、核的数目及特征等。观察包囊的形状、大小、核的数目及位置。

4. 疟原虫　①间日疟原虫薄血片标本:用油镜观察早期滋养体、晚期滋养体、未成熟裂殖体、成熟裂殖体及雌、雄配子体,注意疟原虫各期的形态;注意疟原虫细胞核、细胞质及疟色素的颜色、形态、分布以及被寄生红细胞的大小、着色、有无薛氏小点。②间日疟原虫厚血片标本:注意观察间日疟原虫在红细胞被破坏后的各期形态。③恶性疟原虫薄血片标本:观察环状体及配子体的形态特征,并注意两种原虫的区别。

5. 弓形虫　弓形虫滋养体玻片标本:镜下观察弓形虫的形状、大小、核的染色性及核的位置。

(二) 技术操作

厚、薄血涂片制作法:①取洁净载玻片两张,一张作涂片用,另一张作推片用(玻片边缘要光滑整齐);②将被检者耳垂或指尖消毒后采血,第一滴血用消毒棉球擦去;③再取一大滴血置于载玻片的右端,用推片一角将血滴涂成直径约1cm的厚血膜;④用推片边缘中部在刺血点刮取血液一小滴,置于载玻片近厚血膜处,使血液与载玻片接触并展开,保持推片与载玻片呈45°夹角由右向左迅速而均匀地推出,制成舌形薄血膜;⑤待血片晾干后,厚血膜用蒸馏水溶血;⑥待厚、薄血膜均干燥后用甲醇固定,再用瑞氏或姬氏染液染色,清水冲洗,晾干镜检(实验图3)。

1. 自耳垂或手指取血
1小滴滴在载玻片上

2. 用推片端缘接触血滴

3. 推片与载片呈30°~45°
角向载片另一端推进

4. 制成薄血膜

5. 再取血2大滴滴
在载片的另一端

6. 用推片的一角将血滴涂成
直径约1cm的厚血膜

7. 制成的薄、厚血膜

实验图3　厚、薄血涂片的制作

实验十四　医学节肢动物实验

【实验目的】

1. 认识按蚊属、库蚊属、伊蚊属各期的形态特点,蝇的各期形态特点。

2. 了解虱、蚤、蜱、螨的基本形态。

3. 学会检查蠕形螨。

【实验内容】

(一) 形态观察

1. 蚊　①中华按蚊、白蚊伊蚊、淡色库蚊针插标本:肉眼初步观察,用放大镜比较3种蚊的外形、体色、翅上有无白斑等,并根据触角长短、触角与触须的比例鉴别雌、雄蚊;②雌、雄蚊头部玻片标本:低倍镜下注意观察其复眼、触角、触须和喙的结构;③蚊翅玻片或大体标本:观察蚊翅上鳞片、翅脉颜色及走向特征,观察中华按蚊翅前缘脉上白斑数目及位置;④蚊口器玻片标本:观察刺吸式口器的结构、特点;⑤蚊卵玻片标本:低倍镜下观察蚊卵的形态、大小、有无浮囊,并根据这些特点鉴定其蚊属;⑥蚊幼虫、蛹玻片标本:观察幼虫有无呼吸管,呼吸管的形状,掌状毛的有无及形状,蛹的外形及呼吸管的形状特征。

2. 蝇 ①蝇头部玻片标本:低倍镜观察蝇复眼、单眼,根据复眼间距鉴别雌、雄蝇,观察触角、触角芒、喙的位置和特点;②蝇爪玻片标本:观察蝇爪、爪垫的形态和其上的细毛;③成蝇针插标本:注意观察舍蝇、麻蝇、大头金蝇、丝光绿蝇,比较其蝇体大小、色泽及胸背黑色纵条纹等主要特征;④蝇卵、幼虫、蛹标本:观察其各自形态特征和颜色。

3. 蚤 人蚤雌、雄成虫玻片标本:低倍镜下观察蚤眼刚毛的位置、中胸侧板的几丁质棒及受精囊的形态。

4. 虱 头虱或体虱玻片标本:观察虱的各部分形态结构以及抓握器的构成情况。

5. 硬蜱、软蜱 ①硬蜱玻片标本:肉眼或放大镜观察其外形、盾板,鉴别雌雄,低倍镜观察颚体和躯体的形态特征;②软蜱玻片标本:观察方法同硬蜱。主要观察其形状、大小、颜色、颚体的位置、有无盾板等,注意与硬蜱的区别。

6. 人疥螨、恙螨 ①人疥螨玻片标本:低倍镜观察其形态、大小、颚体的结构、躯体背面的波状横纹,注意观察足末端吸垫及长鬃毛;②恙螨幼虫玻片标本:低倍镜观察其形态、大小、颚体的结构,躯体的盾板形状,盾板上的刚毛形状、位置等。

(二) 技术操作

蠕形螨检查:①用刮器或手挤压鼻翼、颊部等部位皮肤,刮取毛囊分泌物置于载玻片上,加 1 滴甘油,再加盖玻片轻压后镜检。或用 $1cm^2$ 的透明胶纸粘贴于面部的额、鼻翼、颊部等处过夜,次晨揭下贴于载玻片上镜检。②观察蠕形螨形态、大小。

主要参考书目

1. 田维珍 . 病原生物和免疫学[M]. 北京:人民卫生出版社,2016.

2. 王锦 . 病原生物学与免疫学[M]. 北京:人民卫生出版社,2016.

3. 诸欣平,苏川 . 人体寄生虫学[M].8 版 . 北京:人民卫生出版社,2015.

4. 肖纯凌,赵富玺 . 病原生物和免疫学[M].7 版 . 北京:人民卫生出版社,2014.

5. 刘文辉,刘维庆 . 免疫学与病原生物学[M].3 版 . 北京:人民卫生出版社,2014.

6. 李凡,徐志凯 . 医学微生物学[M].8 版 . 北京:人民卫生出版社,2013

7. 曹雪涛 . 医学免疫学[M].6 版 . 北京:人民卫生出版社,2013

8. 吕瑞芳 . 病原生物学[M]. 北京:科学出版社,2012

9. 沈关心 . 微生物学与免疫学[M].7 版 . 北京:人民卫生出版社,2011

复习思考题答案要点与模拟试卷

《免疫学与病原生物学》教学大纲

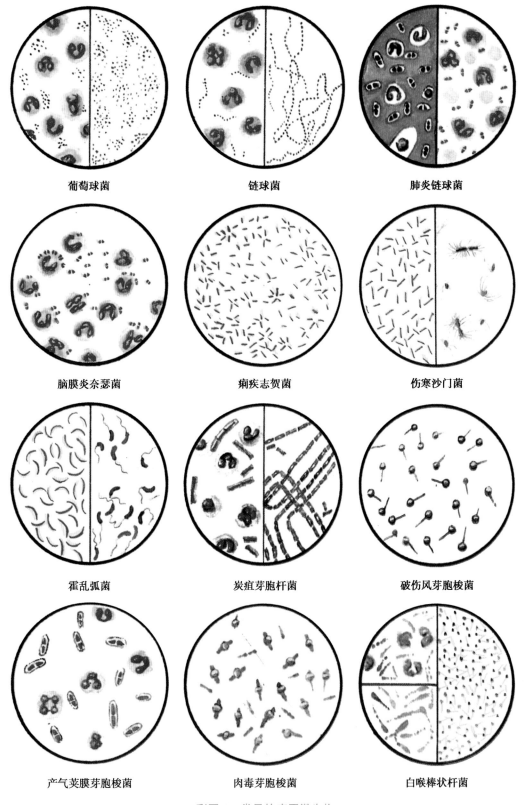

葡萄球菌　　　　　　　链球菌　　　　　　　肺炎链球菌

脑膜炎奈瑟菌　　　　　痢疾志贺菌　　　　　　伤寒沙门菌

霍乱弧菌　　　　　　　炭疽芽胞杆菌　　　　　破伤风芽胞梭菌

产气荚膜芽胞梭菌　　　肉毒芽胞梭菌　　　　　白喉棒状杆菌

彩图 1　常见的病原微生物

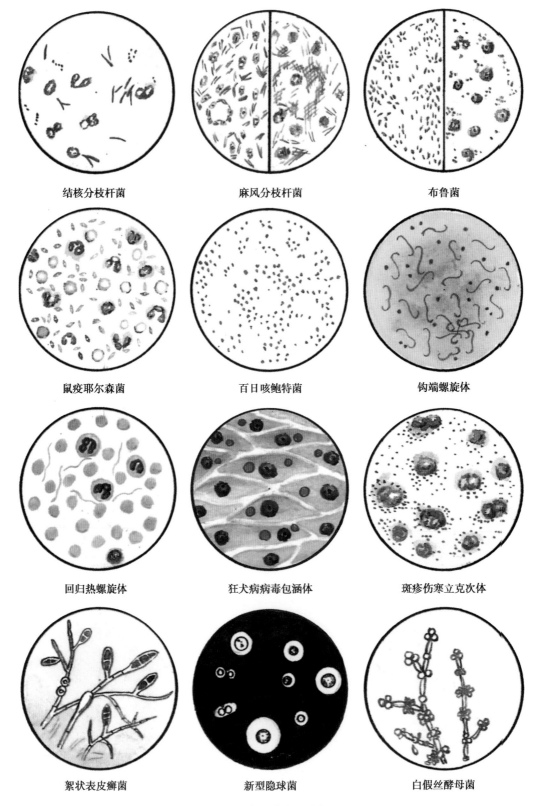

结核分枝杆菌　　　　麻风分枝杆菌　　　　布鲁菌

鼠疫耶尔森菌　　　　百日咳鲍特菌　　　　钩端螺旋体

回归热螺旋体　　　　狂犬病病毒包涵体　　　斑疹伤寒立克次体

絮状表皮癣菌　　　　新型隐球菌　　　　白假丝酵母菌

彩图 2　常见的病原微生物

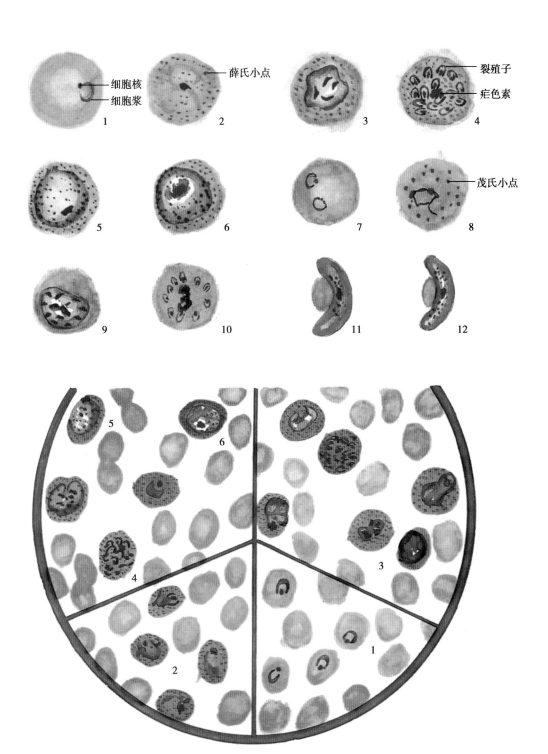

彩图3　红细胞内期间日疟原虫和恶性疟原虫各期形态图

1~6. 间日疟原虫　7~12. 恶性疟原虫　1、7. 早期滋养体　2、8. 晚期滋养体　3、9. 未成熟裂殖体
4、10. 成熟裂殖体　5、11. 雌配子体　6、12. 雄配子体

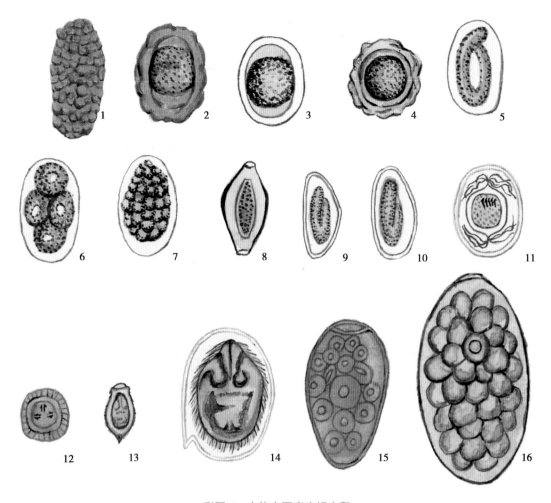

彩图4 人体主要寄生蠕虫卵

1. 未受精蛔虫卵 2、4. 受精蛔虫卵 3. 脱蛋白质膜蛔虫卵 5. 钩虫卵(含蚴期) 6、7. 钩虫卵 8. 鞭虫卵 9. 蛲虫卵(早期含蚴卵) 10. 蛲虫卵(成熟含蚴卵) 11. 短膜壳绦虫卵 12. 带绦虫卵 13. 肝吸虫卵 14. 日本血吸虫卵 15. 肺吸虫卵 16. 姜片虫卵

彩图5 结核分枝杆菌(荧光染色)　　　　彩图6 新生隐球菌(墨汁负染色)